Svenja Sachweh

«Noch ein Löffelchen?»

Effektive Kommunikation in der Altenpflege

3., vollständig überarbeitete Auflage

Verlag Hans Huber

Dr. Svenja Sachweh. Dr. phil.,
promovierte Sprachwissenschaftlerin und Kommunikationstrainerin.
Universitätsstr. 98
DE-44799 Bochum
E-Mail: svenja.sachweh@gmx.de
Internet: www.talkcare.de

Lektorat: Jürgen Georg, Gaby Burgermeister
Herstellung: Daniel Berger
Illustrationen: Norbert Baasner, Remigiucz Borda, Elmar Frink, Andreas Götze, Irmi Long, Ottifant Productions, Svenja Sachweh, Tom, Lubomir Tükör, Ulrike Vogt, F. Wössner
Titelillustration: pinx. Winterwerb und Partner, Design-Büro, Wiesbaden
Umschlag: Claude Borer, Basel
Satz: sos-buch, Lanzarote
Druck und buchbinderische Verarbeitung: AZ Druck und Datentechnik GmbH, Kempten
Printed in Germany

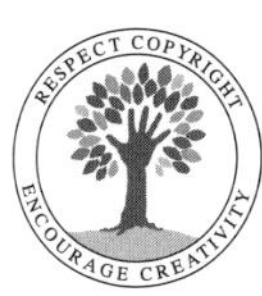

Bibliografische Information der Deutschen Nationalbibliothek
Die Deutsche Nationalbibliothek verzeichnet diese Publikation in der Deutschen Nationalbibliografie; detaillierte bibliografische Angaben sind im Internet über http://dnb.d-nb.de abrufbar.

Anregungen und Zuschriften bitte an:
Verlag Hans Huber
Lektorat: Pflege
z. Hd.: Jürgen Georg
Länggass-Strasse 76
CH-3000 Bern 9
Tel: 0041 (0)31 300 45 00
Fax: 0041 (0)31 300 45 93
E-Mail: juergen.georg@hanshuber.com
Internet: http://verlag-hanshuber.com

3., überarbeitete Auflage 2012

(E-Book-ISBN 978-3-456-95039-6)
ISBN 978-3-456-85039-9

Svenja Sachweh
«Noch ein Löffelchen?»

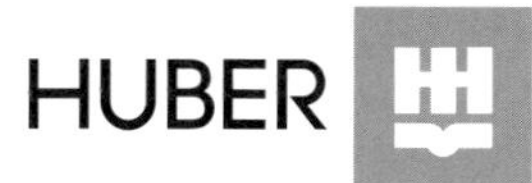

Inhaltsverzeichnis

Vorwort zur dritten Auflage

Nach wie vor macht das Löffelchen Appetit: Nach wie vor ist der Bedarf an konkreten und praxisnahen Kommunikationstipps für die Altenpflege in Deutschland, Österreich und der Schweiz offenbar ungebrochen. Wohl bekomm's!

In dieser Ausgabe des Buches habe ich alle Kapitel und die Literaturangaben durchgesehen und wo nötig aktualisiert. Zudem wurden die Beispielausschnitte um der besseren Lesbarkeit willen noch weiter vereinfacht.

Svenja Sachweh
Bochum, im Frühjahr 2012

Danksagung

Dieses Buch wäre ohne die Hilfsbereitschaft und das anhaltende Interesse vieler im Pflegebereich tätiger Menschen nicht zu Stande gekommen.

Mein Dank gilt:

- allen, die mit mir über die Ergebnisse meiner Untersuchung diskutiert haben
- den Rehabilitations- und Pflegeeinrichtungen Friedehorst, die nicht nur großes Interesse an der Umsetzung der hier vorgestellten Tipps gezeigt, sondern mir freundlicherweise auch Fotos zur Illustration des Textes überlassen haben
- und vor allem allen AltenpflegerInnen[1] und BewohnerInnen, die bereit waren, sich während ihrer Gespräche von mir aufnehmen und «belauschen» zu lassen.

Ihnen allen möchte ich diesen Ratgeber widmen.

Elmar Frink möchte ich überdies für die ansprechenden und humorvollen Cartoons danken.

Svenja Sachweh
Heidelberg, im Mai 2001

---

1 Ein Wort zur hier verwendeten Schreibweise: Um der Tatsache Rechnung zu tragen, dass es sowohl mehr weibliche Pflegebedürftige als auch mehr weibliche Pflegekräfte gibt, möchte ich nicht von «Bewohnern» und «Pflegern» sprechen. Immer dann, wenn beide Geschlechter gemeint sind, erfolgt entsprechend die Schreibung mit dem großen «I» in der Wortmitte. Die männlichen Formen werden nur dann gebraucht, wenn ich mich ausschließlich auf Männer beziehe; geht es nur um Frauen, werden die weiblichen Formen eingesetzt.

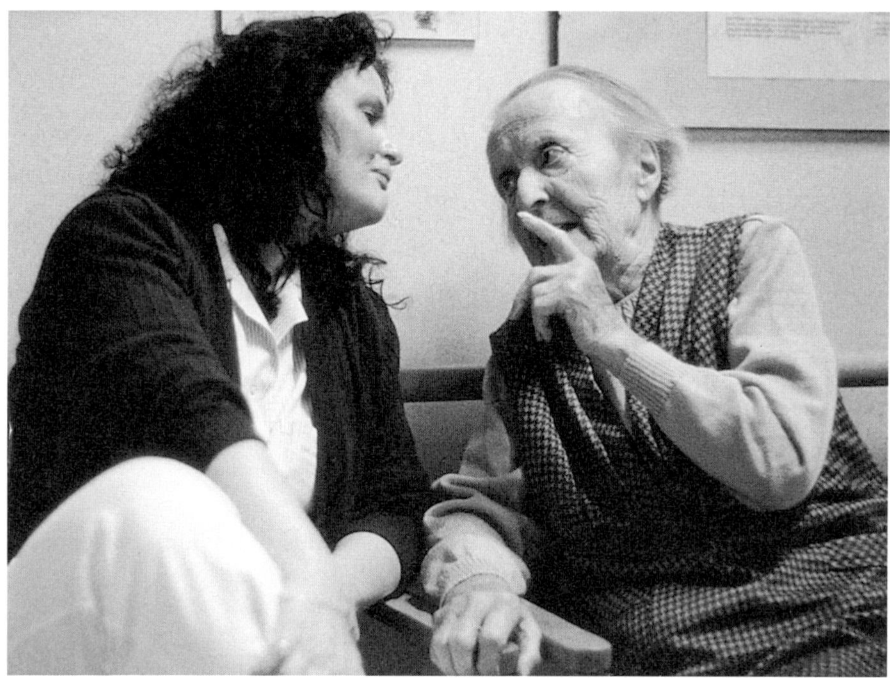

Abbildung 0-1: Pflegerin und Bewohnerin, ins Gespräch vertieft. (Foto: Lubomir Tükör)

Einleitung

Denkanstoß

Haben Sie das Sprechen mit den BewohnerInnen schon einmal als schwierig erlebt? Mit welchen Pflegebedürftigen fällt Ihnen das Kommunizieren schwer? Was ist der Grund dafür?

Sprechen kann doch eigentlich jeder gesunde Mensch… oder etwa nicht? Warum also ein Buch über die Kommunikation in der Altenpflege? Die Antwort auf diese Frage ist nicht schwer: Dieses Buch ist nötig, weil zwar jeder sprechen, aber nicht jeder in jeder Situation angemessen oder gut kommunizieren kann – und weil das Miteinander-Reden in der Altenpflege auf Grund der vielfältigen kommunikationsbehindernden Erkrankungen der Pflegebedürftigen noch schwieriger ist als in anderen Lebensbereichen. Dem trägt auch das Konzept für die am 1. August 2003 in Kraft getretene, bundeseinheitliche Ausbildung der Pflegenden in der Altenpflege Rechnung: In immerhin 80 Unterrichtsstunden sollen im so genannten Lernfeld 1.4 Kommunikation und Gesprächsführung behandelt werden.

Das vorliegende Buch beschreibt den kommunikativen Alltag in der Altenpflege auf der Grundlage von Erkenntnissen aus der sprachwissenschaftlichen Gesprächsforschung, und zwar in möglichst allgemein verständlicher Form.

Dabei steht nicht die Theorie, sondern die Praxis im Vordergrund: Die hier vorgestellten Interpretationen und Ratschläge beruhen im Wesentlichen auf mehrmonatigen Beobachtungen und Tonbandaufnahmen in verschiedenen Pflegeheimen, sowie auf Interviews mit Pflegenden und BewohnerInnen. Es geht nicht um die Vermittlung komplizierter Theorien, sondern um konkrete kommunikative Strategien, die den sprachlichen Umgang mit pflegebedürftigen alten Menschen erleichtern können.

Aus Gründen der Anschaulichkeit und der Übertragbarkeit auf den eigenen Pflegealltag wird ausschließlich mit echten Gesprächsbeispielen aus der Altenpflege gearbeitet.

Unter dem mit 720 Unterrichtsstunden veranschlagten Stichpunkt «Alte Menschen personen- und situationsbezogen pflegen» werden auch in der neu geordneten Altenpflegeausbildung BewohnerInnen in Bezug auf ihre Erkrankungen unterschieden. Obwohl die unterschiedlichen sprachlichen Schwierigkeiten bei den typischen Alterskrankheiten sehr gut erforscht sind, hat man es bislang versäumt, Pflegende in der Altenpflege gezielt auf die Sprachverständnis- und Sprechschwierigkeiten von demenzkranken und aphasischen Menschen und Parkinson-PatientInnen vorzubereiten.[2] Qualitativ hochwertige Pflege ist jedoch ohne Kommunikation und vor allem ohne das Wissen um die kommunikationsbehindernden Auswirkungen vieler Alterskrankheiten undenkbar. Dementsprechend ist es ein wesentliches Element dieses Buches, dass die pflegebedürftigen alten Menschen nicht über einen Kamm geschoren, sondern je nach der Art ihrer Erkrankung unterschieden werden. Damit möchte ich einen Beitrag dazu leisten, dass Altenpflegende in Zukunft auf Grund ihrer wachsenden Sensibilität für Sprache tatsächlich in der Lage sein werden, alte Menschen nicht nur individuell und situativ angemessen zu pflegen, sondern auch angemessen anzusprechen.

Die vorgeführten Analysen beruhen auf der Methode der Angewandten Gesprächsforschung. Was ist darunter zu verstehen? Angewandte Gesprächsforschung hat sich auf die Untersuchung der gesprochenen Kommunikation in der Arbeitswelt spezialisiert. Sie hat es sich zur Aufgabe gemacht, die Sprachverwendung in einzelnen Firmen, Behörden und Institutionen wie beispielsweise auch einem Altenpflegeheim unter die Lupe zu nehmen – und zwar vor Ort (vgl. **Abb. 0-2**).

Das bedeutet, dass der alltägliche Sprachgebrauch beobachtet und durch Tonband- oder Videoaufnahmen dokumentiert wird. Die aufgenommenen Gespräche werden anschließend Wort für Wort verschriftlicht und dann sehr genau analysiert. Dabei wird etwa untersucht, wie typische Gespräche ablaufen, welche Strategien die Sprechenden im Umgang miteinander verwenden und ob und an welchen Stellen es regelmäßig Probleme oder Missverständnisse gibt.

Für die Gesprächsforschung sind solche Verschriftlichungen von Gesprächen wie Mikroskope für die Naturwissenschaften: Mit ihrer Hilfe lassen sich selbst kleinste sprachliche Details anschauen. Gesprochene Worte, die sonst in Sekundenschnelle vergessen werden, können damit sichtbar und «haltbar» gemacht werden. So kann man zum Beispiel sehr schön sehen, wie ungeduldig Menschen werden, wenn jemand ständig den roten Faden verliert, sich unentwegt wiederholt oder sehr oft «äh» sagt. Man kann nachvollziehen, wie versucht wird, Gesprächs-

2 Die vom KDA 2002 im Auftrag des Bundesministeriums für Familie, Senioren, Frauen und Jugend entwickelten Materialien für die Umsetzung der in der bundeseinheitlichen Altenpflegeausbildung vorgegebenen Stundentafeln bieten allerdings erste Ansätze zur Behebung dieses Missstandes.

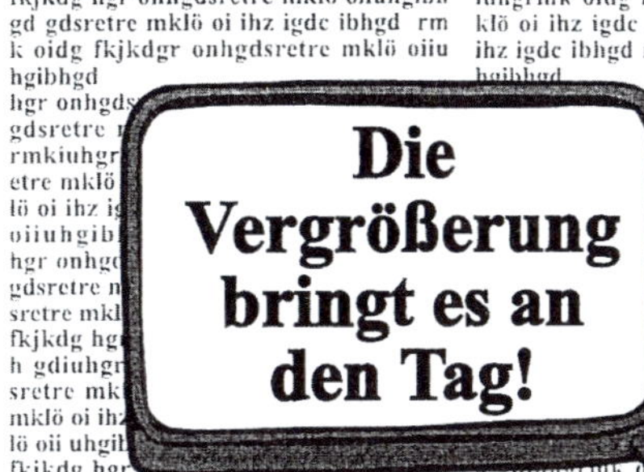

Abbildung 0-2: Angewandte Gesprächsforschung bedeutet Detailanalyse. (Illustration: Norbert Baasner)

partnerInnen für sich einzunehmen, oder aber von unliebsamen Themen abzulenken. Um es an einem Beispiel aus der Pflege zu zeigen: So sieht ein verschriftlichter Ausschnitt eines Gesprächs mit einer schwerhörigen dementen Bewohnerin aus, die einer Pflegeperson auf Schritt und Tritt folgt und ihr in kurzen Abständen immer dieselbe Frage stellt (vgl. die Erläuterungen zur Schreibweise in **Abb. 0-3,** Umschlagseite 2):

Beispiel 1[3]

01 P: Grad hier rein.
02 B: Daher?
03 P: #Wolln Sie ma'n bisschen bei uns bleiben hier?# HOCH
04 B: **Wo muss ich hin?** **
05 Ich weiß es nich.
06 P: Können mal ein bisschen bei uns bleiben.
07 B: Naja. *
08 P: Die Selma. ** Danke. Da is noch was. *
09 B: Und ich? **Wo muss ich hin?**
10 P: Können mir mal helfen's Bett gleich zu machen.
11 Machen mal zusammen's Bett.
12 B: Was? **Muss ich kommen?**
13 P: Ja? * Muss hier grad noch die Sachen aufräumen.

3 Alle mit der hochgestellten 3 gekennzeichneten Beispielausschnitte wurden schon einmal in dieser oder anderer Form in meinem beim Verlag Peter Lang erschienenen Buch «**Schätzle hinsitze!**» **Kommunikation in der Altenpflege** abgedruckt.

Dieser Ausschnitt gibt nicht einmal 30 Sekunden des Gesprächs wieder. An ihm lässt sich nun sehr genau verfolgen, wie geduldig die Pflegerin mit den endlosen Fragen umgeht. Es ist zu beobachten, dass sie einerseits manchmal einfach gar nicht reagiert (zu sehen an dem langen Schweigen nach der Frage der Bewohnerin in Z. 04). Andererseits wiederholt sie auch ihre eigenen Äußerungen (Z. 06, 11) und ist bemüht, die Bewohnerin abzulenken und ihr eine kleine Aufgabe zu geben (Z. 10/11).

Es lassen sich anhand der wenigen Zeilen aber auch noch eine Reihe weiterer Fragestellungen beantworten. Man könnte beispielsweise untersuchen, was die Worte über die Beziehung der beiden zueinander oder über die effektive Kommunikation mit Schwerhörigen aussagen. Dementsprechend sind die in diesem Buch versammelten Verschriftlichungen von Pflegegesprächen grundsätzlich auch als Einladungen zu eigenen Überlegungen und Bewertungen zu verstehen: Jede von ihnen ist «gehaltvoller», als es ein sie unter einem bestimmten, thematisch eingeschränkten Blickwinkel interpretierender Text je sein kann.

Gesprächsanalytische Untersuchungen dieser Art haben im Gegensatz zu manchen anderen wissenschaftlichen Forschungsmethoden kein theoretisches, sondern ein praktisch-anwendungsorientiertes Ziel: Sie dienen als Grundlage für (gemeinsam mit VertreterInnen der untersuchten Berufsgruppe erarbeitete) Verbesserungsvorschläge und darauf aufbauende Fortbildungen. Legt man den aufgenommenen Personen nämlich Verschriftlichungen ihrer eigenen Gespräche vor, so lassen sich manche kommunikationsbezogenen Tipps auf Grund der damit meist einhergehenden Selbsterkenntnis sehr viel besser vermitteln als durch allgemeine, theoretisch orientierte Schulungen.

In diesem Buch soll also anhand von positiven und negativen Gesprächsbeispielen aus der Altenpflege gezeigt werden, wie viele Pflegende mit den BewohnerInnen sprechen, und wie sie es vielleicht besser machen könnten. Gespräche der Pflegenden untereinander, mit Angehörigen oder Stationsübergaben werden nicht behandelt.

Auf eines möchte ich schon vorab hinweisen: Die Strategien, die ich Ihnen vermitteln möchte, habe ich mir nicht im stillen Kämmerlein ausgedacht, sondern bei vorbildlich kommunizierenden AltenpflegerInnen beobachtet. Ich habe sie lediglich systematisiert und auf die verschiedenen Krankheitsbilder bezogen. Entsprechend werden Sie viele davon vielleicht schon kennen, ohne sich dessen bisher bewusst zu sein. Ich hoffe, dass Sie sich nach der Lektüre dieses Buches nicht mehr vorwiegend intuitiv, sondern gezielt für die Verwendung der einen oder anderen davon entscheiden können.

Zum Aufbau des Buches

Das Buch ist in drei größere Teile unterteilt. Im ersten Teil (Kapitel 1) wird gezeigt, warum die in der Pflegeausbildung zumeist gelehrten Kommunikationsmodelle für die effektive Kommunikation in der Altenpflege nicht ausreichen. Im zweiten Teil (Kapitel 2 bis 9) geht es nach einer Beschreibung der Besonderheiten der Kommunikation in der Altenpflege um Themen, die alle BewohnerInnen gleichermaßen beziehungsweise den Sprachgebrauch in der Altenpflege allgemein betreffen, wie beispielsweise die Anrede, die Verwendung der Babysprache oder des Pflege-Wirs und den Umgang mit Konflikten. In diesen Kapiteln finden sich vorwiegend Tipps zum höflichen und respektvollen Umgang mit den Pflegebedürftigen. Im dritten Teil (Kapitel 10 bis 16) werden anhand von Gesprächsbeispielen die Folgen der unterschiedlichen Alterserkrankungen auf die Kommunikationsfähigkeiten der Betroffenen beschrieben. Hierbei geht es in erster Linie darum, Strategien vorzuführen, die nicht nur das gegenseitige Verstehen entscheidend erleichtern können, sondern auch kraft- und zeitsparend sind.

Grundsätzlich wünscht sich natürlich jeder, der Bücher schreibt, dass diese auch von vorne bis hinten gelesen werden. Für Ratgeber wie diesen empfiehlt es sich jedoch, sich jedes einzelne Kapitel zu erarbeiten und es dann erst einmal auf sich «wirken» zu lassen. Aus diesem Grunde wurden die Kapitel so verfasst, dass prinzipiell jedes für sich allein stehen könnte. Jede thematische Einheit wird mit einer Zusammenfassung beziehungsweise mit Tipps zum effektiven und respektvollen sprachlichen Verhalten abgeschlossen.

Wer sein Kommunikationsverhalten wirklich dauerhaft verbessern möchte, der sollte sich darüber im Klaren sein, dass es nicht damit getan ist, eine Reihe von Regeln auswendig zu lernen: Mindestens genauso wichtig wie die Kenntnis krankheitsspezifischer Tipps ist das Bewusstsein, dass es weder *die* BewohnerInnen noch *die* SchlaganfallpatientInnen oder *die* Demenzkranken gibt. Jeder Mensch hat unterschiedliche Stärken und Schwächen; jeder Mensch hat unterschiedliche Bedürfnisse und unterschiedliche Tagesformen. Nicht jedem gefallen alle der hier vorgeschlagenen Strategien – weder den Pflegenden noch den Gepflegten. Effektiv kommunizieren kann also nur, wer sensibel für die positiven und negativen Auswirkungen wird, die Worte auf individuelle Menschen haben können. Effektives Kommunizieren bedeutet daher auch, sich und andere im Alltag immer wieder zu beobachten. Es bedeutet einerseits, bestimmte, einem vielleicht zunächst merkwürdig erscheinende Verhaltensweisen gezielt einzuüben, um sie dann in geeigneten Situationen anwenden zu können. Und es bedeutet andererseits, sich unpassender Strategien bewusst zu werden und sie nach Möglichkeit zu vermeiden.

Weiterführende Literatur

Becker-Mrotzek, M.; Brünner, G.: Kommunizieren im Beruf – Gesprächsforschung für die Praxis. Sprachreport (1998) 4: 13–18.

KDA (Hrsg.): Bundeseinheitliche Altenpflegeausbildung. Materialien für die Umsetzung der Stundentafel. KDA, Köln 2002.

Koß, A.: Gesprächsführung mit Patienten. Dr. med. Mabuse (1999) 117: 32–34.

Teil I
Kommunikationsmodelle in der Altenpflegeausbildung

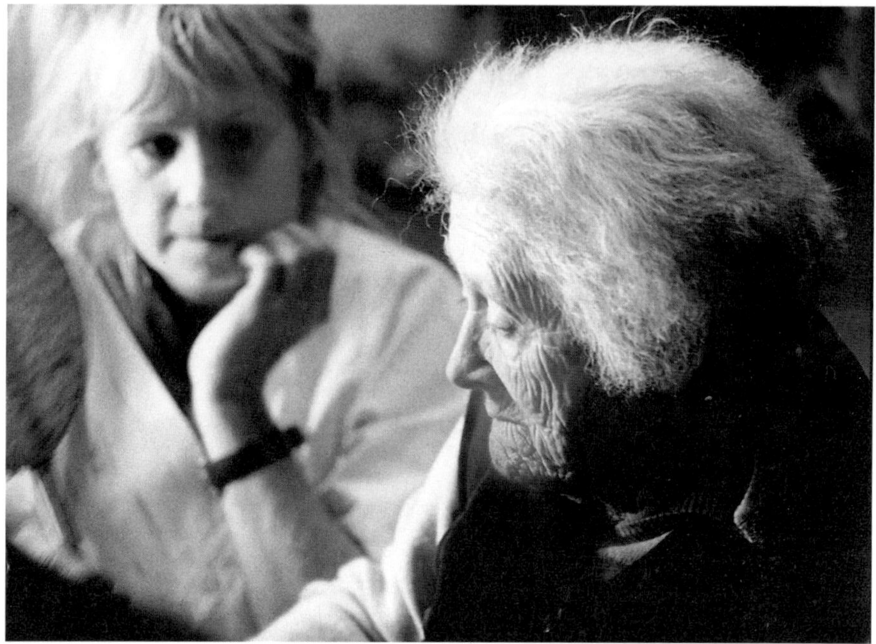

Abbildung 1-1: Kommunikation in der Altenpflege. (Foto: Lubomir Tükör)

1. Vier Ohren sind nicht genug! Warum das Kommunikationsmodell von Schulz von Thun für die Kommunikation in der Altenpflege nicht ausreicht

Denkanstoß

Was wurde Ihnen zum Thema Kommunikation in der Ausbildung beigebracht? Helfen Ihnen die erlernten Kommunikationsmodelle im Arbeitsalltag?

Grundsätzliche Herangehensweisen an Kommunikation in Pflegelehrbüchern

Wenn man sich die (mittlerweile durchaus zahlreichen) Veröffentlichungen zur Kommunikation in der Pflege anschaut, ergibt sich folgendes Bild: Die meisten AutorInnen führen die Pflege zwar im Titel, halten ihre Darstellungen von Kommunikation und Gesprächsmethoden aber sehr allgemein und nehmen wenig Bezug auf den Pflegealltag. Sechs Merkmale springen dabei ins Auge.

1. Alle Modelle sind *psychologisch* ausgerichtet, das heißt sie stammen aus dem Bereich der Psychologie beziehungsweise der Psychotherapie. Das liegt nicht zuletzt daran, dass Kommunikation zumindest in dem bis 2003 geltenden Krankenpflegegesetz dem Fach Psychologie zugeordnet war. Erkenntnisse aus anderen, mit Kommunikation befassten Disziplinen (z. B. Soziologie, Kommunikationswissenschaften, Linguistik) wurden demzufolge nicht zur Kenntnis genommen.
2. Alle Modelle sind *introspektiv.* Das bedeutet, dass im Mittelpunkt also die Selbsterkenntnis und das Nachdenken über sich selbst stehen. Ziel ist, die Sensibilität für eigene Verhaltensmuster und Reaktionsweisen zu schulen.
3. Alle Modelle sind *nicht auf Pflegesituationen bezogen* beziehungsweise *praxisfern.* Dazu ist dreierlei zu sagen: Erstens gibt es in der Pflege so gut wie nie

Ich habe Angst
hinzufallen
Einen Moment,
Frau Müller (*)
Ganz ruhig, Frau Müller!
Ich rufe sofort
den Krankenwagen!

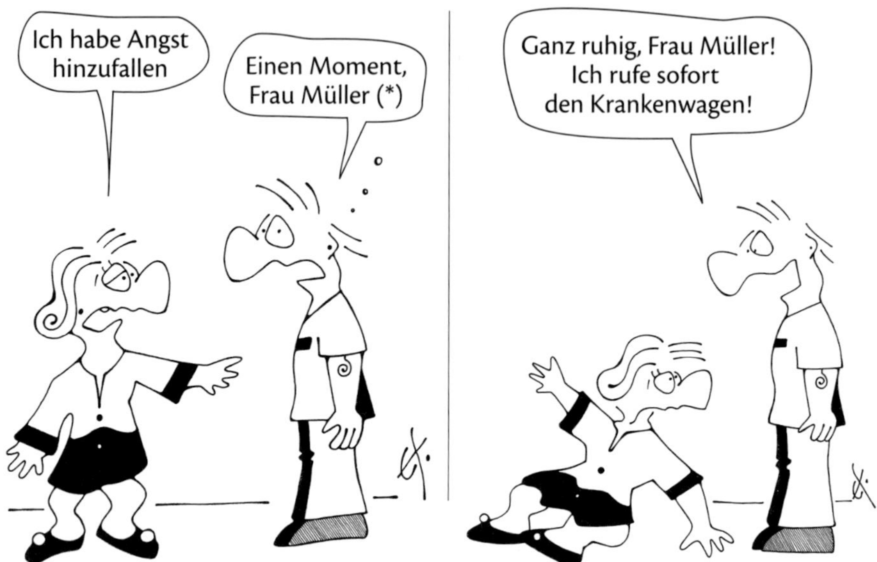

Abbildung 1-2: Von Kommunikationsmodellen gelähmt. (© E. Frink)

(*) Was soll ich ihr jetzt sagen? Nach Watzlawick kann ich nicht nicht kommunizieren. Der Transaktionsanalyse nach Berne zufolge muss ich mir erst überlegen, ob sie vom Kind-Ich ans Eltern-Ich appelliert oder als Erwachsene an mich als Erwachsenen. Nach Rogers sollte ich wertschätzend und empathisch ihre Gefühle spiegeln. Und laut Schulz von Thun offenbart sie mir wohl ihre Gefühle von Abhängigkeit und Hilflosigkeit, gepaart mit dem Vertrauen in unsere Beziehung, dass ich sie vor Schaden bewahren kann. Ich denke, sie appelliert an meine Bereitschaft, ihr zu helfen und ihr Sicherheit zu vermitteln…

Situationen, in denen es explizit und ausschließlich um Kommunikation geht (vgl. Abschnitt 3.2). Die äußeren Bedingungen von Pflegekommunikation, das heißt typische institutionelle Gesprächssituationen und Konfliktanlässe oder Schwierigkeiten im Umgang mit PatientInnen beziehungsweise BewohnerInnen (beim Waschen, Aufstehen, Essen, Trinken), werden demgegenüber vernachlässigt. Zweitens ist die Übertragung anspruchsvoller Konzepte aus dem psychotherapeutischen Bereich (z. B. «helfendes Gespräch», «patientenzentrierte Gesprächsführung») auf den Pflegebereich auf Grund der nebensächlichen Rolle, die die Kommunikation in der Pflege spielt, unrealistisch. Außerdem wird Pflegenden damit vermittelt, sie müssten etwas können, wofür TherapeutInnen eine jahrelange Ausbildung durchlaufen! Drittens werden die Modelle und Methoden kaum jemals an authentischen Kommunikationsbeispielen aus der Pflege erklärt. Meist wird auf erfundene und damit oft realitätsferne Gespräche zurückgegriffen, weil die wenigsten Kommunikationsprofis und Psychologen auch Pflegeexperten sind.

4. Alle vorgestellten Modelle haben allgemeinen Charakter und gehen deshalb grundsätzlich von sprachgesunden Gesprächsteilnehmern aus; sie sind *nicht krankheitsspezifisch.* Deshalb werden die jeweiligen Erkrankungen der Gesprächspartner Pflegender nur unsystematisch oder aber überhaupt nicht berücksichtigt. Damit fällt jedoch etwas, was in der Altenpflege ein Hauptproblem ist, unter den Tisch: Schließlich bringen die meisten zur Pflegebedürftigkeit führenden Erkrankungen erhebliche kommunikative Einbußen mit sich.
5. Alle Modelle sind *reflexiv statt handlungsorientiert* ausgerichtet. Sie sind trotz ihrer scheinbaren Einfachheit noch so komplex, dass sie für schnelle Analysen beziehungsweise Reaktionen in problematischen Situationen nur bedingt taugen; wenn sie einem überhaupt weiterhelfen, dann zu einem Zeitpunkt, zu dem man Ruhe und Muße zum Nachdenken hat. Außerdem können sie bestimmte Schwierigkeiten gegebenenfalls im Nachhinein erklären. Sie helfen aber eher nicht, potenzielle Kommunikationsprobleme vorherzusehen.
6. Alle Modelle sind *wenig konkret.* Es fehlen konkrete Hinweise darauf, wie Pflegekommunikation gelingen kann. Wenn überhaupt Tipps oder Ratschläge erteilt werden, sind sie sehr vage und mal schlecht, mal gar nicht begründet. Ein Beispiel dafür findet sich im Buch von Burger (1998, S. 27): «*Die optimalste Einstellung hinsichtlich der eigenen Wirkung ist die einer «erwartungsfreien Haltung» bei einem Tun um des Tuns willen.*» Ähnlich befremdlich finde ich auch: «*Als positiv darf hier erwähnt werden: Nähe schenken! Nachbarliche Nähe nimmt der Not ihre niederdrückende Negativität und ist niemals nachteilig.*» (Gestrich 1998, S. 62) Ich vermute, dass die Praxis- und Pflegeferne der bis 2006 zum Thema erschienenen Bücher sowie die auch noch in den neueren Veröffentlichungen festzustellende, fehlende Berücksichtigung der Erkrankungen, die fehlende Handlungsorientierung und der Mangel an konkreten Hilfestellungen es Pflegenden erheblich erschweren, wenn nicht gar verunmöglichen, das Gelesene auf den eigenen Arbeitsalltag zu übertragen.

Tabelle 1-1: Die vier beliebtesten Kommunikationsmodelle im Bereich der Altenpflege.

Modell	Bezugsrahmen bzw. theoretischer Ursprung
Transaktionsanalyse	Tiefenpsychologie; Psychoanalyse
Personenzentrierte Gesprächsführung	Gesprächstherapie
Neurolinguistisches Programmieren (NLP)	Behaviorismus
das «Vier-Ohren-Modell» von Schulz von Thun	humanistische Psychologie

Was sind die beliebtesten Kommunikationsmodelle in der Pflege?

Wenn in Pflegelehrbüchern von Kommunikation die Rede ist, werden in erster Linie das tiefenpsychologische beziehungsweise auf Sigmund Freuds Psychoanalyse zurückgehende Modell der Transaktionsanalyse nach Berne und Harris sowie die Methode der Gesprächspsychotherapie, beziehungsweise der personenzentrierten Gesprächsführung nach Rogers vorgestellt. Zwischenzeitlich fanden sich auch AutorInnen, die das Konzept des Neurolinguistischen Programmierens (NLP; nicht zu verwechseln mit der sprachwissenschaftlichen Disziplin der Neurolinguistik!) propagierten, das auf dem «Reframing» genannten Konzept der Gegen- oder Umkonditionierung basiert. Im Zentrum steht aber das (kommunikations-) psychologische Modell von Friedemann Schulz von Thun. Alle diese Modelle werden interessanterweise nicht nur im Pflegeunterricht, sondern auch in Kommunikationstrainings für jedermann verwendet – sie müssen also einen sehr allgemeinen Charakter haben und können überhaupt nicht pflegespezifisch sein.

Was genau sind nun die Kernideen von Schulz von Thun?

Das Modell ist der humanistischen Psychologie von Ruth Cohn verpflichtet, integriert aber alle gängigen psychologischen und therapeutischen Ansätze (also auch die oben genannten, außer dem NLP). Es baut auf den Grundannahmen von Paul Watzlawick und Karl Bühler auf: Kommunikation hat nicht nur einen Inhalts-, sondern auch einen Beziehungsaspekt. Es wird also die Rolle der Psyche, insbesondere der Emotionen für Kommunikation und Interaktion herausgearbeitet. Schulz von Thun erhebt den Anspruch, Hilfestellung zur Verbesserung der Kommunikation zu leisten. Sein eigentliches Ziel ist aber die Persönlichkeitsentwicklung. Als Allheilmittel gegen Kommunikationsprobleme wird die Metakommunikation propagiert, das heißt das Reden der Betroffenen über das gemeinsame Problem.

Außer in den Büchern von Koch und Kühn (1999) und Matolycz (2009) wird der Ansatz von Schulz von Thun jeweils auf das Kernkonzept der vier Botschaften (bzw. analog dazu der vier Ohren) reduziert, also auf die Aussage: Jede Äußerung umfasst nicht nur eine inhaltliche, sondern auch drei weitere Botschaften, die sich in Formulierungen, Tonfall und Mimik etc. niederschlagen. Neben der inhaltlichen Ebene gibt es:

- die Ebene der Selbstoffenbarung, also Hinweise auf die Gefühle und Meinungen des Sprechers zum Sachverhalt
- die Ebene der Beziehung, also Hinweise darauf, wie der Sprecher zum Hörer steht und wie er ihre Beziehung zueinander einschätzt, und
- die Appellebene, die uns Hinweise darauf gibt, was der Sprecher mit seiner Äußerung bewirken möchte.

Nach Schulz von Thun ist die Voraussetzung für gute Kommunikation eine «ausgewogene Vierohrigkeit»: Es bedürfe Sensibilität für jeden der vier Kanäle.

Schlechte oder gestörte Kommunikation sei eher die Regel als die Ausnahme, da jeder Mensch, bildlich gesprochen, auf Grund seiner persönlichen Wahrnehmungsmuster auf dem einen oder anderen Ohr taub sei und die entsprechenden Botschaften nicht wahrnehmen könne.

Insgesamt betrachtet ist dieses Modell anschaulich und leicht zu verstehen. Es hilft, Kommunikation aus einem neuem Blickwinkel zu betrachten. Und es verdeutlicht, dass immer verschiedene emotionale und mehr oder minder unbewusste Ebenen bei Gesprächen jeder Art mitspielen.

Wie aber bewähren sich «die vier Ohren» im Pflegealltag?

Alltagstätigkeiten sind das Anreichen von Essen und Getränken sowie die Aktivierung bei der Körper- und Intimpflege (vgl. Abschnitt 3.2). Alltag ist der Umgang mit Pflegebedürftigen, die mehr oder weniger große Teile ihrer Sprachfähigkeit eingebüßt haben, die also gesprochene Sprache kaum noch verstehen und die selbst fast nicht mehr oder nur noch sehr unverständlich sprechen können. Im Fall von Verständigungsschwierigkeiten ist daher Metakommunikation, also Kommunikation über als misslungen oder kommentarwürdig erlebte Kommunikation, keine praktikable Lösung.

Um das zu veranschaulichen, habe ich drei authentische Gesprächsbeispiele aus der Altenpflege ausgewählt, die ich nach dem Raster von Schulz von Thun analysieren möchte.

Im ersten Beispiel reicht eine Pflegerin einer bettlägerigen und beidseitig gelähmten globalaphasischen Bewohnerin, die überhaupt nicht mehr sprechen kann, ein Getränk an.

Beispiel 2

01 P: Nochmal trinken, ne? Konzentration. *
02 Nich raus spucken. * Naja.
03 WISCHT MUND AB
04 Ham ja zum Glück noch nich gewaschen. *
05 Das wird ja alles ausgezogen, ne? ***
06 Iihh. Das beobachte ich seit einiger Zeit Lieschen.
07 Dass so viel wieder zurück kommt
08 aus'm Mund raus kommt.
09 Das musst du schlucken, * ne? *
...
10 So. * Mein Schatz. Nun. *
11 Möchts du au noch den Kaffee? **
12 Alle machen Lieschen.

Die *inhaltliche* Botschaft ist klar: Die Flüssigkeit läuft wieder aus dem Mund der Bewohnerin und verschmutzt das Nachthemd. Denkbare *Selbstoffenbarungen* wären:

- Ich will dir (!) helfen.
- Ich bin erleichtert, dass es wenigstens nicht die frische Wäsche trifft.
- Mich ekelt der Rückfluss.

Auf der *Beziehungsebene* könnte sie ausdrücken wollen:

- Du bist mein hilfloses Kind, dem ich mich liebevoll widmen möchte.
- Das mit der verschmutzten Kleidung ist nicht so schlimm, weil du ohnehin noch gewaschen und umgezogen wirst.

Und die mitschwingenden *Appelle* schließlich könnten lauten:

- Konzentrier dich! Trink das!
- Schluck es runter, statt es wieder auszuspucken!
- Mach den Becher leer!

Die vier Ohren helfen also wahrzunehmen, dass die Pflegerin ein ausgesprochen asymmetrisches, nämlich ein Mutter-Kind-Verhältnis inszeniert. Die vier Ohren helfen, neben Ambivalenz einen Mangel an Kongruenz zu entdecken: Die ambivalente Beziehungsbotschaft («Es macht nichts» auf der einen, Tadel auf der anderen Seite) widerspricht nämlich dem auf der Ebene der Selbstoffenbarung deutlich werdenden Ekel. Die vier Ohren scheitern jedoch an der Sprachlosigkeit der Bewohnerin.

Da verbal keine Reaktionen erfolgen (können), hat die Pflegende nur eine Chance, sich ein Bild vom Fühlen und Wollen der Patientin zu machen: Sie muss die wenigen nonverbalen, also hier mimischen Hinweise interpretieren. Dabei ergeben sich jedoch drei Probleme: Erstens besteht auf Grund der bei Aphasikern häufigen Gesichtslähmung die Gefahr der Falschinterpretation. Wenn man außerdem nicht weiß, dass SchlaganfallpatientInnen manchmal auch gestische und mimische Apraxien aufweisen, also beispielsweise Kopfschütteln und -nicken miteinander verwechseln, kann man mit seinen Interpretationen schnell daneben liegen (vgl. Abschnitt 14.5).

Die vier Ohren helfen der Pflegerin zweitens nicht, ihre eigene Verständlichkeit einzuschätzen: Es gibt keine Hinweise darauf, ob die Bewohnerin sie versteht.

Drittens schließlich helfen die vier Ohren auch nicht, zu sehen, dass die Sprechweise der Pflegerin institutionentypisch, also nur bedingt ein individuelles Problem ist: Anders als in vielen Alltagsgesprächen sind Selbstoffenbarung und Appell hier wie auch sonst häufig in der Pflege sehr explizit. Das zeigt, wie sehr der äußere Rahmen (Machtasymmetrie, Aufgabenbezogenheit) das kommunikative Geschehen prägt (vgl. Abschnitt 3.1). Zusammenfassend ist zu sagen, dass in pflegerischen Situationen wie dieser das psychologische Wissen von Schulz von Thun nicht ausreicht. Im Umgang mit globalaphasischen Menschen gibt es kaum verlässliche, interpretierbare Botschaften; um sich ihnen verständlich machen zu können, bedarf es weniger psychologischen als vielmehr genauen Wissens über die Auswirkung der Aphasie auf das Verstehen- und Kommunizieren-Können!

Im nächsten Beispiel bekommt eine bettlägerige demenzkranke Bewohnerin, die vorher pausenlos nach ihrer Mutter gerufen hat, das Essen gereicht:

Beispiel 3

P: Schmeckt gut? ** Noch ein Löffelchen. *
B: Sie ham ja nichts auf'm Löffel. *
P: Ich hab/ dohoch! *
B: >Neeee.<
P: #Ku ma.# KUCK MAL Der Löffel is ganz voll. **
Der's ganz #voll# HÖHER Frau S. >Hm?< *** #Hm?# HÖHER **
>Gaaanz voll, hm?< *** So. **
Schluck trinken zwischendurch? *
B: Was?
P: Möchten Sie'n Schluck #trinken?# SEHR DEUTLICH *** So. ***
#Hm?# HÖHER Das mögen Sie gerne. **
P: Noch ein Löffelchen? ***
B: >Ach< was soll das denn alles. *
P: Och Frau S. Ich hab doch nur den Mund ma eben bisschen <u>abgewischt.</u>
B: <u>Ach.</u>
#Is doch nich nötig.# ÄRGERLICH *
Des/ * Des könn Se mir anstreichen. **
P: #Gut.# RUHIG

Wie lässt sich hier das Verhalten der Pflegerin «vierohrig» interpretieren? In *inhaltlicher* Hinsicht kündigt beziehungsweise bietet sie Essen und Trinken an. Sie zeigt Interesse daran, ob es der Bewohnerin schmeckt, und sie verteidigt sich gegen deren Vorwürfe.

Mögliche Botschaften auf der Ebene der *Selbstoffenbarung* wären:

- Ich möchte Sie bemuttern und beruhigen.
- Ich glaube, ich weiß, was Sie mögen und was für Sie gut ist.
- Ich verstehe Ihre heftige Reaktion nicht und bin gekränkt.

Auf der *Beziehungsebene* signalisiert sie vielleicht:

- Ich erlebe Sie wie ein Kind.
- Sie müssen beschwichtigt werden.
- Sie sind undankbar, Sie übertreiben!

Und auf der *Appellebene* könnte sie ausdrücken wollen:

- Essen und trinken Sie!
- Schweigen Sie mich nicht an, reden Sie!
- Jetzt hören Sie aber mal auf, mir das Leben schwer zu machen!

Der Bewohnerin könnte man die folgenden *inhaltlichen* Botschaften zuordnen: Sie beschwert sich mit dem Vorwurf, der Löffel sei nicht voll, darüber, dass sie zu wenig oder zu langsam zu essen bekommt. Sie verdeutlicht, dass sie die Pflegende (akustisch oder inhaltlich) nicht verstanden hat, und sie protestiert gegen das unangekündigte Abtupfen ihres Mundes.

Denkbare Botschaften der *Selbstoffenbarung* wären:

- Ich habe Hunger.
- Ich habe Sie nicht verstanden oder: Was wollen Sie denn jetzt schon wieder?
- Das Abtupfen stört mich – ich will das nicht!

Drastisch sind die Botschaften auf der *Beziehungsebene:*

- Sie machen Ihren Job nicht gründlich.
- Sie behandeln mich unangemessen, Sie machen mich wütend.
- Sie tun zu viel des Guten.

Nicht minder deutlich sind die Botschaften auf der *Appellebene:*

- Machen Sie den Löffel voll!
- Sprechen Sie deutlicher, damit ich Sie verstehen kann!
- Lassen Sie das bleiben!

Mit anderen Worten: Die vier Ohren zeigen, dass die Pflegerin sie angesichts ihres vorherigen Verhaltens (dem Rufen nach der Mutter) wie ein kleines Kind behandelt – dass die so Angesprochene diese Beziehungsdefinition aber zurückweist. Die vier Ohren zeigen, dass die Pflegerin auf Appell und Selbstoffenbarung in der letzten Äußerung eingeht, indem sie nachgibt. Das Problem ist allerdings: Die vier

4 Zitate aus Beispielen werden hier und im Folgenden durch kursive Schrift dargestellt.

Ohren helfen nicht, die letzte Äußerung der Bewohnerin *(anstreichen ???)*[4] und damit den Anlass für ihren Ärger zu verstehen. Das kann man nur, wenn man über die Wortfindungsstörungen demenzkranker Menschen Bescheid weiß – und darüber, dass sie in einem bestimmten Krankheitsstadium oft anstatt auf die gesuchten Wörter nur auf solche kommen, die ähnlich klingen (vgl. Abschnitt 15.2): Gemeint war vermutlich: «Das können Sie mir anreichen!» Sie beschwert sich mit andern Worten über das babyhafte Abtupfen; wenigstens den Mund würde sie sich gerne selbst abwischen.

Äußerungen und Verhalten dementer Bewohner bleiben für uns nicht selten rätselhaft. Um sie verstehen und angemessen mit ihnen kommunizieren zu können, reicht das Modell von Schulz von Thun nicht aus. Man muss also nicht nur die spezifischen psychischen Krankheitsfolgen (z. B. Affektinkontinenz), sondern auch neuro- und patholinguistische Details über Verlauf und Eigenarten des allmählichen Sprachverlusts kennen.

In einem weiteren, sehr illustrativen Gesprächsausschnitt (vgl. Kap. 13) soll ein Parkinson-Patient dazu aktiviert werden, sich selbst zu waschen. Die Pflegerin hält ihm auffordernd den bereits nass gemachten Waschlappen hin:

Beispiel 4

01 P: Wolln Sie Ihr Gesicht ma eben waschen? *
02 Das Gesicht mal eben waschen Herr * L., ja? *
03 #Gesicht waschen.# SEHR DEUTLICH * Hm? **
04 Soll ich das machen? *
05 B: Ja.

Beginnen wir wieder mit der Interpretation des Verhaltens der Pflegenden. Der *Inhalt* ihrer Worte ist klar, sie fordert ihn zum Gesichtwaschen auf und bietet schlussendlich ihre Hilfe an.

Selbstoffenbarend könnte sie zum Ausdruck bringen wollen:

- Ich versuche, höflich zu sein, aber ich habe eigentlich keine Zeit und keine Lust, jetzt noch länger zu warten.
- Sie sind wohl etwas begriffsstutzig?

Denkbar wären auch die folgenden *Beziehungsbotschaften:*

- Ich traue es Ihnen zu und weiß, dass Sie sich selbst waschen können.
- Mir scheint, Sie wollen heute explizit gebeten werden.

Auch die *Appelle* sind recht deutlich:

- Antworten Sie!
- Nun lassen Sie mich nicht so lange betteln und nehmen Sie den Waschlappen!

Das Verhalten, nämlich das Schweigen des Bewohners, kann man folgendermaßen interpretieren: Vielleicht will er auf der *Selbstoffenbarungsebene* ausdrücken,

- dass er keine Lust hat, oder
- dass er sich schwach und hilfebedürftig fühlt.

Über ihre *Beziehung* könnte er sagen wollen:

- Seien Sie nicht so faul!
- Es ist doch Ihr Job, mir zu helfen!

Und *appellieren* könnte er:

- Machen Sie das mal!

Die Pflegerin interpretiert das Schweigen des Bewohners «vierohrig» als Unverständnis oder Unlust beziehungsweise Verweigerung. Sein maskenhaft starres Gesicht lässt jedoch kaum Rückschlüsse über seine Gefühle und Denkprozesse zu. Seine Zustimmung scheint sich auf ihre Frage beziehungsweise ihr Hilfeangebot zu beziehen. Aber beide Interpretationen können völlig daneben liegen, und zwar aus den folgenden drei Gründen: Erstens brauchen Parkinson-Patienten sehr viel mehr Zeit als Gesunde, um Gesprochenes verstehen und darauf reagieren zu können (vgl. Abschnitt 13.2). Sie lässt ihm aber keine Zeit, die Umformulierungen der Aufforderungen folgen schnell aufeinander. Es ist deshalb möglich, dass sein zustimmendes *Ja* sich auf die Aufforderung zum Selberwaschen bezieht, und nicht auf das Hilfeangebot – dass er also durchaus willens war, sich selbst zu waschen! Zweitens haben Menschen, die an der Parkinson-Krankheit leiden, zunehmend Probleme, auch alltäglichste Entscheidungen zu treffen (vgl. Abschnitt 13.1). Die erste Aufforderung erfolgt hier aber in Form einer Frage, die ihm nicht nur das Verstehen, sondern eben auch eine Entscheidung abverlangt *(Wollen Sie, oder wollen Sie nicht?).* Und drittens können Parkinson-Kranke nicht mehrere Dinge gleichzeitig tun – wie zum Beispiel eine Entscheidung treffen, sich eine Antwort zurechtlegen und nach einem hingehaltenen Waschlappen greifen. Je mehr Druck auf die Betroffenen ausgeübt wird, Dinge sofort beziehungsweise schnell zu erledigen, desto massiver wird die Blockade, das heißt desto unwahrscheinlicher wird es, dass sie geplante Bewegungen durchführen oder Antworten geben können. Ich meine also: Eine psychologisierende Interpretation des Schweigens führt hier zum Scheitern der Aktivierung. Die Bemühungen der Pflegenden, Verständnis zu bewirken, indem sie die Aufforderung immer weiter vereinfacht, haben den gegenteiligen Effekt: Sie überfordern die Verarbeitungskapazitäten des Bewohners. Wer gut mit Parkinson-Patienten kommunizieren möchte und daran interessiert ist, ihre Depressionen und ihre Pflegebedürftigkeit nicht zu vergrößern, der muss unbedingt genaue Kenntnisse aller kommunikationsbeeinträchtigenden Krankheitsfolgen haben (vgl. Abschnitt 13.2) – und vor allem «vierohrige» Interpretationen unterlassen!

Schlussfolgerungen

Das Modell von Schulz von Thun lässt sich im Hinblick auf die Kommunikation in der Pflege folgendermaßen bewerten: Es hilft durchaus, in manchen Situationen die Gefühle und unbewussten Botschaften von Pflegenden und Gepflegten nachzuvollziehen. Analytisch gesehen bringt es einige Einsichten. Dennoch gibt es drei wichtige Kritikpunkte:

Erstens liefert das Modell wegen der vielen unbewussten und daher schwer steuerbaren Anteile kaum alltagspraktische Verhaltensempfehlungen: Selbstoffenbarungen und Beziehungshinweise lassen sich auf Grund ihres größtenteils unbewussten Charakters nämlich schwer planen. Reflexion ist sicher gut, aber mindestens genauso wichtig für den Berufsalltag ist doch, in konkreten Situationen (re)agieren zu können, also kommunikativ handlungsfähig zu sein – um sich verständlich machen, Konflikte lösen und Pflegebedürftige zur Mithilfe bewegen zu können.

Zweitens reichen die von Schulz von Thun vorrangig fokussierten individuellen psychologischen Faktoren alleine nicht aus, um Pflegekommunikation verstehen oder verbessern zu können. Dazu müssen unbedingt auch die institutionentypischen Gesprächs- und Verhaltensmuster einbezogen werden.

Drittens ist das Modell auf Grund der Gefahr von Fehl- oder Überinterpretationen weniger geeignet für den Umgang mit sprachgestörten Menschen (z. B. mit Aphasikern, Demenzkranken). Es *kann* auch nicht geeignet sein, weil es für kognitiv sowie sprachlich gesunde Menschen entwickelt wurde. Mit anderen Worten: Psychologisch-interpretative Kommunikationsmodelle wie das von Schulz von Thun (oder auch die Transaktionsanalyse) funktionieren nicht mehr, wenn ein Kommunikationspartner krankheitsbedingt Sprache nicht mehr verstehen beziehungsweise selbst nicht mehr verständlich sprechen kann.

Schulz von Thun (2001, S. 265) sagt: «*Kann die Psychologie zur Verbesserung der zwischenmenschlichen Kommunikation beitragen? Meine Überzeugung: Ja, sogar entscheidend. Und zwar dann, wenn sie deutlich macht, dass es um Haltungen und nicht in erster Linie um Verhalten (und schon gar nicht um Formulierungen) geht.*» Ich bin demgegenüber fest davon überzeugt, dass Haltungen alleine (und dementsprechend die Psychologie) in der Pflege nicht ausreichen: Im Umgang mit Sprachbehinderten *sind* sprachliches Verhalten und Formulierungen, also die Wahl von leicht verständlichen Äußerungen und Ausdrucksmitteln zentral, um überhaupt kommunizieren zu können. Eine Voraussetzung für gute Pflegekommunikation, und damit für gute Pflege, ist also grundlegendes Wissen um die Auswirkungen der jeweiligen Erkrankungen auf die Kommunikationsfähigkeiten der Betroffenen! Anders gesagt: Einen Schwerhörigen mag eine aufmerksame, ihm zugewandte Haltung, bei der alle vier Ohren gespitzt sind, freuen – wirklich helfen tut ihm das aber nur, wenn sein pflegerisches Gegenüber die Regeln für die Kommunikation mit Hörbehinderten kennt und ihn nicht in dem irrigen Glauben, Lautstärke alleine behebe alle Verstehensprobleme, anschreit (vgl. Abschnitt 10.3).

Das in diesem Buch vorgestellte linguistische Wissen soll den herkömmlichen Kommunikationsunterricht im Bereich der Altenpflege nicht ersetzen, sondern bereichern. Immerhin weist die linguistische Arbeit mit echten Gesprächsbeispielen aus der Pflege viele der oben genannten Mängel der traditionell im Pflegeunterricht genutzten Modelle nicht auf: Die Gesprächsanalyse

- garantiert Praxisnähe, das heißt eine genaue Wiedergabe des Gesagten durch Verschriftlichung sowie die Untersuchung pflegespezifischer Kommunikationssituationen
- kann patho- und neurolinguistisches Wissen über Erkrankungen und deren kommunikative Folgen integrieren
- ermöglicht Selbstreflexion im Nachhinein und präventive Handlungsorientierungen
- und bietet ausgesprochen konkrete Tipps.

Weiterführende Literatur

Bühler, K.: Sprachtheorie: die Darstellungsfunktion der Sprache. G. Fischer, Jena 1934.

Burger, H.: Kommunikation und Gesprächsführung in der Seniorenarbeit. Brigitte Kunz Verlag, Hagen 1998.

Darmann, I.: Kommunikative Kompetenz in der Pflege. Ein pflegedidaktisches Konzept auf der Basis einer qualitativen Analyse der pflegerischen Kommunikation. Kohlhammer, Stuttgart 2000.

Elzer, M.; Sciborski, C.: Kommunikative Kompetenzen in der Pflege. Verlag Hans Huber, Bern 2007.

Fitzgerald, A.; Zwick, G.: Patientenorientierte Gesprächsführung im Pflegeprozess. Springer, Wien 2001.

Geißner, U.: Fallbuch Pflege. Kommunikation verstehen. Thieme, Stuttgart 2006.

Gestrich, R.: Gespräche mit Schwerkranken. Krisenbewältigung durch das Pflegepersonal. 3. Auflage. Kohlhammer, Stuttgart 2005.

Hirsch, A. M.: Psychologie für Altenpfleger Band II: Kommunikative Kompetenz. 2. Auflage. Urban & Vogel, München 2002.

Hoffmann-Gabel, B.: Besser verstehen lernen. Kommunikation in helfenden Berufen. Vincentz-Verlag, Hannover 1999.

Kellnhauser, E. et al. (Hrsg.): Thiemes Pflege. 10. Auflage. Thieme, Stuttgart 2004.
Kirks, M.; Scherer, M.; Streit, G.: Deutsch/Kommunikation in der Altenpflege. Bildungsverlag EINS, Troisdorf 2008.
Koch, A.; Kühn, S.: Richtig mit Patienten reden. Praktische Tips für konkrete Situationen. Bibliomed, Melsungen 1999.
Köther, I.; Gnamm, E. (Hrsg.): Altenpflege in Ausbildung und Praxis. Thieme, Stuttgart 2000.
Langfeldt-Nagel, M.: Gesprächsführung in der Altenpflege. Ernst Reinhardt Verlag, München 2004.
Mahler, R.: Auf den Punkt gebracht: Professionell kommunizieren. Thieme, Stuttgart 1999.
Matolycz, E.: Kommunikation in der Pflege. Springer, Wien 2009.
Peitz, C.; Gagelmann, M.: Kommunikation in der Pflege. Filme für die Aus-, Fort- und Weiterbildung. Elsevier/Urban & Fischer, München 2006.
Piper, I.; Piper, H.-C.: Schwestern reden mit Patienten. Ein Arbeitsbuch für Pflegeberufe im Krankenhaus. 6. Auflage. Vandenhoek & Ruprecht, Göttingen 1993.
Rogall, R. et al.: Professionelle Kommunikation in Pflege und Management. Ein praxisnaher Leitfaden. Schlütersche, Hannover 2005.
Schulz von Thun, F.: Miteinander reden 1: Störungen und Klärungen. 35. Auflage. Rowohlt, Reinbek 2001.
Wingchen, J.: Kommunikation und Gesprächsführung für Pflegeberufe. 2. Auflage. Schlütersche, Hagen 2006.

Teil II
Der Sprachgebrauch in der Altenpflege

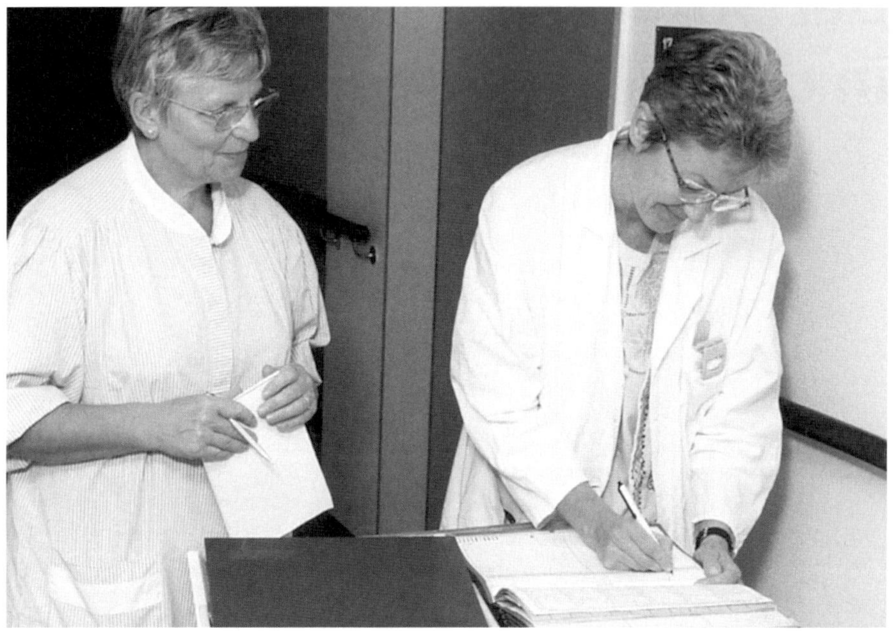

Abbildung 2-1: Pflegerin im Gespräch mit einer Ärztin. (Foto: Remigiucz Borda, Friedehorst)

2. Kommunikation als Schlüsselqualifikation in der Pflege

Wir leben in einer Zeit, in der sich die Gesellschaft und mit ihr die Produktions- und Arbeitsweisen immer schneller ändern. Seit einigen Jahren werden beispielsweise in immer mehr Betrieben die Hierarchien abgebaut, Teamarbeit wird eingeführt. Das für die einzelnen Berufe notwendige Fach- und Spezialwissen veraltet immer schneller. Aus diesem Grunde verlangen immer mehr (und seit der Einführung der bundeseinheitlichen Altenpflegeausbildung auch pflegerische) Arbeitgeber von ihren MitarbeiterInnen die Bereitschaft zum lebenslangen Lernen.

> *«Lernen ist wie rudern gegen den Strom – sobald man aufhört, treibt man zurück.»* Laotse

Sie erwarten von ihnen überdies neben fachlicher und methodischer Kompetenz auch soziale und persönliche Kompetenz: Sie sollen flexibel mit dem sich wandelnden Arbeitsalltag umgehen können. Das heißt, die ArbeitnehmerInnen sollen jederzeit dazu in der Lage sein, neue Aufgaben lösen, unerwartete Schwierigkeiten bewältigen und mit neuen, überraschenden Situationen jeder Art umgehen zu können. Solche allgemeinen und berufsunspezifischen Fähigkeiten werden als Schlüsselqualifikationen bezeichnet.

Kommunikation gilt heute in allen gesellschaftlichen Bereichen als eine solche Schlüsselqualifikation. In besonderem Maße trifft das auch auf die verschiedenen Bereiche pflegerischer Tätigkeit zu. Entsprechend hat man in den 1990er-Jahren begonnen, die Bedeutung von Kommunikation für die Qualität der Pflege herauszuarbeiten.

Welche Rolle spielt nun die Kommunikation in der Pflege? In der Krankenpflege, in der das Pflegepersonal die Kranken oftmals nur wenige Tage versorgt, steht die schnellstmögliche Gesundung der PatientInnen im Vordergrund. Das ist auf Grund der Unheilbarkeit der typischen Alterserkrankungen in der Altenpflege anders: Die BewohnerInnen werden über einen längeren Zeitraum kontinuierlich und meist bis zu ihrem Tod gepflegt. Doch unabhängig davon, ob man Akut- oder

Langzeitpflege betreibt: Immer geht es neben der Linderung der körperlichen Leiden auch um den Erhalt oder die Wiederherstellung des seelischen Wohlbefindens. Pflege ist also weit mehr als die Arbeit mit medizinischen oder pflegerischen Gegenständen und menschlichen Körpern: Einen wesentlichen Anteil der Arbeit macht die Kommunikation mit den Pflegebedürftigen aus. Dabei reicht die Spanne der notwendigen kommunikativen Tätigkeiten vom Informieren, Erklären, Beraten, Motivieren, Unterhalten, Erzählen, Singen und Scherzen bis zum Trösten.

Die kommunikativen Anforderungen an Pflegende werden immer größer: Sie müssen nicht nur mit den Pflegebedürftigen und deren Angehörigen (also medizinisch-pflegerischen Laien), sondern auch mit KollegInnen aus der Pflege und aus anderen Berufsgruppen (also ExpertInnen aus dem medizinischen, therapeutischen, sozialen, hauswirtschaftlichen und dem Verwaltungsbereich) angemessen kommunizieren können (vgl. **Abb. 2-2**).

Seit der Einführung der Pflegedokumentation müssen sie überdies auch schriftlich präzise formulieren können. Dementsprechend bedeutet nach Ansicht von PflegewissenschaftlerInnen kommunikative Kompetenz im Pflegebereich, sich situationsgerecht, verständlich und differenziert ausdrücken zu können.

Viele Pflegeheime haben mittlerweile erkannt, dass nicht nur die Kommunikation zwischen Pflegepersonal und BewohnerInnen, sondern auch die Kommunikation der Pflegebedürftigen untereinander einen wesentlichen Beitrag zum Wohlbefinden letzterer leisten kann. Früher wurden die BewohnerInnen nicht selten in ihren Rollstühlen an den Wänden langer, dunkler Korridore entlang aufgestellt und im Übrigen ihrem Schicksal überlassen. Heute wird zunehmend versucht, auf allen Wohnbereichen helle, kommunikationsfreundliche Ecken einzurichten, in denen schon die Anordnung der Sitzgelegenheiten zum Plaudern und generell zum Miteinander einlädt (vgl. **Abb. 2-3**).

Es liegt auf der Hand, dass kommunikative Kompetenz nicht nur den einzelnen MitarbeiterInnen und BewohnerInnen Vorteile bringt, sondern auch ein Qualitätsmerkmal für Pflegeeinrichtungen ist.

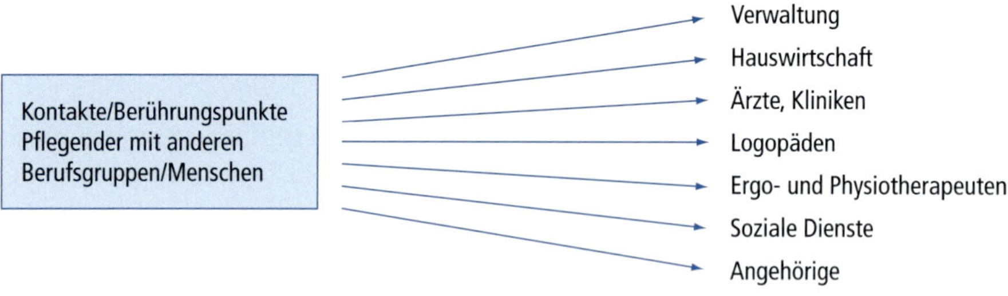

Abbildung 2-2: Schnittstellen zwischen der Pflege und anderen Arbeitsbereichen.

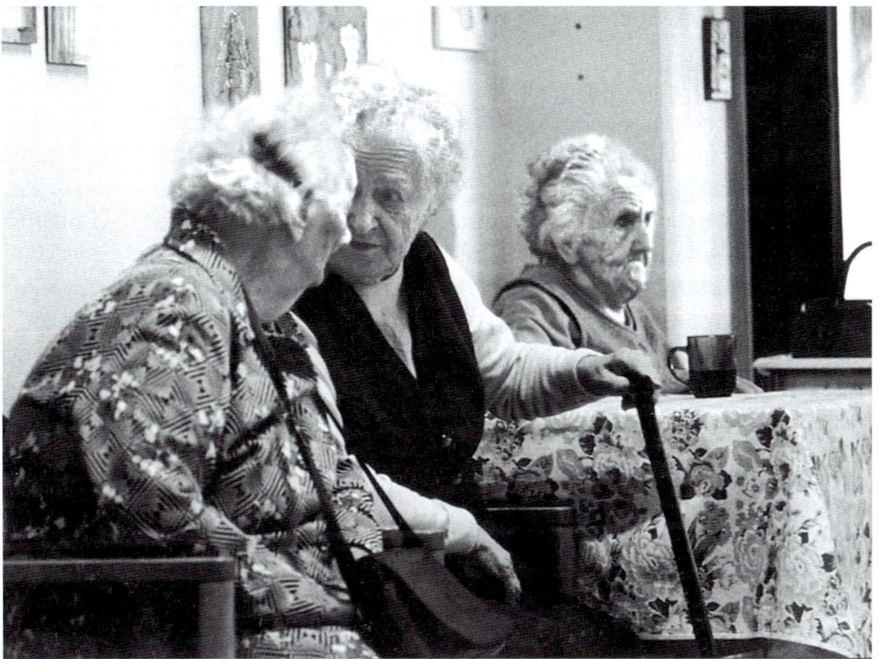

Abbildung 2-3: Ins Gespräch vertiefte Bewohnerinnen. (Foto: Lubomir Tükör)

Erstens stellt gelungene Kommunikation mit den anderen medizinisch-pflegerischen ExpertInnen die notwendige Zusammenarbeit und damit die optimale Pflege aller Pflegebedürftigen sicher. Nur wenn sich die MitarbeiterInnen der einzelnen Bereiche sachlich einwandfrei miteinander verständigen können, ist gewährleistet, dass sie bei der Betreuung der BewohnerInnen an einem Strang ziehen.

Zweitens erhöht erfolgreiche Kommunikation die Zufriedenheit aller Beteiligten: Ein interessantes Gespräch mit einer Bewohnerin während der Morgentoilette, das sich nicht nur um die schrittweise Durchführung der notwendigen Pflegetätigkeiten dreht, stärkt die Beziehung. Es lässt beide Beteiligten die Eintönigkeit des alltäglichen Waschens und Anziehens vergessen und lenkt die Bewohnerin von eventuellen Schmerzen, Ängsten und der Unausweichlichkeit des Sterbens ab. Dreht sich das Gespräch um ihre früheren Fähigkeiten oder Erfolge, kann es sogar ihr Selbstbewusstsein stärken.

Drittens verdeutlicht das Bemühen um kommunikative Kompetenz auch den Willen zur ganzheitlichen Pflege. Wer bemüht ist, seine MitarbeiterInnen in die Lage zu versetzen, beim Sprechen flexibel auf die Eigenarten und kommunikativen Schwierigkeiten einzelner BewohnerInnen eingehen zu können, der beweist, dass im Zentrum seiner Arbeit der Respekt vor der Einzigartigkeit jedes Individuums steht.

Viertens schließlich verringert die Verwendung angemessener Kommunikationsstrategien auch die Arbeitsbelastung: Je verständlicher sich eine Pflegeperson ausdrückt und je seltener sie sich wiederholen muss, um verstanden zu werden, desto schneller wird sie auch mit ihrer Arbeit fertig, und desto mehr Raum bleibt beispielsweise für die Beziehungspflege. Zudem kann ein angemessenes, auf die einzelnen BewohnerInnen abgestimmtes Kommunikationsverhalten bewirken, dass diese bei der Durchführung der Pflegeaktivitäten mehr oder überhaupt mithelfen, beziehungsweise sich nicht länger gegen einzelne Maßnahmen sperren.

Gelungene Kommunikation ist also nicht nur ein Zeichen von pflegerischer Qualität, sondern auch von pflegerischer Effizienz. **Abbildung 2-4** stellt die Folgen effektiver Pflegekommunikation grafisch dar.

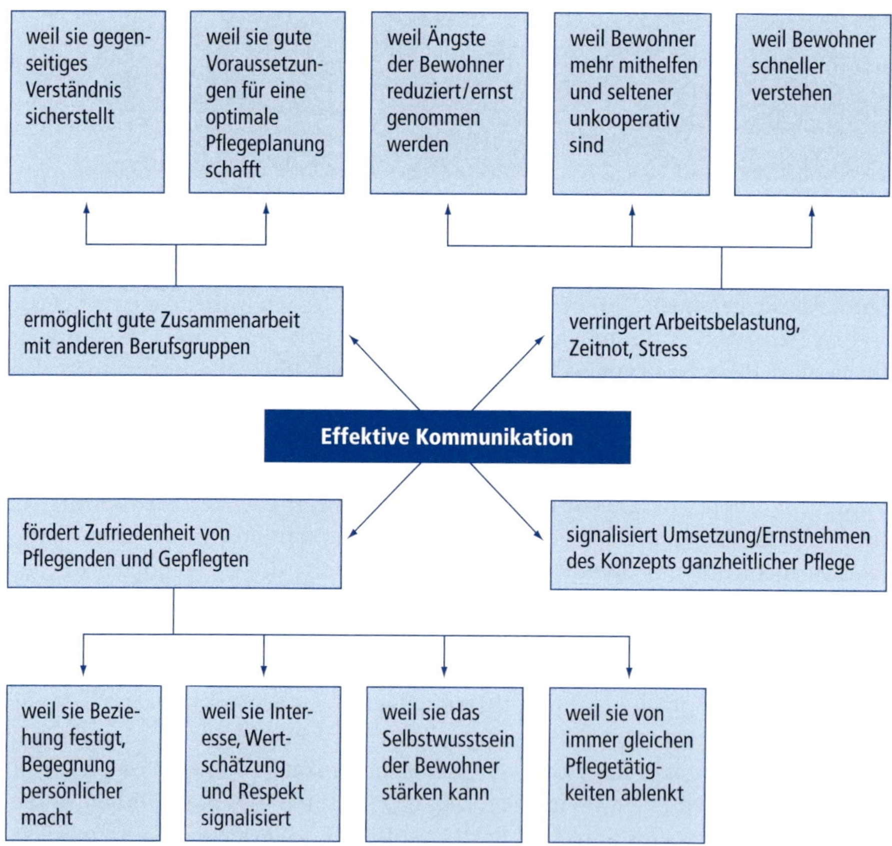

Abbildung 2-4: Folgen effektiver Pflegekommunikation.

Weiterführende Literatur

Abt-Zegelin, A.: Jenseits der Begriffe. Altenpflege (2006) 1: 54–56.

Alpiger, R.: Pflege in den fünf Funktionen. PflegePädagogik (1996) 5: 18–24.

Fink, B.; Goetze, W.: Fit für die Pflegepraxis durch Schlüsselqualifikationen. Kohlhammer, Stuttgart 2000.

Hartdegen, K.: Die Förderung der Ausbildung von Schlüsselqualifikationen in der Aus-, Fort- und Weiterbildung in der Krankenpflege. PflegePädagogik (1999) 2: 35–40.

Oelke, U.: Schlüsselqualifikationen als Bildungsziele für Pflegende. PflegePädagogik (1998) 2: 42–46.

Ricka-Heidelberger, R.; Winiker, J.: Die Förderung von Schlüsselqualifikationen in den Pflegeberufen. Kaderschule für die Krankenpflege, Aarau 1994.

Ternes, D.: Kommunikation – eine Schlüsselqualifikation. Junfermann Verlag, Paderborn 2008.

Walther, S.: Sprache und Kommunikation in der Pflege. Gilles & Francke Verlag, Duisburg 2003.

Zegelin, A.: Sprache und Pflege. Ullstein Mosby, Berlin/Wiesbaden 1997.

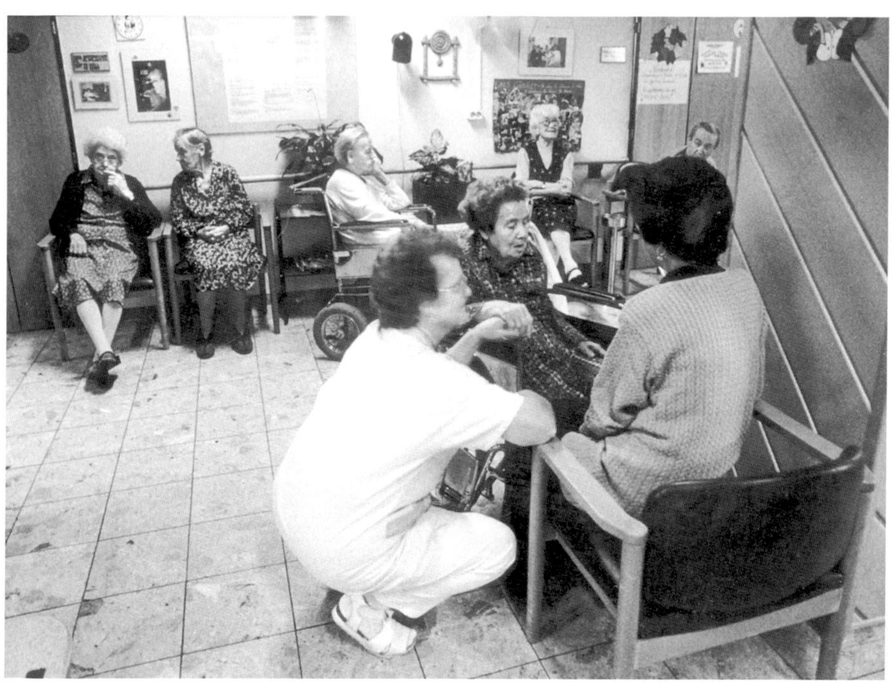

Abbildung 3-1: Pflegerin im Gespräch mit Bewohnerin und Angehöriger. (Foto: Lubomir Tükör)

3. Merkmale von Kommunikation in der Altenpflege

Was unterscheidet die Kommunikation in der Altenpflege von Alltagsgesprächen? Im Folgenden wird gezeigt, dass die Kommunikation in der Altenpflege sich in Bezug auf die Gesprächssituation, die Ziele sowie die Art und Weise des Sprechens deutlich von der Kommunikation in anderen Lebensbereichen abhebt.

Denkanstoß

Überlegen Sie, wann Sie im Pflegealltag mit wem kommunizieren. Worüber sprechen Sie dabei, und wie tun Sie das?

3.1 Ungleichheit der GesprächspartnerInnen

Sprechen gute Freundinnen miteinander, kann man in der Regel davon ausgehen, dass sie dies freiwillig und auf Grund von gegenseitiger Sympathie tun. Meist haben sie ähnliche Interessen und einen vergleichbaren Bildungshintergrund. Sie sind oft etwa gleich alt und teilen ihre Lebenswelt. Zwar beeinflussen sie sich gegenseitig – jedoch hat keine von ihnen Macht über das Leben oder Verhalten der anderen. Man könnte also sagen, dass sie in Bezug auf ihre Rechte, Erfahrungen und Eigenschaften weitestgehend gleich sind.

Ist dies der Normalfall im Alltag? Oder begegnen wir auch häufig Situationen, in denen diejenigen, die miteinander kommunizieren (müssen), nicht gleichgestellt sind und unterschiedliche Rechte und Pflichten haben? Tatsächlich wird unser Leben von Kindheit an von Situationen bestimmt, in denen gravierende Unterschiede zwischen uns und unseren GesprächspartnerInnen bestehen. Das ist bei der Kommunikation zwischen Mutter und Kind so, im Umgang von Schülern und Lehrern, bei Gesprächen zwischen Arzt und Patient und auch bei der Kommunikation zwischen Vorgesetzten und Angestellten.

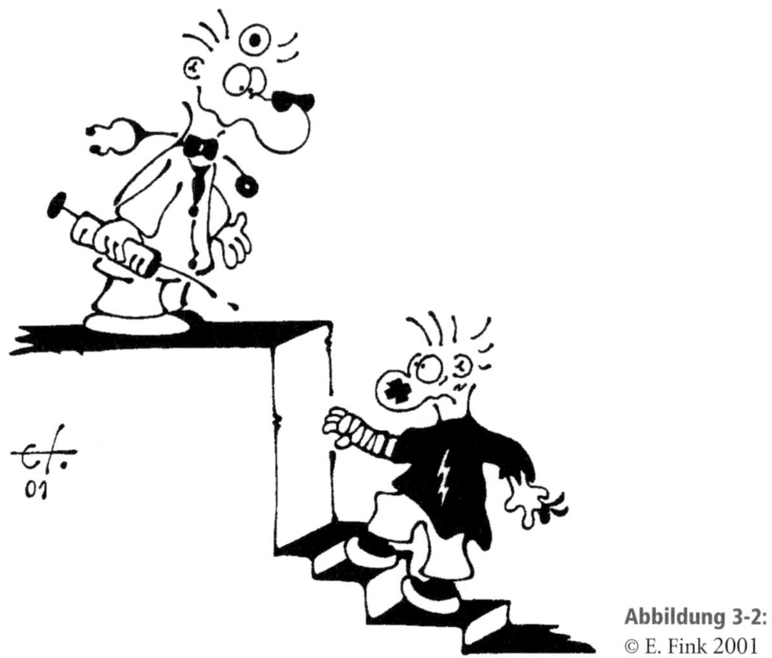

Abbildung 3-2:
© E. Fink 2001

Diese Situationen nennt man wegen der Ungleichheit der Beteiligten asymmetrisch. Wenn man vor allem an den sich ergänzenden und aufeinander bezogenen Rollen der Beteiligten interessiert ist, bezeichnet man sie als komplementär.

Eine solche Asymmetrie ist auch in der Altenpflege gegeben. In kaum einer anderen Situation bestehen gleichzeitig auf so vielen Ebenen so große Unterschiede zwischen den GesprächspartnerInnen:

Pflegende und Gepflegte unterscheiden sich zunächst einmal in Bezug auf ihr Alter. Während manche Pflegeschülerin nicht einmal 20 Jahre alt ist, können manche BewohnerInnen auf mehr als 100 Jahre Lebenszeit zurückblicken. Mit dem Alter an und für sich geht auch eine sehr unterschiedliche Lebenserfahrung einher: Während die Schülerin in Friedenszeiten in das demokratische System der heutigen Konsum- und Informationsgesellschaft hinein geboren wurde, hat jemand, der über 100 Jahre alt ist, zwei Weltkriege und die verschiedensten politischen Systeme erlebt. Dass sich die Wertvorstellungen und Normen beider grundlegend unterscheiden und daraus gegenseitiges Unverständnis und Konflikte entstehen können, liegt auf der Hand.

Darüber hinaus gehen Jugend und Alter oft mit einer fundamental unterschiedlichen psychischen Verfassung einher. Während die einen das Leben noch vor sich haben und das Sterben in weiter Ferne zu liegen scheint, sehen die anderen nur

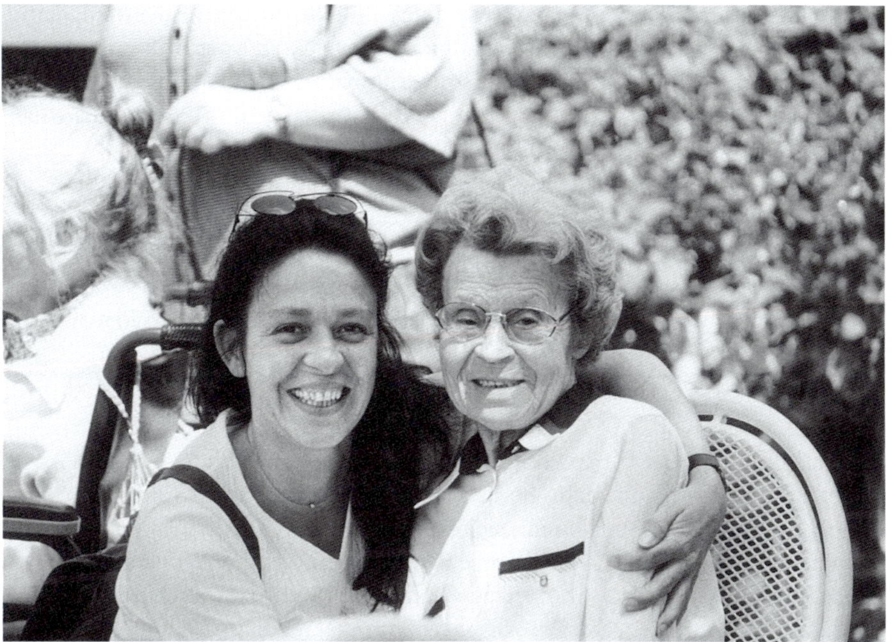

Abbildung 3-3: Große Unterschiede auf vielen Ebenen: Pflegende und Gepflegte. (Foto: Ulrike Vogt, Friedhorst)

noch ihrem Tod entgegen. Überspitzt formuliert können also Lebensfreude und Todesangst aufeinander treffen.

Pflegende und Gepflegte unterscheiden sich auch in Bezug auf ihren Gesundheitszustand: Die einen sind (mehr oder minder) gesund, die anderen in den meisten Fällen unheilbar krank und auf fremde Hilfe angewiesen; die einen haben keine sprachlichen Probleme (wenngleich manche Nichtmuttersprachler mit mangelnden Deutschkenntnissen zu kämpfen haben, vgl. Abschnitt 3.6), während die anderen auf Grund ihrer Erkrankung teilweise massive Schwierigkeiten haben, selbst zu sprechen und Sprache zu verstehen. Ihre Rollen als Pflegende und Pflegebedürftige bedingen ebenfalls, dass die einen im Umgang miteinander stets den handelnden, aktiven Part übernehmen (müssen), und die anderen den passiven. Das Agieren der einen und das Reagieren der anderen erstreckt sich in vielen Fällen auch auf den Bereich der Kommunikation.

Pflegende und Gepflegte unterscheiden sich im Hinblick auf die Körperlichkeit auch darin, wie sie einander begegnen. Während die Pflegenden stets bekleidet sind, bedingt die Pflegebedürftigkeit der BewohnerInnen, dass sie mehrmals täglich nackt vor den Pflegenden stehen, sitzen oder liegen müssen. Nacktheit vor

Fremden ist in unserer Gesellschaft jedoch tabu. Beide müssen also lernen, damit umzugehen, dass es der Job der Pflegenden ist, die nackten Körper ihnen fremder, älterer Menschen nicht nur zu sehen, sondern anzusehen und anzufassen. Beide müssen einen Weg finden, um mit diesen Tabubrüchen und der daraus möglicherweise resultierenden Scham umzugehen.

Denkanstoß

Erinnern Sie sich an die letzte Gelegenheit, bei der Sie selber sich vor medizinischem Personal entkleiden mussten? Wie hat sich das Nacktsein auf Ihr Befinden und auf Ihr Gesprächsverhalten ausgewirkt? Konnten Sie Ihrem Gegenüber unbefangen in die Augen schauen?

Pflegende und Gepflegte haben in der Regel ein unterschiedlich großes Wissen, was Pflege und Medizin angeht. In dieser Hinsicht ist also in der Altenpflege eine Gesprächssituation gegeben, in der sich pflegerische ExpertInnen Laien verständlich machen müssen, die ihre Fachsprache nicht ohne weiteres verstehen können. Sicher ist nicht jedem klar, was Pflegende mit Begriffen wie «abklatschen» oder «frisch machen» meinen, ganz zu schweigen von den medizinischen Fachtermini.

Nun, Herr Meyer – Es zeichnet sich eine Symrinose mit Anteilen einer Pseudocyesis infolge einer Dikephobie ab. Als Therapie schlage ich eine Vertikalextension mit leichten diätischen Maßnahmen vor – Haben Sie dazu Fragen?

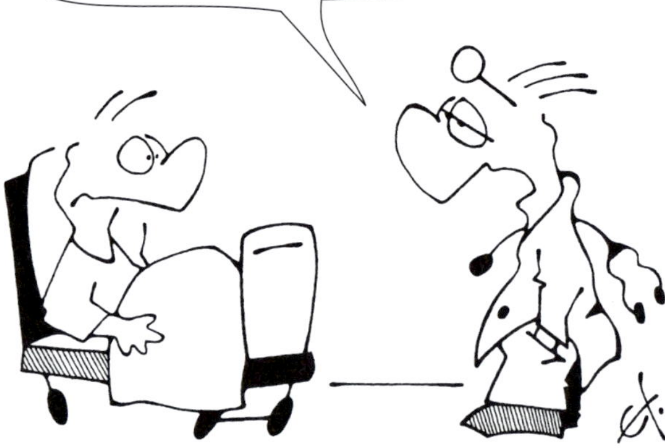

Abbildung 3-4: © E. Frink

Denkanstoß

Welche anderen pflegerischen Fachbegriffe kennen Sie, die Pflegebedürftige gar nicht oder falsch verstehen könnten, weil sie in der Alltagssprache eine andere Bedeutung haben?

Pflegende und Gepflegte unterscheiden sich ferner darin, ob und wie sie ihre kommunikativen und sozialen Bedürfnisse befriedigen können. Während die BewohnerInnen für die Pflegenden neben Familienangehörigen, FreundInnen, KollegInnen und Bekannten nur einen Teil der möglichen und erwünschten GesprächspartnerInnen darstellen, haben viele (insbesondere bettlägerige) BewohnerInnen niemanden außer den Pflegepersonen, mit dem sie reden könnten. Zudem ist das Pflegeheim für Angehörige des Personals nur der Arbeitsplatz – ein Ort, den sie nach getaner Arbeit wieder verlassen können; für die BewohnerInnen ist das Heim jedoch ihr Zuhause. Es verwundert also nicht, wenn manche der Pflegebedürftigen in den PflegerInnen einen Familienersatz sehen oder suchen, diese sich aber zum Teil gegen eine solche Vereinnahmung wehren.

Pflegende und Gepflegte unterscheiden sich schließlich auch in Bezug auf die Macht, die sie über sich selbst und andere haben. Die Pflegepersonen können nicht nur über ihr eigenes Leben und die Gestaltung ihrer Freizeit etc. im Rahmen gesetzlicher und sozialer Regeln selbst bestimmen. Sie können auch den Tagesablauf der Pflegebedürftigen vorgeben und über deren Zeit verfügen. So legen sie beispielsweise nicht nur den Zeitpunkt und die Häufigkeit von Körperpflege und Mahlzeiten fest; sie organisieren auch die Teilnahme der BewohnerInnen an Beschäftigungsangeboten und entscheiden über die Gewährung oder Verweigerung kleinerer Gefälligkeiten. Vor allem aber haben Pflegende die Macht, die alten Menschen mit mehr oder minder subtilen Mitteln zu Verhaltensweisen (z. B. Klaglosigkeit, Kooperativität) zu bewegen, die ihnen die Arbeit erleichtern. Die BewohnerInnen sind demgegenüber den heiminternen Regeln und den Launen der Pflegenden im Prinzip ohnmächtig ausgeliefert. Sie haben so gut wie keine Möglichkeit, über ihren eigenen Tagesablauf (ganz zu schweigen über den anderer) zu bestimmen.

Tabelle 3-1 auf S. 48 fasst die wichtigsten Unterschiede zwischen Pflegenden und Gepflegten zusammen.

Beiden gemeinsam ist jedoch, dass sie sich ihre GesprächspartnerInnen nicht auf der Grundlage von Sympathie oder Antipathie aussuchen können. Verstehen sie sich gut und mögen sie sich sogar, haben sie Glück gehabt. Ist das nicht der Fall, müssen sie trotzdem einen Weg finden, wie sie miteinander zurechtkommen können.

Was heißt das nun für die Kommunikation? Es bedeutet, dass in den meisten Fällen die ganze Last der Gesprächsführung auf den Schultern der Pflegepersonen ruht. Sie sind es, die darüber entscheiden, wann, wie lange, und worüber gespro-

Tabelle 3-1: Gegenüberstellung Pflegende – Gepflegte.

Pflegende	Pflegebedürftige
jung oder jünger	alt
Lebenserfahrung: Frieden, Demokratie, Konsum-, Informationsgesellschaft	Lebenserfahrung: 1 bis 2 Weltkriege, verschiedene politische Systeme, Not und Entbehrung
psychische Verfassung: Lebensanfang, alles ist noch machbar/möglich	psychische Verfassung: Lebensende, es gibt keine Zukunft mehr, nur Tod
gesund	krank
immer bekleidet	öfter nackt
aktiv, handelnd	passiv, erleidend
medizinisch-pflegerisches Fachwissen	medizinisch-pflegerische Laien
viele potenzielle GesprächspartnerInnen	wenige potenzielle GesprächspartnerInnen
Macht	Ohnmacht

chen wird. Sie sind es, die im Falle von Sprachbehinderungen seitens der BewohnerInnen Wege der Verständigung finden müssen. Sie sind es, die ihr Gesprächsverhalten ändern können – die BewohnerInnen können das auf Grund ihrer Erkrankungen in der Regel nicht mehr.

Wenn man in der Altenpflege professionell und effektiv kommunizieren will, muss man sich nicht nur Strategien aneignen, mit deren Hilfe man zugleich respektvoll und verständlich mit den Pflegebedürftigen kommunizieren kann. Man muss sich auch seiner (überlegenen) Rolle und der Unterschiede zwischen sich selbst und den BewohnerInnen bewusst werden.

Weiterführende Literatur

Darmann, I.: «Und dann hab ich mit den Füßen getrampelt…». Macht in der Kommunikation mit Patienten. Dr. med. Mabuse (2002) 138: 48–52.

Reuschenbach, B.: Manchmal fehlen die Worte… Scham auslösende Situationen in der Pflege. Pflegezeitschrift (2004) 2: 113–116.

Sowinski, C.: Intimpflege. Das unterschiedliche Erleben von PatientInnen und Pflegenden. Dr. med. Mabuse (2004) 150: 34–36.

Susen, G. R.: Psychologische Probleme des Alterns. Umgang mit alten Menschen (5. Folge). Die Schwester/Der Pfleger (1982) 2: 110–113.

3.2 Zweck der Kommunikation in der Altenpflege

Miteinander Reden, Diskutieren, Erzählen, Lästern und Blödeln macht Spaß. Deshalb hat Kommunikation im Alltag häufig einen Selbstzweck: Man spricht primär, um zu sprechen und mit anderen Menschen in Kontakt zu sein. Das ist im Pflegealltag anders. Erkundigt sich eine Pflegerin nach dem Befinden eines Bewohners, dann ist das nicht nur eine Floskel zur Gesprächseröffnung, auf die sie keine ehrliche Antwort erwartet. In der Regel möchte sie wirklich wissen, wie es dem Bewohner geht, damit sie ihre Arbeit entsprechend planen und ausführen kann. Ein (kleinerer) Teil der Kommunikation in der Altenpflege dient also dem Informationsaustausch.

Kommunikation in der Altenpflege ist darüber hinaus zweckgebunden und hat einen sachlichen, nicht in erster Linie einen sozialen Charakter. Sie dient vorwiegend dazu, die nötigen Pflegeaktivitäten anzukündigen, zu begleiten, zu begründen oder zu erklären. So werden beispielsweise beim Waschen und Baden einzelne Schritte angekündigt und mit Worten begleitet, anstatt die Pflegebedürftigen wortlos einzuseifen und abzuschrubben. Sprache ist in der Altenpflege also ein Werkzeug zur Bewältigung gemeinsamer Handlungen: Sie dient dazu, gemeinsam mit KollegInnen zu erledigende Aufgaben (wie z. B. das Lagern schwerst pflegebedürftiger BewohnerInnen) zu koordinieren, die BewohnerInnen auf die erforderlichen Tätigkeiten vorzubereiten und sie zur Mithilfe beziehungsweise zur Eigenaktivität aufzufordern.

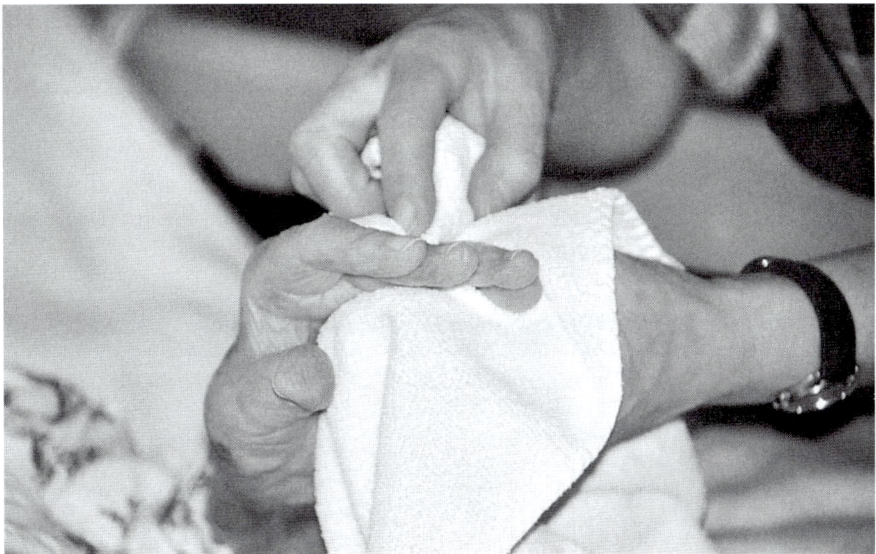

Abbildung 3-5: Abtrocknen nach dem Waschen. (Foto: Ulrike Vogt, Friedehorst)

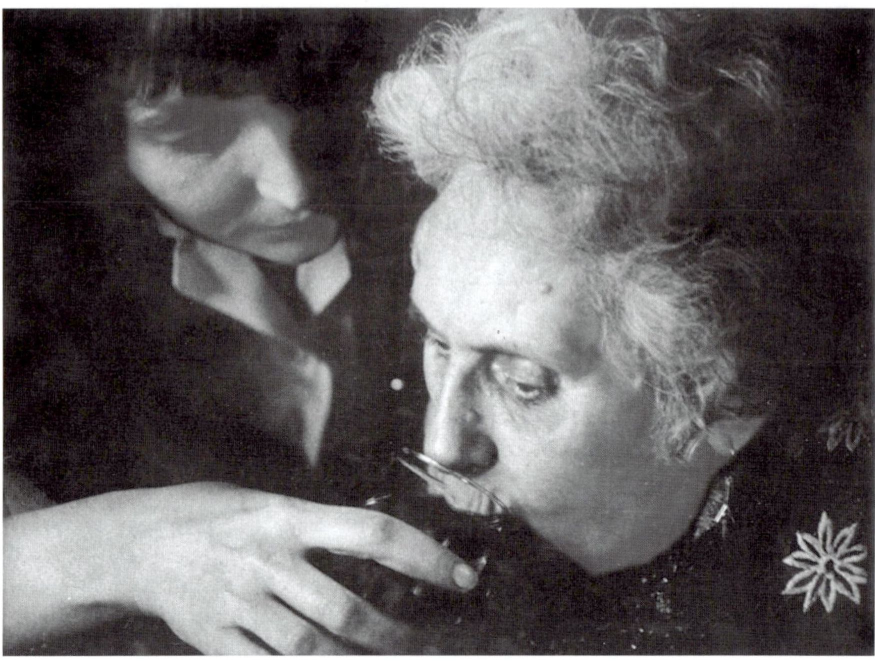

Abbildung 3-6: Ein Getränk reichen. (Foto: Lubomir Tükör)

Nur selten findet sich die Zeit, einmal «einfach so» mit den BewohnerInnen ein Gespräch zu führen (vgl. die Beispiele in Abschnitt 4.1). Der überwiegende Teil der in der Altenpflege zwischen Pflegenden und Gepflegten stattfindenden Gespräche ist thematisch auf die Pflege konzentriert. Das liegt aber weder am Desinteresse noch am Unvermögen der Pflegepersonen; es liegt schlicht und allein daran, dass beim Waschen, Anziehen und Essen Absprachen nötig sind – denn ohne Verständigung ist jede Kooperation nicht nur zeitraubend und nervenzehrend, sondern nahezu unmöglich.

Denkanstoß

Überlegen Sie sich doch einmal, bei welcher Gelegenheit Sie mit den BewohnerInnen sprechen, ohne dabei gleichzeitig eine Pflegetätigkeit durchzuführen!

Weiterführende Literatur

Fiehler, R.: Kommunikation und ihre Rolle in verschiedenen Typen von Tätigkeitszusammenhängen. In: Tschauder, G.; Weigand, E.: Perspektive: textextern. Niemeyer, Tübingen 1980.

3.3 Zeitdruck

Da fast alle Pflegeeinrichtungen unter Personalknappheit leiden, stehen die MitarbeiterInnen unter ständigem Zeitdruck. Spätestens seit der Einführung der Pflegeversicherung und der damit einhergehenden Einordnung der BewohnerInnen in die drei Pflegestufen müssen Pflegende noch dazu minutiös Rechenschaft über ihre Arbeit ablegen. Jeder Handgriff, jede Hilfestellung muss dokumentiert werden. Zeit für Unterhaltungen mit den alten Menschen ist von den Machern der Pflegeversicherung in den vorgegebenen Rastern nicht vorgesehen: Nach ihren Vorstellungen reichen die wenigen, tätigkeitsbegleitenden Gespräche während der Pflege aus, um das Kommunikationsbedürfnis der BewohnerInnen angemessen zu befriedigen (vgl. **Tab. 3-2**).

Es verwundert daher nicht, wenn manche Pflegepersonen unter diesen Umständen ihre Kommunikation mit den BewohnerInnen kurz und knapp halten und versuchen, sie auf das Nötigste zu beschränken… und damit ihre Vorstellun-

Tabelle 3-2: Zeitschlüssel des MDK (Medizinischer Dienst der Krankenkassen).

Körperpflege	**vorgesehene maximale Dauer**
Teilwäsche Oberkörper	8 bis 10 Minuten
Teilwäsche Unterkörper	12 bis 15 Minuten
Teilwäsche Hände/Gesicht	1 bis 2 Minuten
Duschen	15 bis 20 Minuten
Baden	20 bis 25 Minuten
Zahn- oder Mundpflege	5 Minuten
Kämmen	1 bis 3 Minuten
Rasieren	5 bis 10 Minuten
Ankleiden gesamt	8 bis 10 Minuten
Ankleiden Ober-/Unterkörper	5 Minuten
Entkleiden Ober-/Unterkörper	2 Minuten
Ausscheidung	
Intimhygiene bei Wasserlassen	2 bis 3 Minuten
Intimhygiene bei Stuhlgang	2 bis 6 Minuten
Richten der Bekleidung	2 Minuten
Wechseln von Inkontinenzeinlagen nach Wasserlassen	4 bis 6 Minuten
Wechseln von Inkontinenzeinlagen nach Stuhlgang	7 bis 10 Minuten
Wechseln kleiner Vorlagen	1 bis 2 Minuten
Wechseln/Leeren Urinbeutel	2 bis 3 Minuten

gen von aktivierender und ganzheitlicher, auch um das seelische Wohlbefinden der BewohnerInnen bemühter Pflege begraben.

Gerade unter solchen Arbeitsbedingungen bedarf es also nicht nur der Kenntnis der jeweiligen kommunikativen Schwierigkeiten der BewohnerInnen, sondern auch geeigneter Strategien, um sich ihnen verständlich machen und die Qualität der Gespräche (und damit oft auch der Beziehung zu den pflegebedürftigen Menschen) verbessern zu können.

«Die Zeit ist zu kostbar, um sie mit falschen Dingen zu verschwenden.»
Heinz Rühmann

Weiterführende Literatur

Swoboda, B.: Zeitkorridore. Pflege nach Minuten. Lambertus, Freiburg 1999.
Weibel, D.: Alle sieben Sinne. Altenpflege (2000) 3: 42–43.

3.4 Sprechen nicht von Angesicht zu Angesicht

Was für ein Bild haben Sie vor Augen, wenn Sie an ein alltägliches Gespräch denken? In unseren Vorstellungen von typischen Gesprächssituationen stehen oder sitzen sich die Menschen gegenüber, wenn sie miteinander reden. Außer beim Telefonieren können sie sich dabei nicht nur hören, sondern sich auch in die Augen schauen. Zudem können sie die Mimik (also den Gesichtsausdruck) und Gestik (d. h. die beim Sprechen erfolgenden Ausdrucksbewegungen des Körpers, insbesondere der Hände) des anderen verfolgen (vgl. Abschnitt 3.5). Auch das ist in der Altenpflege anders. In der Regel stehen die Pflegenden sitzenden oder liegenden BewohnerInnen gegenüber. Für die meisten Gespräche bedeutet das, dass die Pflegenden im wahrsten Sinne des Wortes «von oben herab» mit den Pflegebedürftigen sprechen (müssen). Bei der Wundversorgung oder beim Verbandswechsel bleibt der Blick der Pflegenden überdies verständlicherweise konzentriert auf die betreffende Körperstelle gerichtet (vgl. **Abb. 3-7**).

Ferner stehen die Pflegenden den alten Menschen bei einigen Pflegetätigkeiten anders als in Alltagsgesprächen gar nicht von Angesicht zu Angesicht gegenüber, sondern hinter ihnen. Das ist beispielsweise der Fall, wenn sie jemandem den Rücken waschen oder einen Rollstuhl schieben (vgl. **Abb. 3-8**).

In Bezug auf die Kommunikation bedeutet das, dass Pflegepersonen und BewohnerInnen der Blickkontakt und das Beobachten der Mimik und Gestik in manchen Situationen verwehrt ist. Umso wichtiger ist also, dass die Pflegenden deutlich und in Bezug auf Aussprache und Wortwahl verständlich sprechen.

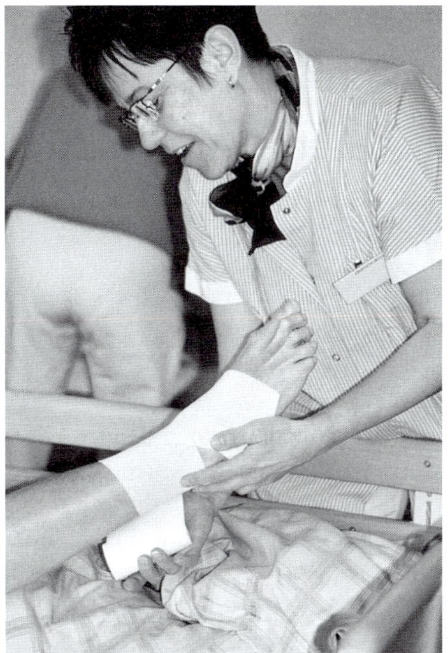

Abbildung 3-7: Wickeln eines Beines. (Foto: Ulrike Vogt, Friedehorst)

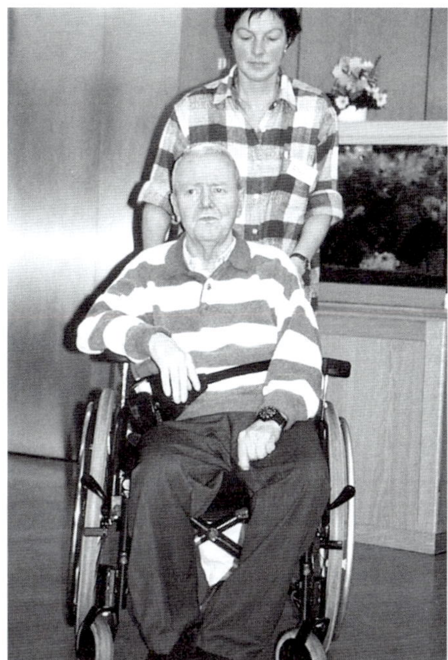

Abbildung 3-8: Das Schieben eines Rollstuhls ist eine alltägliche Pflegesituation ohne Blickkontakt. (Foto: Ulrike Vogt, Friedhorst)

Zudem müssen sie Wege finden, um beim Koordinieren der Gespräche den Blickkontakt zu ersetzen, beziehungsweise ihn in verbale Kommunikation zu «übersetzen».

3.5 Nonverbale Kommunikation

Gespräche zwischen Menschen gehen immer mit einer Reihe von körpersprachlichen Phänomenen einher, die wir nur teilweise bewusst steuern (können): Wir lächeln, runzeln die Stirn oder rümpfen die Nase, wir unterstreichen unsere Worte mit nachdrücklichen Handbewegungen oder wir zucken die Schultern, wenn wir ratlos sind.

Gestik und Mimik sind verräterisch: Nur selten gelingt es, wenn man seine Unsicherheit oder Verlegenheit mit der Körpersprache überspielen und Souveränität demonstrieren möchte; ein falsches, aufgesetztes Lächeln wird schnell als solches entlarvt. Meist (und oft gegen unseren Willen) gibt die Körpersprache unsere wahren Gefühle preis.

Die nonverbale Kommunikation gehört so selbstverständlich zu unserem Kommunikationsalltag, dass wir sie auch in den Momenten nicht «abstellen» können, in denen uns unser Gesprächspartner gar nicht sehen kann.

Denkanstoß

Schauen Sie einmal beim Telefonieren in den Spiegel. Was tun Ihre Hände, wenn Sie etwas erklären oder beschreiben? Sie werden verwundert sein, wie lebhaft Ihre Gestik Ihre Worte begleitet – obwohl Ihr Gesprächspartner nicht davon profitieren kann!

Auch in der Altenpflege hat die nonverbale Kommunikation einen bedeutenden Stellenwert. In einigen Situationen ist sie die einzige noch mögliche Art der Kontaktaufnahme mit den BewohnerInnen: Je mehr die Pflegebedürftigen die Fähigkeit verlieren, selbst zu sprechen und Sprache zu verstehen, umso mehr sind Sie auf Mimik, Gestik und Berührungen angewiesen, um sich mit ihnen zu

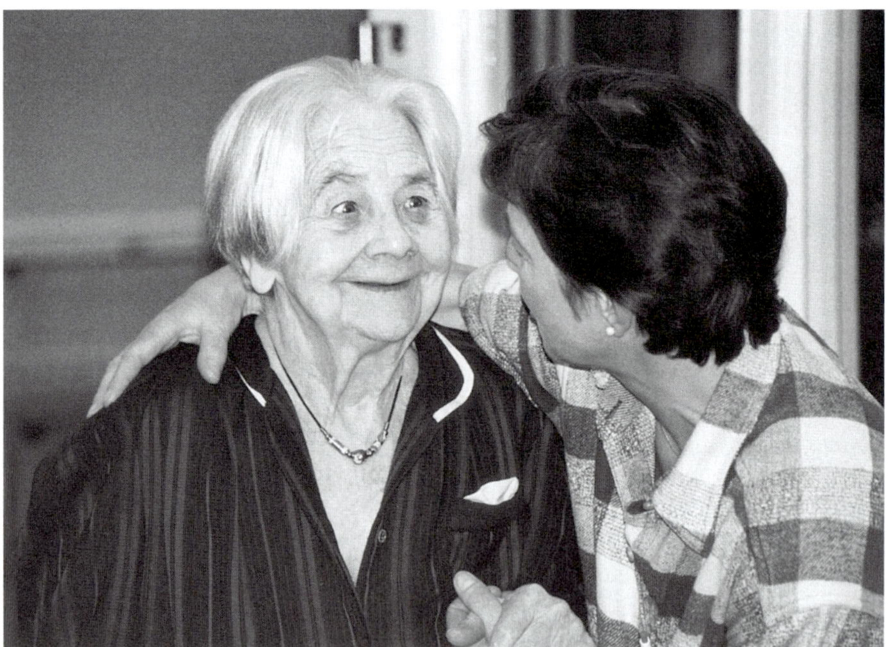

Abbildung 3-9: Gehört selbstverständlich zu unserem Kommunikationsalltag: nonverbale Kommunikation – sei es ein Lächeln …

verständigen. In anderen Situationen versagt das System der Körpersprache. So bewirkt beispielsweise die Parkinson-Krankheit das maskenhafte Erstarren der Gesichtszüge, die Betroffenen können nicht einmal mehr lächeln oder blinzeln. An ihren Gesichtern ist Freude oder Traurigkeit, Interesse oder Desinteresse irgendwann nicht mehr abzulesen (vgl. Kap. 13). Beim Sprechen mit erblindeten BewohnerInnen müssen Pflegende sich angewöhnen, die sonst selbstverständlichen Zeigegesten («hier!») durch ausformulierte Sätze («die Klingel hab ich neben Ihre rechte Hand gelegt») zu ersetzen (vgl. Kap. 11).
Mit anderen Worten: Wer effektiv mit pflegebedürftigen alten Menschen kommunizieren will, sollte nicht nur lernen, die Körpersprache bewusst(er) einzusetzen, sondern sie gegebenenfalls auch durch sprachliche Kommunikation zu ersetzen.

Weiterführende Literatur

Argyle, M.: Körpersprache und Kommunikation. 9. Auflage. Junfermann, Paderborn 2005.
Babanek, A.: Nonverbale Kommunikation mit Sterbenden. KDA, Köln 2001.
Molcho, S.: Umarme mich, aber rühr mich nicht an. Die Körpersprache der Beziehungen. Ariston, München 2009.
Molcho, S.: Körpersprache im Beruf. Goldmann, München 2001.
Morris, D.: Bodytalk. Heyne, München 1999.

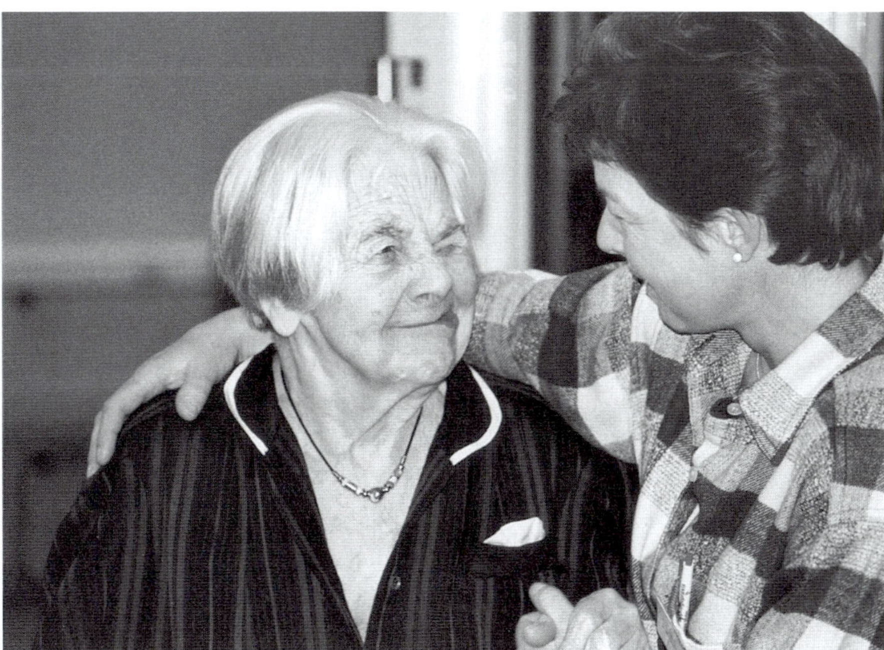

Abbildung 3-10: … oder eine Grimasse. (Fotos: Ulrike Vogt, Friedehorst)

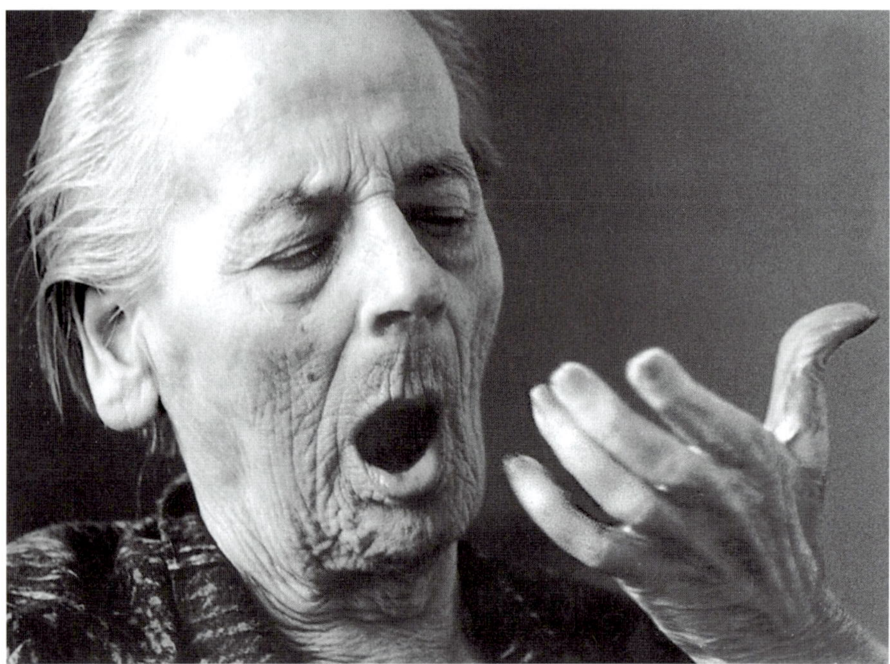

Abbildung 3-11: Nicht jede Gestik und Mimik ist zweifelsfrei einzuordnen: Gähnt sie oder singt sie? (Foto: Lubomir Tükör)

3.6 Verstehen und Verständigung

Verständigungsprobleme ergeben sich in der Altenpflege zum einen, wenn die BewohnerInnen alters- und krankheitsbedingt Teile ihrer Kommunikationsfähigkeit eingebüßt haben, und zum anderen, wenn Pflegende und Gepflegte nicht dieselbe Sprache sprechen – sei es nun der regionale Dialekt oder aber die Landessprache.

Auf Seiten der Pflegenden sind hier einige systematische Anpassungsversuche zu beobachten. So gewöhnen sich viele beispielsweise auf Grund der Schwerhörigkeit vieler BewohnerInnen an, sehr laut zu sprechen – was aber zu ihrer Verwunderung nicht immer zum gewünschten Erfolg führt. Die Gründe hierfür sind in Kapitel 10 zum Thema Schwerhörigkeit (S. 161–179) nachzulesen.

Zu welch absurden Situationen es kommen kann, wenn Pflegende gewohnheitsgemäß annehmen, dass es nur an der Lautstärke liegt, wenn BewohnerInnen sie nicht verstehen, zeigt Beispiel 5. Die hier sprechende Pflegerin redet ohnehin meist mit hoher, babyhaft schriller und auch lauter Stimme mit den Pflegebedürftigen. In diesem Ausschnitt meint sie, eine demente und bettlägerige Be-

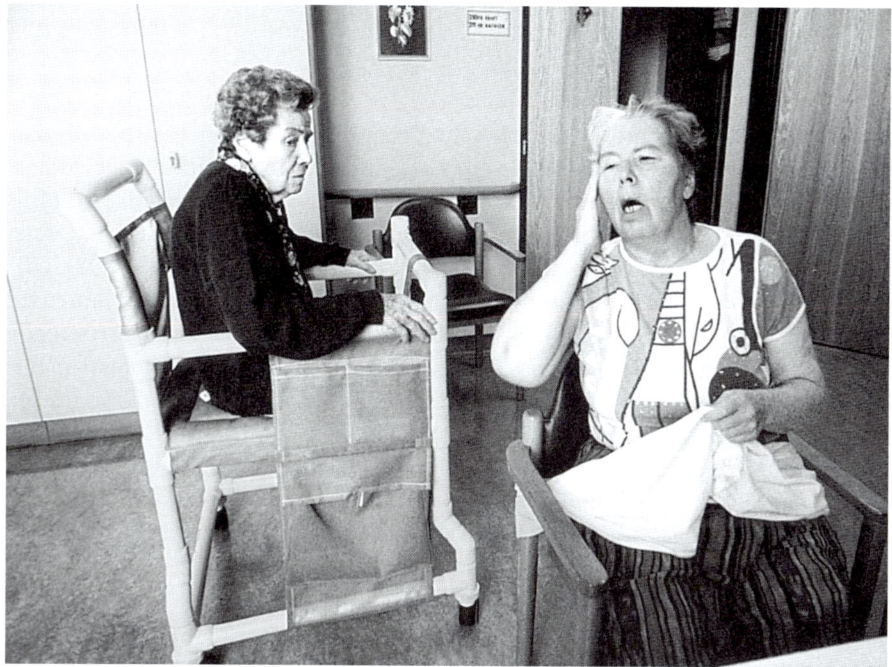

Abbildung 3-12: Körpersprache verrät die wahren Gefühle. (Foto: Lubomir Tükör)

wohnerin, die manchmal (nicht jedoch in diesem Beispiel) nur noch sinnlose Silben aneinander reiht, habe ihre Frage nicht verstanden. Also wiederholt sie sie mehrmals und mit immer lauterer Stimme – obwohl die alte Dame ihr schon eingangs eine sinnvolle Antwort gegeben hat. Dieses Missverständnis rührt daher, dass die Bewohnerin Französin ist und hin und wieder in ihrer Muttersprache spricht, die Pflegerin aber das Französische nicht einmal in Ansätzen beherrscht:

Beispiel 5

01 P: Tut das #<weh?># HOCH; SCHRILL
02 B: Oui. Ce ça fait mal.
03 P: #<Das tut weh?># HOCH; SCHRILL
04 B: >Ja. Oui.<
05 P: #<Das tut weh?># HOCH; SCHRILL *
06 B: Jaha. **
07 P: #<Ja?># HOCH; SCHRILL
08 B: Oui.

09 P: #<Tut weh?># HOCH; SCHRILL
10 B: <Oui.>

Die Pflegerin interpretiert die französische Bejahung *oui* fälschlicherweise als das deutsche nachfragende *Wie?* Aus diesem Grund wiederholt sie ihre Frage endlos und mit lauter, schriller Stimme (Z. 03, 05, 09), obwohl ihr die Bewohnerin umgehend auf Französisch (wenn auch grammatisch fehlerhaft) bestätigt hat, dass eine bestimmte Berührung für sie schmerzhaft ist *(Oui. Ce ça fait mal*, Z. 02). Die Bewohnerin weiß sich nicht anders zu helfen, als ihrerseits auch immer lauter zu sprechen. Das Verhalten der Schwester ist für sie sicher ärgerlich und frustrierend: Sie kann nicht nachvollziehen, dass das Nichtverstehen der Pflegenden auf mangelnden Sprachkenntnissen beruht. An diesem Beispiel zeigt sich also sehr schön, dass das Verwenden von Standardlösungen auf beiden Seiten zu Hilflosigkeit und Unmut führen sowie Missverständnisse provozieren kann, die man bei genauerer Analyse der Situation beziehungsweise durch das Lesen der Pflegedokumentation hätte vermeiden können. Es ist eben wichtig zu wissen, was für einen sprachlich-kulturellen Hintergrund und was für Krankheiten BewohnerInnen haben!

Typisch für die Kommunikation in der Altenpflege ist auch, dass viele Pflegepersonen noch einmal die Worte der BewohnerInnen wiederholen beziehungsweise verständnissichernd nachfragen, wenn sie bereits eine mehr oder minder eindeutige und sinnvolle Antwort von den BewohnerInnen erhalten haben (vgl. hierzu auch die Beispiele 58, 74, 91, 93, 104). Im folgenden Gesprächsausschnitt versichert ein Pfleger einer demenziell erkrankten Bewohnerin, dass niemand ihr die Stofftiere, die sie im Arm hält, wegnehmen will:

Beispiel 6

01 P: Das is #der ihr# BEZOGEN AUF KUSCHELTIER Freund,
02 den lassen wir dann dabei, ne?
03 B: Ja.
04 P: Ja?
05 B: Ja.
06 P: Okay?
07 B: Ja.
08 P: Machen wir es so?
09 B: Ja.

Selbst wenn es oft sinnvoll ist, taktvoll und diplomatisch zu überprüfen, ob man verstanden wurde – eine solche Häufung von Nachfragen kann auch Menschen mit Demenz verärgern, ganz zu schweigen von BewohnerInnen, die geistig fit und «nur» körperlich pflegebedürftig sind.

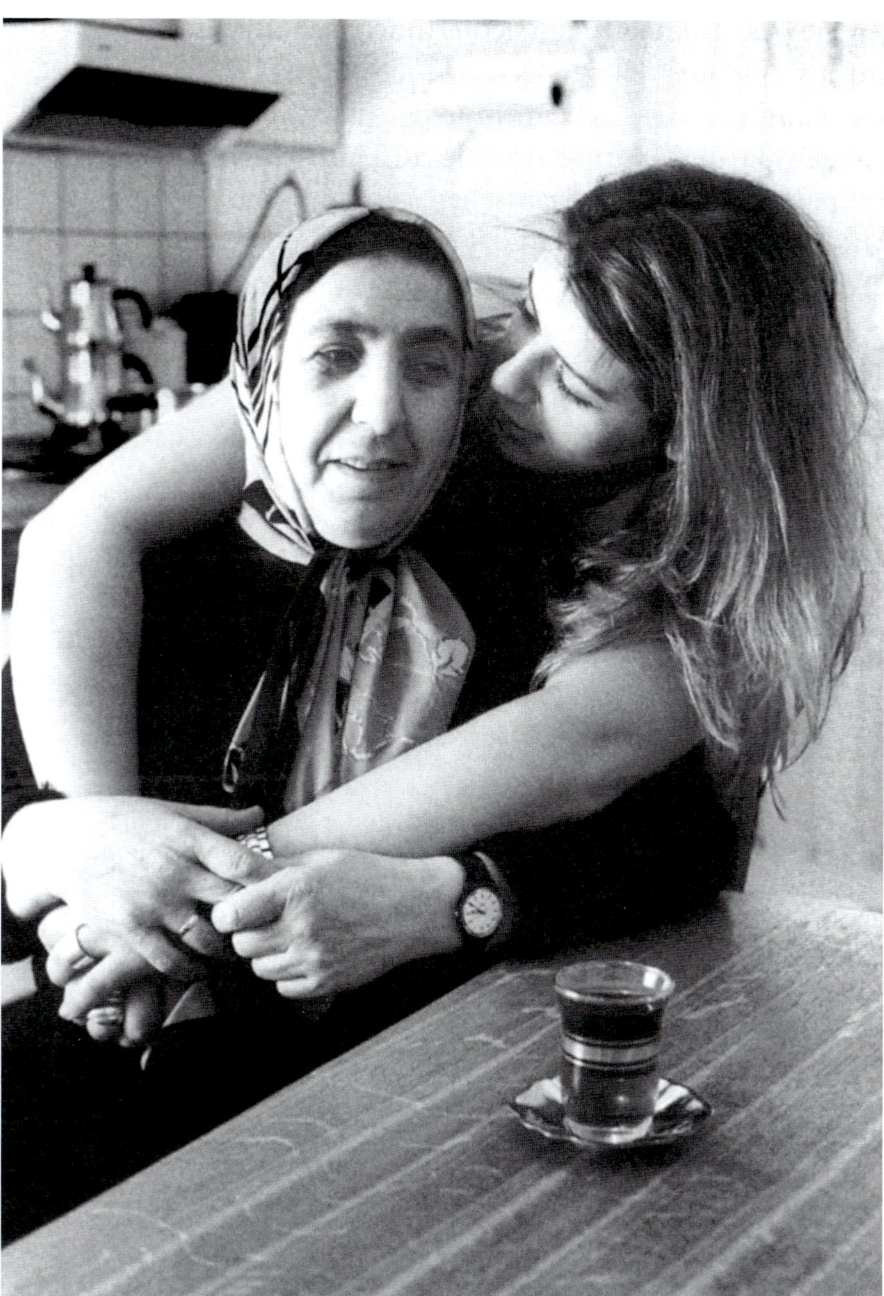

Abbildung 3-13: Migrantische Pflegebedürftige möchten und sollten kultursensibel gepflegt werden. (Foto: Irmi Long)

Nein, danke – ich spreche sehr gut Deutsch und möchte kein Schweinefleisch!
Du essen tote Sau?

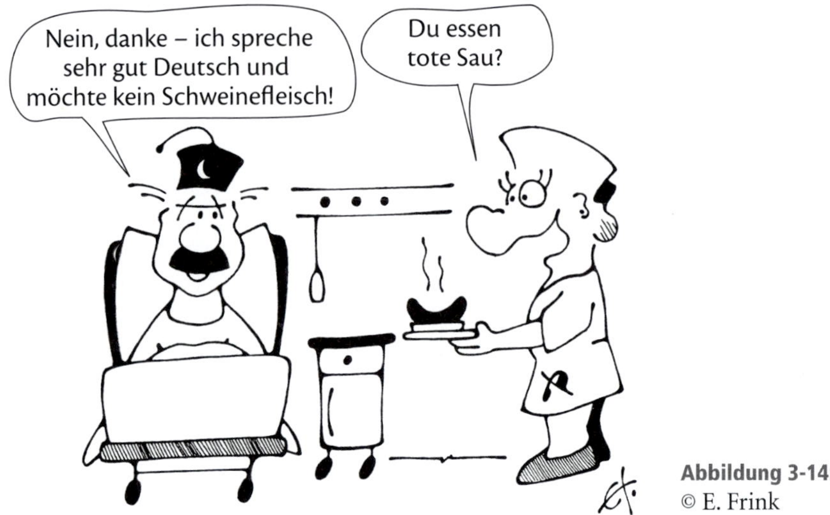

Abbildung 3-14:
© E. Frink

Haben Pflegende und Gepflegte beide Deutsch als Muttersprache, versuchen viele Pflegepersonen, offenkundige Verständigungsprobleme damit zu beheben, dass sie einfachere Wörter verwenden, deutlicher und schriftsprachenäher sprechen und von der Mundart in die Hochsprache wechseln (oder umgekehrt). So versucht der Pfleger im folgenden Beispiel 7 erst fachlich korrekt *(Zahnprothese)* und mit der sonst effektiven dialektalen Anredeform *Ihr,* und dann alltagssprachlich *(Zähne)* und mit der hochdeutschen Anrede *Sie* herauszufinden, was eine demenziell erkrankte Bewohnerin abends mit ihrem Gebiss macht (vgl. auch Beispiel 71):

Beispiel 7

01 P: Zieht **Ihr** denn auch die **Zahnprothese** aus? *
02 B: Was?
03 P: Die **Zähne**, ziehn **Se** die aus?
04 B: Ja.

Wenn migrantische Pflegebedürftige mit mangelnden Deutschkenntnissen versorgt werden, wird nicht nur in äußerst kurzen und einfachen, sondern zuweilen auch in etwas babyhaften Äußerungen mit ihnen gesprochen (vgl. Kap. 8). Sicher ist das in erster Linie auf die kommunikative Notlage zurückzuführen: Wie um alles in der Welt soll man denn einem türkischen Demenzkranken vermitteln, was man von ihm will? Es muss aber erlaubt sein, sich zu fragen, ob Aufforderungen wie *mal den Popo hochmachen* oder *schön Bütterchen essen* in diesem Rahmen respektvoll und hinreichend kultursensibel sind.

Einige Verständigungsprobleme entstehen schließlich dadurch, dass Pflegende mit migrantischem Hintergrund manchmal nicht gut genug Deutsch sprechen, um die Äußerungen der BewohnerInnen so zu verstehen, wie sie eigentlich gemeint sind: Wenn beispielsweise ein älterer Herr etwas verschämt von seinem *Stuhl* spricht (und damit Stuhlgang meint) und im Zusammenhang mit der Intimpflege seinen Penis als *Wasserleitung* bezeichnet, kann schon eine Reihe von Missverständnissen entstehen. Erstaunlich wenige Probleme bereitet es den alten Menschen hingegen, über kleinere grammatische (beispielsweise in Äußerungen wie *Die andere Leute wartet auf Sie* oder *Ham Sie immer sehr früh aufgestanden?*), lexikalische (z. B. *Haben Sie Beineschmerzen?; gefleckt* statt *befleckt* oder *fleckig*) oder Wortstellungsfehler hinwegzusehen, wenn sie mit Pflegepersonen zu tun haben, deren Muttersprache nicht Deutsch ist. Manchmal stellen die Tücken der deutschen Sprache gar einen für beide Seiten willkommenen Gesprächsanlass dar.

Weiterführende Literatur

Becker, S.; Wunderer, E.; Schultz-Gambard, J.: Muslimische Patienten. Ein Leitfaden zur interkulturellen Verständigung in Krankenhaus und Praxis. 3. Auflage. Zuckschwerdt, Germering 2005.

Buchinger, S.: Sprachliche Barrieren ausräumen. Die Schwester/Der Pfleger (2008) 1: 40–42.

Domenig, D. (Hrsg.): Professionelle transkulturelle Pflege. Verlag Hans Huber, Bern 2001.

Fischer, M.: Brücken bauen und Gräben überwinden. Bildung Gazette (Juni 2004) 4–6.

Henke, F.: Bunte Pflege. Altenpflege (2004) 2: 38–40.

Jenrich, H.: Gemeinsamer Nenner. Altenpflege (2006) 2: 68–69.

Karotsch, D.: Sprachbarrieren. Altenpflege (2002) 4: 41–43.

Müller, A.I.; Conrady, S.; Kowollik, J.; Scheller, I.: Interkulturelle Bildung in der beruflichen Qualifizierung am Beispiel der Altenpflege. Zentrum für wissenschaftliche Weiterbildung, Oldenburg 1997.

Palmer, H.; Wittmann, K.: Verbindliche Sprachtests? Altenpflege (2002) 6: 31.

Reuter, B.; Voigt, G.: Das multikulturelle Team als Herausforderung und Chance. Pflegezeitschrift (2008) 9: 490–493.

Roland, E.: Fremde Welten. Altenpflege (2006) 2: 66–67.

Schröder, G.: Zwischen Nähe und Distanz. Altenpflege (2003) 2: 38–41.

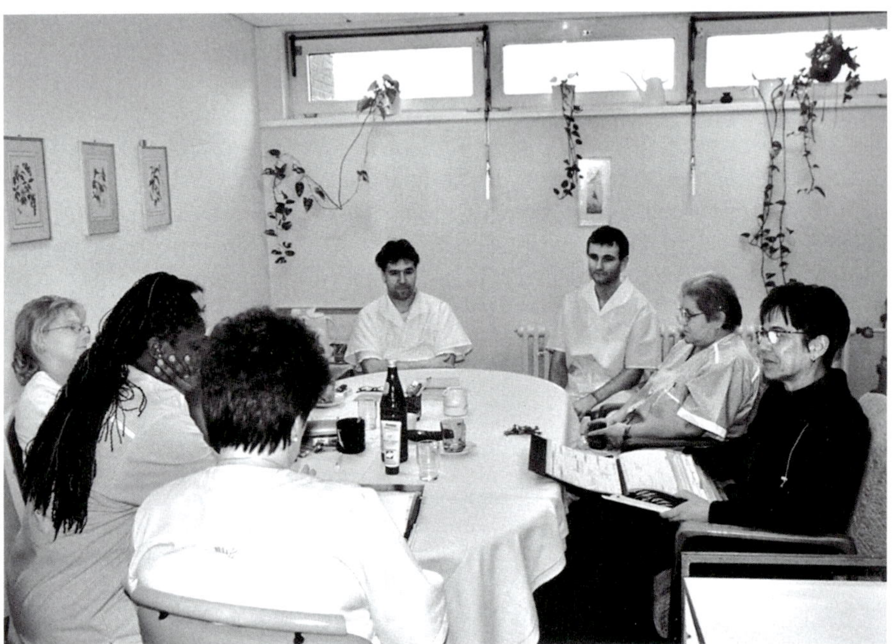

Abbildung 4-1: Stationsübergabe. (Foto: Ulrike Vogt, Friedehorst)

4. Sprechen mit und Sprechen über BewohnerInnen

In diesem Kapitel wird gezeigt, dass in der Altenpflege nicht nur auf verschiedene Weise *mit* den BewohnerInnen gesprochen wird (Abschnitt 4.1), sondern auch *über* sie (Abschnitt 4.2) – und das nicht nur während der Stationsübergaben (vgl. **Abb. 4-1**), sondern auch in Anwesenheit der Betreffenden. Kleine Gesprächsausschnitte veranschaulichen, wie das Gesprächsverhalten der Pflegepersonen dabei auf die BewohnerInnen und andere ZuhörerInnen wirkt.

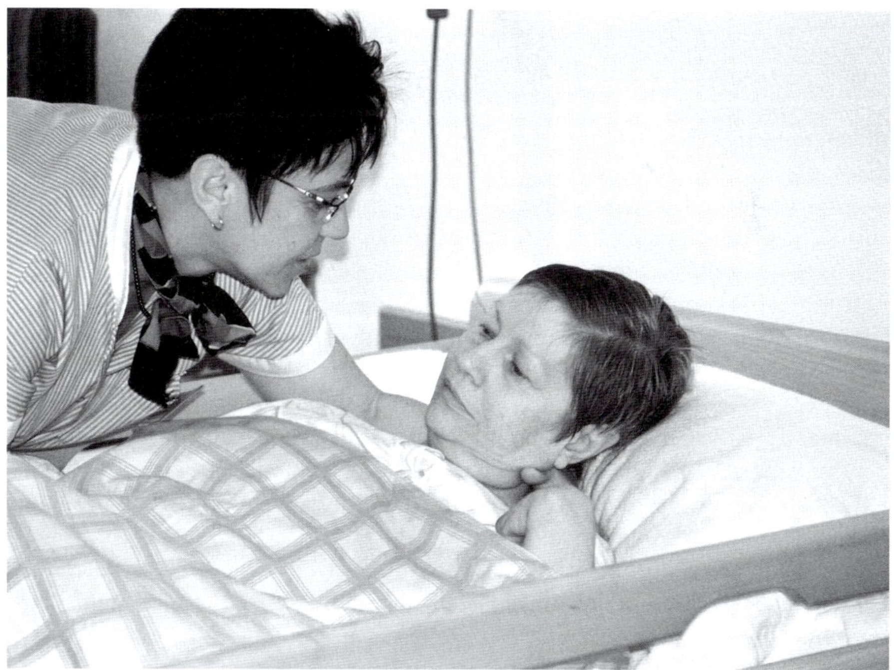

Abbildung 4-2: Sprechen mit einer bettlägerigen Bewohnerin. (Foto: Ulrike Vogt, Friedehorst)

4.1 Sprechen mit BewohnerInnen

Wie schon in Abschnitt 3.2 beschrieben ist Sprache in der Altenpflege den Pflegehandlungen untergeordnet: Sie wird in erster Linie verwendet, um Pflegehandlungen anzukündigen oder die BewohnerInnen zur Mithilfe aufzufordern.

Denkanstoß

Wie sprechen Sie im Arbeitsalltag? Mit welchen Worten leiten Sie Pflegeaktivitäten ein, und wie erklären Sie sie als beendet? Wie lenken Sie die Aufmerksamkeit der BewohnerInnen auf das Pflegegeschehen?

Beispiel 8 zeigt eine typische Pflegesituation:

Beispiel 8

P: So Frau H. Jetz setz ich Sie mal <hoch.> *** So.
Dann will ich Ihnen grad mal den Mund sauber machen. * Hm? ***
Frau H. #Hallo.# SINGSANG
Machen Se mal den Mund weit auf.
Dass ich'n sauber machen kann. *** So.
Jetz strecken Se mir mal die Zunge raus. * Ja. *** Gut so.

In diesem kurzen Beispiel führt ein Pfleger die Mundpflege bei einer Bewohnerin durch, die nach einem Schlaganfall bettlägerig ist. Diese Tätigkeit kündigt er zunächst an (Z. 02). Danach fordert er die Bewohnerin zur Mithilfe auf, nämlich zum Öffnen des Mundes und zum Rausstrecken der Zunge (Z. 04, 06). Dabei spricht er mit ruhiger, nicht erhobener Stimme. Ganz typisch für den Sprachgebrauch in der Altenpflege ist hier dreierlei: Erstens werden neue Schritte stets mit dem Wörtchen *so* angekündigt (Z. 01, 05). Damit lenkt man die Aufmerksamkeit der BewohnerInnen wieder auf das Pflegegeschehen; man gibt damit zu verstehen, dass etwas Neues passieren wird. Zweitens wird oftmals nach der Ankündigung einzelner Pflegeschritte, also während der Durchführung von Pflegeaktivitäten nicht gesprochen: Die Pflegenden arbeiten schweigend und konzentriert. Drittens schließlich werden die wortlos durchgeführten Tätigkeiten zumeist mit Bemerkungen wie *das war's* oder *gut* als beendet erklärt (Z. 06).

Diese Art der Kommunikation ist ökonomisch: Der Pfleger sagt wirklich nur das Nötigste. Ist sie aber auch angemessen? Ich meine ja. Das knappe, aufgabenbezogene Sprechen kommt dieser Bewohnerin (!) sehr entgegen. Sie ist nämlich nicht nur auf Grund der frühen Morgenstunde, sondern auch krankheitsbedingt sehr müde; jede kleine Bewegung strengt sie an. Ihre Sprachfähigkeit wurde durch

Denkanstoß

Mit welchen BewohnerInnen würden Sie selbst eher wenig, mit welchen eher mehr reden? Warum?

den Schlaganfall stark in Mitleidenschaft gezogen. Die Sprechweise des Pflegers bewirkt, dass sie ohne große, eigene Kraftanstrengung am Pflegegeschehen beteiligt sein kann.

Bei Alzheimerkranken und bei anderen BewohnerInnen, die unruhig oder verwirrt sind und sich nicht auf das Pflegegeschehen konzentrieren können, wird vielfach versucht, Sprache und Pflege so einfach und durchschaubar wie möglich zu gestalten und die Aufmerksamkeit der BewohnerInnen immer wieder auf die gemeinsamen Handlungen zu lenken – etwa, indem man sie immer wieder mit dem Namen anspricht (vgl. Kap. 8 und 15). Das Wissen, dass die Anrede mit dem Namen eine Aufforderung zum Achtgeben oder Zuhören ist, geht erst im fort-

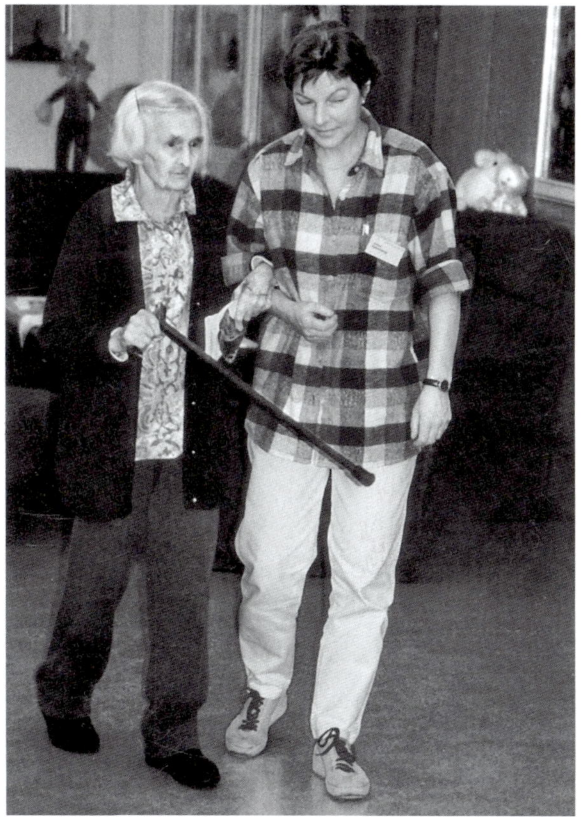

Abbildung 4-3: Das Führen, Stützen oder Begleiten von BewohnerInnen von einem Ort zum anderen ist eine in der Altenpflege typische Gesprächssituation. (Foto: Ulrike Vogt, Friedehorst)

geschrittenen Stadium der Erkrankung verloren – ebenso wie die Fähigkeit, seinen eigenen Namen wieder zu erkennen. Wenn also die Mitarbeit der BewohnerInnen bei den Pflegetätigkeiten nötig ist, hilft es, sie (je nach dem Grad der Unaufmerksamkeit ruhig auch mehrmals) mit dem Namen anzusprechen. Dies zeigt Beispiel 9, in dem eine Pflegerin eine demente Bewohnerin ins Bad geleitet und sie dort dann Schritt für Schritt durch den Prozess des Waschens führt. Ihre Stimme ist dabei gelassen und eher leise als laut, was beruhigend auf die sonst leicht erregbare Bewohnerin wirkt:

Beispiel 9

01 P: So. Wir gehen ma eben zur Toilette **Frau B.** **

02 So. Einmal auf Toilette **Frau B.** *

03 Genau. So. Das trullert schon, nech?

04 B: Mhm.

05 P: Genau. ***

06 Ich lass ma eben Wasser rein **Frau B.,** ne? *

07 B: Ja.

…

08 P: Genau. So. Hier is der Waschlappen **Frau B.**

09 B: Jaha.

10 P: Dann könn Se mal eben Ihr Gesicht waschen. ** RÄUSPERN **

11 Oben/ oben fangen wir an. Das Gesicht. Genau. ** Prima. *

12 Schön frisch, nech?

13 B: Ja.

14 P: So. Einmal abtrocknen?

15 B: Ja. ***

16 P: Kann ich ma eben den Rücken machen **Frau B.**?

17 B: Ja, aber natürlich.

18 P: Ich nehm auch gleich das Handtuch mit. * So.

19 B: #Uooah.# EMPÖRTER AUSRUF Is kalt.

20 P: Ich mach schnell.

21 B: Ha.

22 P: Tschuldigung. Wasser is immer so nass, ne? *

23 B: Ja.

24 P: So. Gut. *

25 Und jetz müssen Se sich dann ma hier unten rum waschen **Frau B.**

26 B: Aha.

27 P: Das machen Sie ja lieber selber, ne? **

28 Da unten eben, ne?

29 B: Jaha?

P: Genau. * Oha.
B: Jo.
P: Macht nix. *
So, spüln Se noch ma aus?
Und dann geb ich Ihnen'n frischen. ***
Wolln Sie dann nochmal so lang gehen?
B: >Hm.< Na ich weiß nich. *
P: Sons helf ich Ihnen dabei **Frau B.** * RÄUSPERN
B: Ah das/ das is schön.
P: Mhm.

Ähnlich wie der Pfleger in Beispiel 8 strukturiert diese Pflegerin nicht nur ihre Worte, sondern auch die einzelnen Schritte des Pflegegeschehens durch das Wörtchen *so* (Z. 01, 02, 03, 08, 14, 24). Ihre Aufforderungen und die Ankündigung von Tätigkeiten, die sie selbst für die Bewohnerin zu erledigen vorhat, gehen jeweils damit einher, dass sie durch die namentliche Anrede an die Aufmerksamkeit der Bewohnerin appelliert (Z. 01, 02, 06, 08, 16, 25, 37). Die meisten ihrer Äußerungen beziehen sich konkret auf das Waschen. Die Pflegerin begleitet sie, indem sie auf die von ihr gemeinten Körperteile zeigt oder die notwendigen Bewegungen vormacht. Vorbildlich an ihrem Verhalten ist, dass sie die Bewohnerin zum selbstständigen Handeln aktiviert (Z. 27, *Das machen Sie ja lieber selber, ne?)*, ihr die nötige Zeit lässt und ihr nicht das Gefühl gibt, an ihren Fähigkeiten zu zweifeln. Hilfsangebote (Z. 37) formuliert sie erst dann, wenn die Bewohnerin sich selbst skeptisch oder unsicher verhält (Z. 36). Auch in diesem Fall ist also die thematische Konzentration auf das Pflegegeschehen angebracht.

Diskussionswürdig ist allerdings, ob die babyhafte Kommentierung des Wasserlassens mit den Worten *Das trullert schon, nech?* (Z. 03) eher orientierend, und daher akzeptabel, oder aber hochnotpeinlich und daher abzulehnen ist (vgl. Kap. 8).

Bei regen, sprachlich nicht eingeschränkten BewohnerInnen kann (und sollte, wenn irgend möglich) die Kommunikation während des immer gleichen und für alle Beteiligten langweiligen Waschens aber auch ganz anders ablaufen. Selbst das Wetter ist ein Thema, das von den BewohnerInnen immer wieder gerne aufgegriffen wird – weil es ein «Türöffner» für persönlichere Gesprächsthemen sein kann. Reden über das Wetter ist vielleicht geistig wenig anspruchsvoll, aber es signalisiert allen Beteiligten nicht nur ein Mindestmaß an gegenseitiger Wertschätzung, sondern auch eine grundsätzliche Gesprächsbereitschaft. Zudem bietet das gemeinsame Schimpfen über Hitze, Kälte oder Regen eine Möglichkeit, Bewertungen zu teilen und ein Wir-Gefühl entstehen zu lassen – und für einen Moment die vielen Unterschiede zwischen Pflegenden und Gepflegten zu vergessen; schließlich ist es bei der Beurteilung von schönem oder schlechtem Wetter nicht von Bedeutung, ob jemand alt oder jung, krank oder gesund ist.

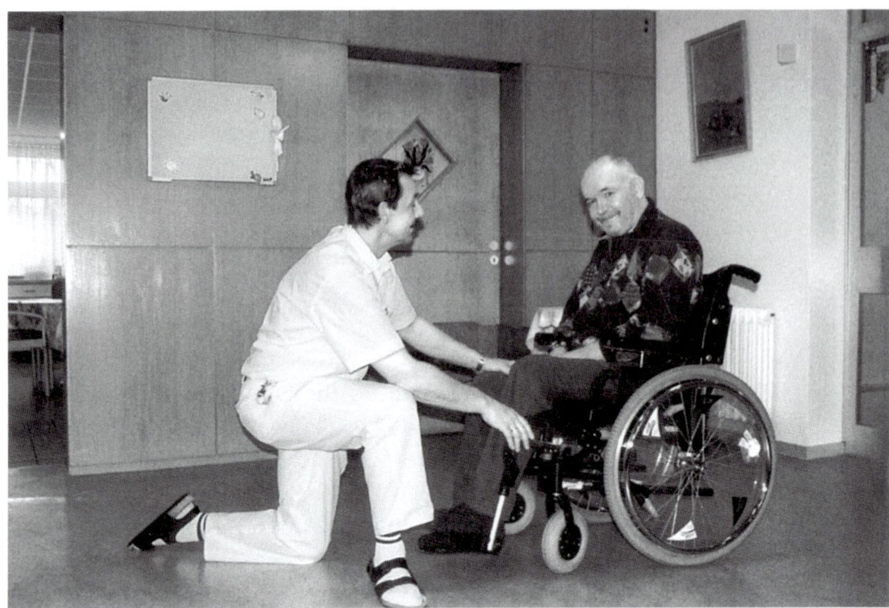

Abbildung 4-4: Eine der in der Pflege selteneren Gesprächssituationen von Angesicht zu Angesicht. (Foto: Ulrike Vogt, Friedehorst)

In Beispiel 10 ist es eine halbseitig gelähmte Bewohnerin, die sich nach längerem Schweigen des sie waschenden Pflegers nach dem Wetter erkundigt und damit ihre Anteilnahme an der Welt jenseits ihres Pflegebettes und außerhalb des Pflegeheims zeigt:

Beispiel 10

01 B: Wie is das Wetter?
02 P: Ähm bescheiden.
03 B: Wieder, ne?
04 P: Jaha. * Wie immer.
05 B: Ja.
06 P: Im/ * wir ham ja jetz <u>November, ne?</u>
07 B: <u>Kieler Wetter.</u>
08 P: Ja. ** Nass. * Kalt.
09 B: Jaha.
10 P: Windig. *
11 B: #M-m-m#ist. LANGGEZOGEN **
12 P: Könn Sie morgen nich im Garten sitzen glaub ich.

In diesem Ausschnitt bringt die Bewohnerin den Pfleger mit ihrer Frage nach dem Wetter dazu, dieses erst zu bewerten (Z. 02, 04) und dann etwas detaillierter zu beschreiben (Z. 08, 10). Beide sind sich darin einig, dass das Wetter typisch für die Jahreszeit und ihre Stadt ist (Z. 06, 07). Die nachdrückliche Bewertung der Witterungsverhältnisse als *Mist* (Z. 11) bringt den Pfleger dazu, eine etwas persönlichere Bemerkung zu machen: Er weiß, dass die alte Frau am nächsten Tag einen Ausflug nach Hause machen wird, und dass sie sich auf ihren Garten freut. Seine abschließenden Worte drücken Anteilnahme aus: Er bereitet sie darauf vor, dass es diesmal wohl mit dem Aufenthalt im Freien nichts werden wird.

Manche Pflegepersonen haben die Gabe, die alten Menschen mit Scherzen und lustigen Geschichten zum Lachen zu bringen (vgl. Kap. 5). Andere, die mit den jeweiligen Biografien der BewohnerInnen vertraut sind, sprechen wie der Pfleger in Beispiel 11 Themen an, von denen sie wissen, dass sie die Pflegebedürftigen interessieren:

Beispiel 11[3]

01 P: Ja saßen Sie damals auch vorm Fernseher
02 B: Ja.
03 P: Als der erste Mensch auf'm Mond war?
04 B: Jaha. * Wer war das denn? Wie hieß der? *
05 P: Oh. Wissen Sie das?
06 B: Ja. Aldrin. Aldrin * hieß er. Ja.
07 P: Ja.
08 B: Aldrin. Und der zweite hieß?
09 P: Armstrong.
10 B: Armstrong. Ja. Un der erste hieß Aldrin.
11 Zweite Armstrong. Zwei Amerikaner.
12 P: Mhm.
13 B: STÖHNT ** Der zweite hieß Armstrong. Ja, richtig. **
14 P: Und ham die dann mit'm amerikanischen Präsident geredet?
15 B: Jawoll. Haben sie. Ja.
16 P: Ja konnten die sich/ da normal telefonieren?
17 B: Ja, konnten se. * Ja, konnten se. Konnten telefoniern. *
18 P: Und immer sofort antworten?
19 B: Ja. * Und der Armstrong sagte/ nee der Aldrin.
20 Dies is ein kleiner Schritt für einen Menschen,
21 ein großer Schritt für die Menschheit, * sagte der.
22 P: Mhm.

Der Bewohner in diesem Beispiel ist nach einer Apoplexie halbseitig gelähmt. Er ist nicht nur wegen seiner Hilfsbedürftigkeit deprimiert, sondern auch, weil er das

Gefühl hat, seit dem Schlaganfall geistig nicht mehr auf der Höhe zu sein und viele Dinge vergessen zu haben. Der Pfleger weiß, dass er sich sehr für Astronomie interessiert. Um ihn vom Pflegegeschehen abzulenken und ihm noch dazu das Gefühl zu geben, dass erstens sein Gedächtnis wesentlich besser funktioniert, als er glaubt, und dass zweitens seine Erfahrungen als Zeitzeuge interessant für ihn sind, spricht er mit ihm in diesem Ausschnitt über die erste Mondlandung. Damit macht er ihn zu einem Experten, von dem er etwas lernen kann: Während er selbst zu Zeiten der ersten Mondlandung noch nicht geboren war, kann der Bewohner von diesem Erlebnis aus eigener Anschauung berichten.

Über Dinge zu sprechen, die für die BewohnerInnen wichtig oder interessant sind, hat mehrere Vorteile. Erstens kann man ihnen alleine durch die Tatsache, dass man sich für sie als Individuum interessiert, Selbstvertrauen und Respekt vermitteln. Zweitens kann man ihnen das Gefühl von Kompetenz geben, wenn man sie über frühere Zeiten erzählen oder sich etwas erklären lässt. So manche ehemalige Hausfrau unter den zu Pflegenden blüht beispielsweise auf, wenn man sie nach der Herstellungsweise ihrer Marmelade fragt. Drittens ist diese Strategie auch gut für die Entwicklung und Festigung der Beziehung zwischen Pflegenden und Gepflegten: Je besser sie sich kennen lernen und je mehr sie über einander wissen, desto geringer ist die Gefahr, dass sie sich lediglich als «eine der Schwestern» und «der Schlaganfallpatient» wahrnehmen. Viertens schließlich bewirkt ein interessiertes Nachfragen erstaunlich oft, dass manche BewohnerInnen «auftauen» und auch die Pflegenden nach etwas fragen, also selbst mehr und mehr zum Gespräch beitragen und die für Pflegebedürftige so typische kommunikative Passivität überwinden.

Diese Art des Sprechens mit den alten Menschen funktioniert allerdings nur, wenn die BewohnerInnen wissen, wie die Pflege ablaufen wird (man ihnen die einzelnen Schritte also nicht erklären muss), und wenn sie geistig noch rege sind. Demenzkranke oder verwirrte Menschen kann es verunsichern oder aggressiv machen, wenn sie Fragen nach Dingen, die sie eigentlich wissen müssten, nicht beantworten können! Zudem müssen die Pflegenden selbst noch körperliche und geistige Kapazitäten fürs Sprechen und Zuhören frei haben – über pflegeferne Themen kann also am ehesten gesprochen werden, wenn keiner von beiden angestrengt und hoch konzentriert Pflegetätigkeiten ausführt.

Weil die BewohnerInnen sehr genau spüren, wenn man übertreibt und sein Interesse oder die Bewunderung heuchelt, sollte man dies besser nicht tun. In dieser Hinsicht ist das Beispiel 11 ein Grenzfall: Der Pfleger stellt seine Fragen zum Thema Mondlandung fast so wie ein Lehrer, der die Antworten bereits kennt und lediglich überprüft, ob sie auch den Schülern bekannt sind. Jemand, der sich noch nie mit den Details der ersten Mondlandung beschäftigt hat, wäre sicher nicht auf die Idee gekommen, nachzufragen, ob die Astronauten mit dem Präsidenten der USA telefonieren konnten!

4.2 Sprechen über BewohnerInnen

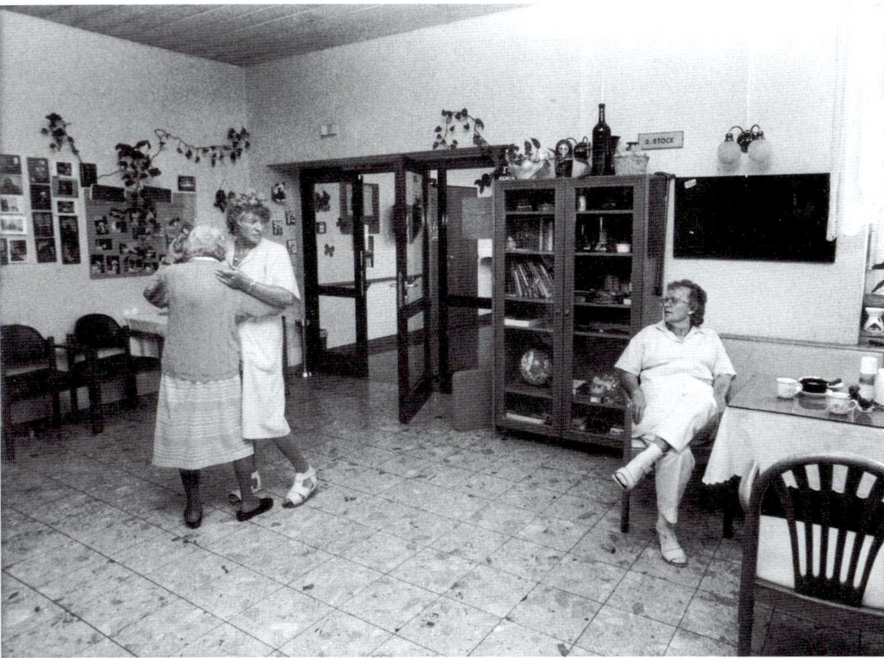

Abbildung 4-5: Ein gar nicht seltener Anblick: Pflegende sprechen über den Kopf von BewohnerInnen hinweg miteinander – und über diese. (Foto: Lubomir Tükör)

Um einen hohen Pflegestandard zu gewährleisten, ist es sinnvoll und notwendig, dass sich Pflegende tagtäglich über Befinden und Verhalten der von ihnen gepflegten BewohnerInnen austauschen. Zu diesem Zweck sind ja auch die Stationsübergaben als fester Bestandteil in den Pflegealltag integriert worden. Darüber hinaus passiert es nun aber auch immer wieder, dass manche PflegerInnen beispielsweise am Bett einiger BewohnerInnen über diese reden – ohne sie in das Gespräch mit einzubeziehen und als seien sie kleine Kinder oder Dinge.

Denkanstoß

Wann haben Sie sich das letzte Mal dabei ertappt, in Hörweite von BewohnerInnen über diese zu sprechen?

In Beispiel 12 setzt ein Schüler die Altenpflege mit der Säuglingspflege gleich, während er einen leicht dementen Bewohner säubert, der nach dem Baden Stuhlgang hatte:

Beispiel 12

P: Ein Gutes hat es ja * in der Altenpflege. *
Wenn de ma wirklich Kinder hast
dann kannste das schon. LACHT

Dieser alte Mann hat die Kontrolle über seine Ausscheidungsorgane verloren. Nackt und wieder beschmutzt steht er vor dem Pflegenden, der ihn indirekt mit einem Kleinkind vergleicht. Muss die Bemerkung des Schülers nicht deprimierend für ihn sein?

Versetzen Sie sich auch einmal in die folgende Situation (Beispiel 13): Sie sind eine nach einem Schlaganfall halbseitig gelähmte und deshalb vorwiegend bettlägerige Bewohnerin ohne Sprachbehinderung. Sie sind geistig vollkommen klar; Ihre jetzige Hilfsbedürftigkeit beschämt und deprimiert Sie gleichermaßen. Während eine Pflegerin vor der Morgentoilette die Bettdecke zurückschlägt, spricht sie mit einer ebenfalls anwesenden Praktikantin (Pr) folgendermaßen über Sie:

Beispiel 13

P: Frau F. versteht sonst alles.
Aber sie ist nicht so sehr * gesprächig.
Pr: Mhm.
P: Wissen Sie? So * von sich aus.
Pr: Ja.
P: Geht nicht aus sich raus.
Aber ich mein ** verstehn tut sie alles.
Und * sie will sich schon unterhalten.
Nur eben wie gesagt. Sie ist nicht so wie die anderen.
Sie quakt nicht.

Wie würden Sie sich an Stelle der Bewohnerin fühlen? Obwohl die Pflegerin in diesem Beispiel nichts Negatives über sie sagt, ist ihr Verhalten dennoch entwürdigend: Sie spricht, als wäre die alte Frau ein Ding ohne Verstand oder Gefühle. Ihre Rolle als Pflegerin und ihre Macht über die Bewohnerin bewirken, dass sie deren Wesenszüge wie selbstverständlich kommentiert – ein Verhalten, das sie im Umgang mit gesunden und damit nicht von ihr abhängigen Erwachsenen niemals an den Tag legen würde.

So ähnlich ist es auch im nächsten Beispiel, in dem zwei Pflegepersonen über eine geistig durchaus noch klare Parkinson-Patientin sprechen, die gerade im Bett liegend gewaschen wird:

Beispiel 14

01 P1: Ich mach Frau P. immer im Bad morgens.
02 P2: Ja? Im Stehn?
03 P1: Normalerweise, im Stuhl/ Obwohl jetz is es'n bisschen schwierig.
04 Im Moment * hat sie so ihre Probleme.

Die Bewohnerin kann die Morgentoilette sehr wohl, wenn auch langsam, noch selbst erledigen. Die Formulierung *Ich mach Frau P…* (Z. 01) verdeutlicht, dass der Pfleger (P1) sie nicht mehr als Mensch mit noch vorhandenen Fähigkeiten und dem Wunsch nach Selbstständigkeit sieht, sondern als ein von ihm zu pflegendes Objekt, mit dem er nach seinem Gutdünken etwas *machen* kann.

Vergleichsweise harmlos ist noch, wenn das Verhalten eines Bewohners kommentiert wird mit den Worten *Er is doch en bisschen wehrig heute morgen!*, wenn über die Frisur einer Bewohnerin gesagt wird *Boa die Haare sehn ja schlimm aus. Da wär'n Friseur angebracht*, wenn zwei Pflegepersonen das Befinden und Verhalten einer Bewohnerin in den letzten Tagen durchdiskutieren *(Wie war sie denn am Wochenende?)*, wenn ein Pfleger über die verloren gegangene Fähigkeit einer demenzkranken Frau, sich selbst anzuziehen, sagt: *Das kriegt se nich so ganz auf die Reihe*, oder wenn BewohnerInnen wie kleine Kinder oder wie im Zirkus vorgeführt werden *(Dann zeigt Erna wie sie sich selber anziehn kann)*.

Es kommt aber leider manchmal auch vor, dass mit abwertenden Begriffen über Pflegebedürftige (*Hinterm Ohr da hat se ziemliche Falten. Da sitzt halt sehr viel Dreck drin.*) beziehungsweise deren Körper und die davon ausgehenden Gerüche, zum Beispiel am Abführtag gesprochen wird (*Des stinkt schon wieder. Da braucht man nur ans Bett gehen, dann merkt man das schon.*). Besonders im Umgang mit demenzkranken Menschen wird oftmals kein Blatt vor den Mund genommen. Deren Verhalten wird mal als Gejammer, mal als für andere BewohnerInnen unzumutbar oder launenhaft bezeichnet. Im folgenden Beispiel 15 geht das damit einher, dass ein Pfleger das Verhalten einer Bewohnerin obendrein als für andere amüsant darstellt. Er fordert die betreffende Frau sogar dazu auf, diese Aussage zu bestätigen *(Gell Frau B.?*, Z. 05):

Beispiel 15

01 P1: Die is immer total launisch.
02 Das is total lustig echt.
03 Manchmal bist du voll der * Held bei ihr.
04 P2: Mhm?
05 P1: Un dann staucht se dich wieder zusammen. ** Gell Frau B.?

Insbesondere über verstummte, sterbende oder komatöse BewohnerInnen wird manchmal achtlos oder abfällig geredet – vermutlich in der irrigen Annahme, dass wer nicht mehr sprechen kann, auch nicht mehr denken, hören oder Gefühle haben kann (vgl. Kap. 16). So bekommt beispielsweise eine nicht mehr sprachfähige Alzheimerpatientin anlässlich der Intimpflege zu hören *Puh, das is aber eine Schweinerei*, und beim Lagern droht man ihr angesichts ihrer Leibesfülle eine Reduzierung der Sondenkost an: *Heute gibt's ne Flasche weniger!*.

In Beispiel 16 geht es um das veränderte Essverhalten beziehungsweise die Schluckbeschwerden einer Bewohnerin, die sich zum Zeitpunkt der Tonbandaufnahme im letzten Stadium der Demenz befand und wenige Wochen später gestorben ist:

Beispiel 16

01 P1: Ja. Aber die isst ja zur Zeit/ Des is ja schlimm.
02 P2: Geh doch/
03 P1: **Also ne Kuh isst nich schlimmer**. *
04 P2: Ja?
05 P1: Sie hat ja den Mund dann immer/ weißte nich mehr so?
06 Sie hat ja meist eintlich schon schön gegessen un so
07 P2: <Nich?> <Jo>
08 P1: un anständig.
09 P2: Macht se nich mehr?
10 P1: >Nee.< Schmeißt's auch im Mund hin und her
11 un die Hälfte sch/ * spuckt se raus un so.
12 P2: #So macht se? # UNGLÄUBIG
13 P1: Un des liegt an den Zähnen, bestimmt.

In diesem Ausschnitt beschreibt die Pflegerin P1 einer Kollegin, was passiert, wenn man dieser Bewohnerin das Essen reicht. Dabei vergleicht sie das frühere Essverhalten (*schon schön*, Z. 07, *anständig*, Z. 08) der Pflegebedürftigen mit dem heutigen (*Des is ja schlimm*, Z. 01, *die Hälfte spuckt se raus*, Z. 11). Besonders empörend ist hier die Bemerkung *Also ne Kuh isst nicht schlimmer* (Z. 03). Die Pflegerin nimmt an, dass das Verhalten der Bewohnerin eine körperliche Ursache hat, nämlich Zahnschmerzen (anstatt der beziehungsweise zusätzlich zu den für demenzkranke Menschen so typischen Schluckbeschwerden). Dennoch klingen alle ihre Worte vorwurfsvoll, ja beleidigend statt mitfühlend – als würde die Bewohnerin so essen, um die Pflegenden zu ärgern!

4.3 Tipps zum Sprechen mit BewohnerInnen

«Es ist nicht genug zu wissen, man muss auch anwenden; es ist nicht genug zu wollen, man muss auch tun.» Johann Wolfgang von Goethe

- Prinzipiell gilt: Sowohl Pflegende als auch Gepflegte haben mal gute, und mal schlechtere Tage. Deshalb muss man an jedem Tag bei jedem und jeder Pflegebedürftigen wieder neu herausfinden, welche Strategien sowohl den Erfordernissen der Situation als auch den Bedürfnissen und der aktuellen Verfassung der Beteiligten angemessen sind.
- Gut und respektvoll mit Pflegebedürftigen zu kommunizieren heißt, offen für Menschen und Situationen zu bleiben und flexibel auf Stimmungen reagieren zu können.

Pflegebezogene Kommunikation

- Wenn man selbst ruhig spricht, wirkt sich das beruhigend auf die BewohnerInnen aus.
- Eine normal laute, gelassen klingende Stimme verhindert z. B. im Umgang mit Verwirrten, dass diese ängstlich oder aggressiv reagieren (vgl. Kap. 9 und 15).
- Es ist sinnvoll, alle Pflegetätigkeiten anzukündigen oder sprachlich zu begleiten.
- Es erleichtert das Verständnis des Pflegegeschehens, wenn Sie einzelne Schritte durch einleitende (z. B. *so*) und abschließende (z. B. *das war's*, *gut*, *okay*) Signale deutlich voneinander abgrenzen.
- Gleichzeitig bewirken gliedernde Wörtchen wie *so*, dass sich die Aufmerksamkeit der BewohnerInnen wieder auf die Pflege richtet.
- Ein anderes Mittel, um die Aufmerksamkeit der Pflegebedürftigen wieder auf die gemeinsamen Handlungen zu lenken, ist es, sie immer wieder mit dem Namen anzusprechen.
- Sowohl verwirrten als auch schwerhörigen BewohnerInnen kann es eine Hilfe sein, wenn Sie bei den Aufforderungen zur Selbstpflege auf die gemeinten Gegenstände oder Körperteile zeigen und die gewünschten Handlungen wie beispielsweise das Gesichtwaschen oder Kämmen pantomimisch vormachen.

Pflegeferne Kommunikation

- Je ansprechbarer und orientierter die BewohnerInnen sind, desto wichtiger ist es, auch über anderes als über das Waschen und Anziehen zu sprechen. Selbst das Wetter kann ein Aufhänger sein, von dem ausgehend sich ein interessantes und persönlicheres Gespräch entwickeln kann.

- Pflegeferne Kommunikation ist jedoch nur dann möglich, wenn das Pflegegeschehen bekannt ist und den Beteiligten nicht allzu viel Aufmerksamkeit abverlangt.
- Wenn man die Biografie der einzelnen BewohnerInnen kennt, bietet es sich an, über Themen zu sprechen, die die alten Menschen mit einiger Wahrscheinlichkeit interessieren. Sprechen über Biografisches lenkt vom immer gleichen Pflegegeschehen ab und signalisiert Interesse an Wissen und Erfahrungen der BewohnerInnen.
- Wichtig ist allerdings, verwirrte BewohnerInnen mit Fragen zu ihrem Leben nicht zu überfordern – es kann sie sehr frustrieren, wenn sie auf biografische Fragen keine Antwort geben können.
- Wenn man sich nach Dingen erkundigt, mit denen sich die BewohnerInnen auskennen, verdeutlicht man, dass man sie als Individuen mit einer Geschichte wahrnimmt, die nicht immer hilflos und pflegebedürftig waren. Man kann ihnen damit Respekt erweisen und ihnen zeigen, dass sie nicht alle Kompetenzen durch ihre Krankheit eingebüßt haben. Dieses Erlebnis kann das Selbstvertrauen der BewohnerInnen stärken. Das Sprechen über biografische Themen kann dadurch die Beziehung zwischen Pflegenden und Gepflegten festigen. Überdies kann das Reden über Themen, die für die Pflegebedürftigen interessant sind, bewirken, dass diese ihre krankheitsbedingte Passivität überwinden und von selbst zu erzählen beginnen.
- Heucheln Sie aber niemals Interesse – vorgetäuschtes Interesse an dem, was die BewohnerInnen zu sagen haben, wird von diesen sehr schnell als solches erkannt. Mehrere solcher Erfahrungen können im schlimmsten Fall dazu führen, dass sie gar nicht mehr sprechen wollen!
- Ich denke, es versteht sich von selbst, dass es nicht akzeptabel ist, wenn Pflegende entweder aus Unwissenheit oder aus Gleichgültigkeit in Hörweite der BewohnerInnen über diese sprechen.

Weiterführende Literatur

Schmidt, E.: Gespräche mit Patienten. Die Schwester/Der Pfleger (1995) 9: 846–849.

5. Humor

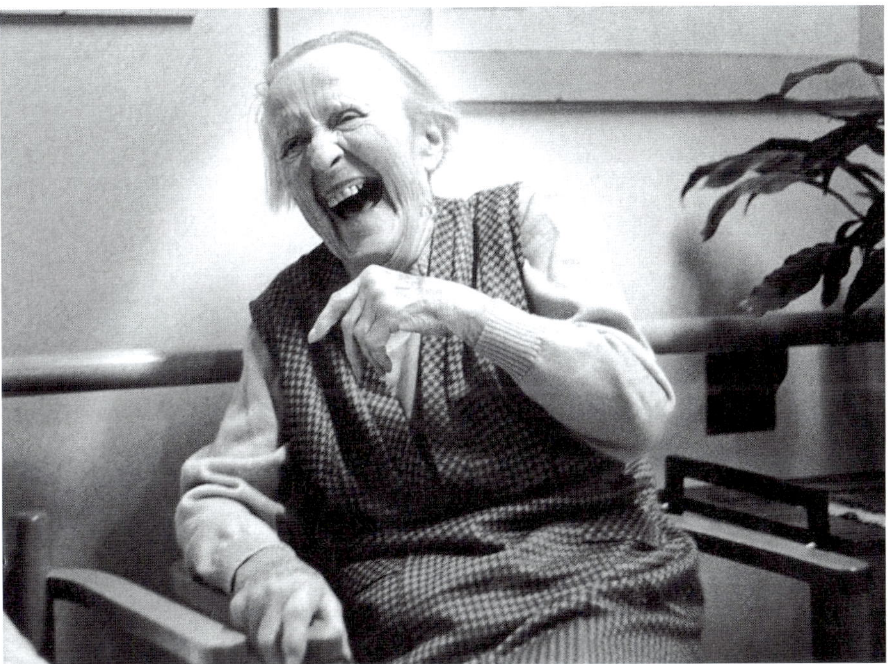

Abbildung 5-1: Lachende Bewohnerin. (Foto: Lubomir Tükör)

> *«Der Humor trägt die Seele über Abgründe hinweg und lehrt sie mit ihrem Leid spielen. Er ist eine der wenigen Tröstungen, die dem Menschen treu bleiben bis an das Ende.»* Anselm Feuerbach

«Lachen ist die beste Medizin» – das gilt auch für die Altenpflege beziehungsweise für Menschen, die an Krankheiten wie Depressionen, Morbus Parkinson oder Alzheimer leiden. Weil Scherze und lustige Wortwechsel allen Beteiligten gut tun, sind nicht nur viele Pflegende (*Manchmal muss man sich das ja auch lustig gestalten, ne?*), sondern auch manche der BewohnerInnen bemüht, das Komische an Alltagssituationen zu sehen und darüber witzige Bemerkungen zu machen. Selbst demenzkranke BewohnerInnen erstaunen die Pflegenden immer wieder mit lustigen (lustig gemeinten, nicht unfreiwillig komischen!) Bemerkungen.

Abschnitt 5.1 enthält einige Beispiele für Humor in der Altenpflege. In Abschnitt 5.2 geht es dann darum, dass manche MitarbeiterInnen nicht nur mit, sondern auch über BewohnerInnen lachen. Gelacht wird beispielsweise über typische, absonderlich erscheinende Verhaltens- und Bewegungsmuster (besonders von Menschen mit Demenz), über Sprachfehler oder sonstige «Macken». Obwohl diese Art des Lachens meist nicht bösartig oder schadenfreudig, sondern am ehesten gedankenlos ist, kann sie die BewohnerInnen doch kränken, frustrieren und erheblich verunsichern. Abschließend werden die zentralen Aussagen zusammengefasst (Abschnitt 5.3).

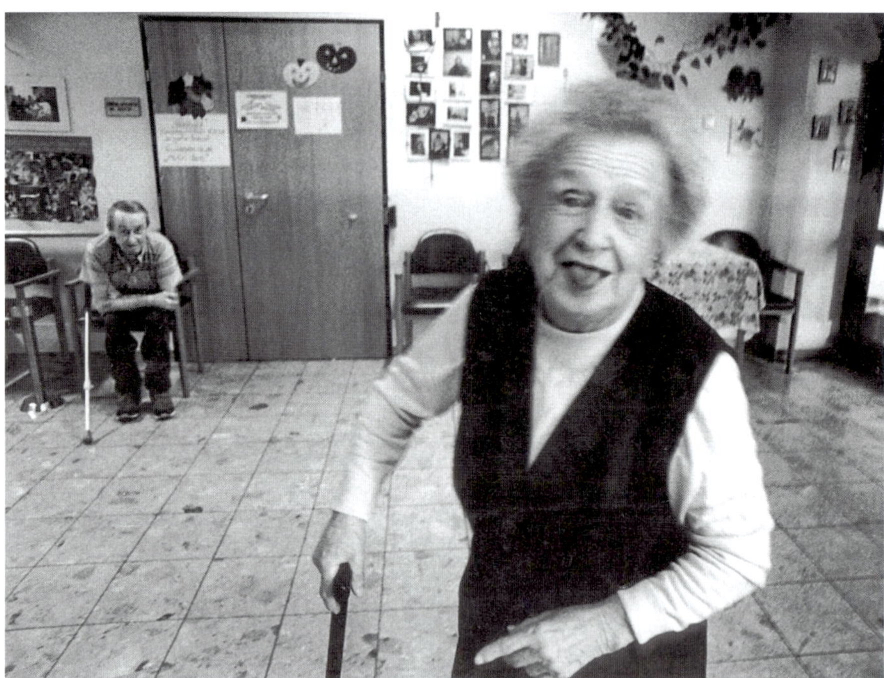

Abbildung 5-2: Verschmitzte, übermütige Bewohnerin. (Foto: Lubomir Tükör)

5.1 Lachen mit BewohnerInnen

Pflegende und Pflegebedürftige mögen sich in vieler Hinsicht unterscheiden – gemeinsam lachen zu können finden in der Regel beide wichtig. So begründet beispielsweise eine Bewohnerin ihre Vorliebe für eine bestimmte Pflegende mit den Worten *Schwester H. lacht wenigstens.* Eine Schülerin, die sich um das Befinden einer dementen Bewohnerin sorgt, fordert diese explizit auf, mal wieder zu lachen: *Lachen Sie mal wieder Frau S. Sie ham schon lange nich mehr gelacht, he?* Deshalb sollte man nicht versuchen, den MitarbeiterInnen das Blödeln zu verbieten. Vor allem sollte man sie nicht dazu auffordern, stattdessen ihre Arbeit zu tun. Wenn man den Anspruch, ganzheitliche Pflege anzubieten, ernst nimmt, dann ist das Scherzen mit BewohnerInnen ein wichtiger Teil der Arbeit!

Dass dies auch manche BewohnerInnen so sehen, wird in Beispiel 17 deutlich. In einem Gespräch mit mir und einer normalerweise wortkargen Bewohnerin, die sonst kaum mehr als ja und nein sagt, beklagt sich ein junger Pfleger über die Humorlosigkeit seiner Vorgesetzten. Seine eigene Einstellung beschreibt er demgegenüber folgendermaßen:

Beispiel 17

01 P: Un ich denk ma dass es den älteren Leuten auch mehr Spaß macht
02 wenn man Scheiß mit denen nebenher macht,
03 als wenn man nur da steht un * das macht
04 was man machen muss.
05 Also so wär's zumindest bei mir,
06 wenn ich jetz hier wohnen würde oder so.

Diese persönlichen Worte locken die Bewohnerin unerwartet aus der Reserve. Sie stimmt ihm aus vollem Herzen zu: Ihrer Meinung nach sollten Pflegende Späße machen können und dürfen *(Die Leute sollten das können)*, anstatt nüchtern und steif ihren Dienst zu versehen und dabei *ein doofes Gesicht* zu machen. Recht hat sie!

Denkanstoß

Wann haben Sie das letzte Mal bei der Arbeit gemeinsam mit BewohnerInnen gelacht? Was war der Anlass dafür?

Eine andere positive Reaktion auf witzig gemeinte Bemerkungen von Pflegenden zeigt Beispiel 18. Hier unterhält sich ein Pfleger mit einer geistig noch sehr regen, aber leicht schwerhörigen Bewohnerin über das Baden, während er ihr Bett neu bezieht. Er nutzt also diese unkomplizierte Tätigkeit, um gleichzeitig mit der Bewohnerin zu reden:

Beispiel 18

01 P: Hat Ihnen das Baden heute morgen gefallen?
02 B: Bitte?
03 P: Ob Ihnen das Baden gefallen hat. *
04 B: <Jaha.>
05 P: War's nich zu nass?
06 B: Bitte?
07 P: War's nich zu nass, * das Badewasser?
08 Ob das zu nass war. *
09 B: Ach ob das zu nass/
10 P: Ja.
11 B: LACHT **
12 P: Ich erzähl heut nur Blödsinn.
13 B: LACHT Machen Sie das nur. *
14 **Spaß darf man machen.**

Der Pfleger erkundigt sich, ob der alten Dame das Badewasser nicht zu nass gewesen sei. Dies tut er angesichts der akustischen Verständnisschwierigkeiten der Bewohnerin gleich mehrmals (Z. 05, 07, 08). Sicher kommt Ihnen das bekannt vor: Bemerkungen darüber, dass das Wasser leider immer nass ist, hört man oft in Altenpflegeeinrichtungen. Auch in Beispiel 3 erfolgt während der Morgentoilette eine entsprechende Äußerung (Z. 22). Der Scherz mag alt sein, aber er ist doch immer wieder effektiv: Er bringt nicht nur die Bewohnerin in Beispiel 18, sondern auch viele andere zum Lachen (Z. 11, 13). Deshalb weist sie auch die Selbstkritik des Pflegers (*Ich erzähl heut nur Blödsinn*; Z. 12) zurück: Da sie Humor als wünschenswert empfindet, fordert sie ihn ausdrücklich auf, auch weiterhin herumzualbern (Z. 13/14). Das führt letztlich dazu, dass die beiden im Anschluss an den hier wiedergegebenen Gesprächsausschnitt versuchen, sich mit witzigen Bemerkungen gegenseitig zu übertreffen.

Beispiel 19 zeigt, dass lustige Bemerkungen selbst desorientierte, depressive Pflegebedürftige kurz zum Lachen bringen können. In diesem Ausschnitt misst eine Pflegerin am Frühstückstisch den Puls einer Bewohnerin, deren Blutdruck sehr niedrig ist:

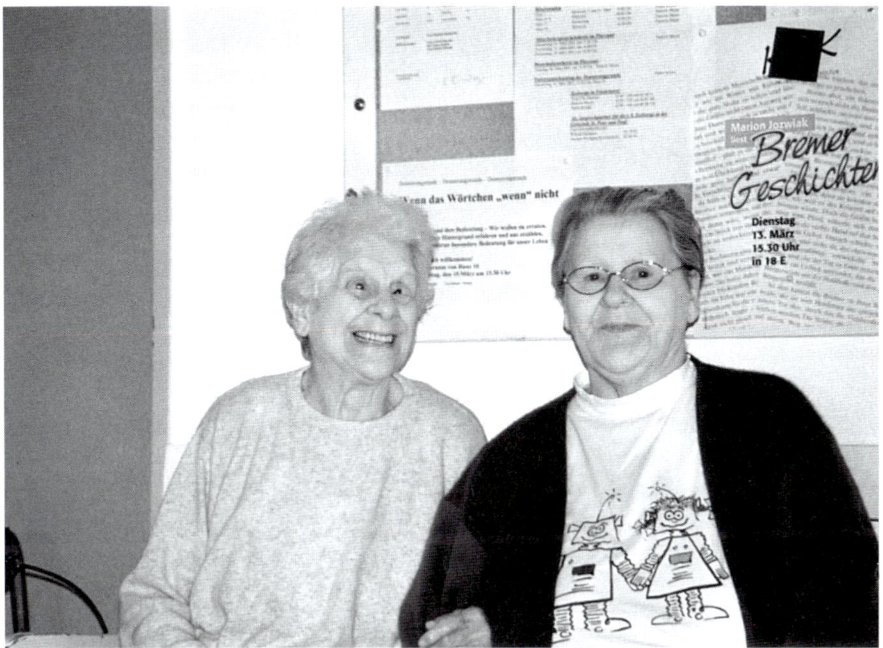

Abbildung 5-3: Lachende Bewohnerinnen. (Foto: Ulrike Vogt, Friedehorst)

Beispiel 19

01 P: Frau K. jetz muss ich grad mal noch den Blu/
02 äh den Puls messen. Ob der auch so langsam is?
03 B: Mhm.
04 P: …*** Da fließt gar nix. LACHT ***
…
05 P: Siebenunfünfzig. Der is au nich grad schnell.
06 B: Hm?
07 P: Der schläft noch der Puls. LACHT
08 B: #Ja ja.# LACHEND

Zum Zeitpunkt dieses Gesprächs ist es noch sehr früh am Morgen; nicht nur die BewohnerInnen, sondern auch die Pflegenden schauen noch sehr verknittert und schläfrig aus der Wäsche. Diesen Umstand macht sich die Pflegerin zu Nutze: Sie erklärt sich und den übrigen Anwesenden die langsame Pulsfrequenz der Bewohnerin im Scherz damit, dass ihr Puls wohl noch schläft (Z. 07). Zusammen mit dem nachfolgenden Lachen bewirkt diese Bemerkung, dass Frau K. auch lachen

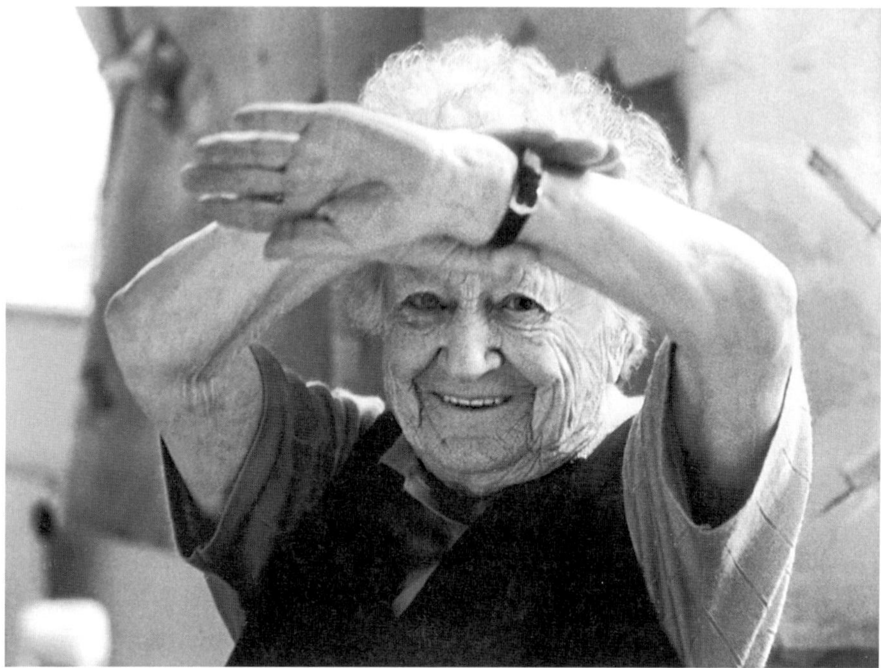

Abbildung 5-4: Allzeit humor-bereit! (Foto: Lubomir Tükör)

muss. Da die Bewohnerin sonst eher traurig und abwesend erscheint und am Geschehen um sie herum kaum Anteil nimmt, haben diese wenigen humorvollen Worte doch ein erstaunliche Wirkung: Für einen Moment wird sie aus ihrer Isolation und ihren Grübeleien herausgerissen.

Das folgende Beispiel 20 ist ein Teil eines sehr langen Gespräches zwischen einer Pflegerin und einer Bewohnerin während der Morgentoilette. Die Bewohnerin ist blind, gelähmt und sprachgestört – sie stottert und kann einige Laute nicht mehr aussprechen.[5] Obwohl sie seit vielen Jahren hochgradig pflegebedürftig ist, hat sie doch weder ihren Humor noch ihren Lebensmut verloren. Das Besondere an der Beziehung zwischen beiden ist, dass sie gleich alt sind und freundschaftlich frech miteinander umgehen. Auch duzen sie sich auf Wunsch der Bewohnerin (vgl. Kap. 6). Vor dem hier wiedergegebenen witzigen Wortwechsel hat die Pflege-

5 BewohnerInnen wie diese findet man mangels geeigneter Unterbringungsmöglichkeiten für behinderte Erwachsene gar nicht selten in Altenpflegeeinrichtungen.

rin von einem Ausflug ihrer Tochter berichtet. Die Bewohnerin hat ihr daraufhin erzählt, dass sie früher auch wandern und zelten gegangen sei. Dies ist der Aufhänger dafür, dass über die vermeintlich kriminelle beziehungsweise laszive Jugendzeit der Bewohnerin fabuliert wird:

Beispiel 20

01 P:	Bei den Pfadfindern warste auch noch?
02 B:	Ja ja.
03 P:	Brigitte was hast du eigentlich nicht gemacht? **
04	Hm?
05 B:	Einge-br-br-bro-bro-brochen.
06 P:	#Eingebrochen# LACHEND; LACHT #haste nicht.# LACHEND **
07	Nur in fremde Männerherzen, * hm? ** eingebrochen.
08 B:	Ja ja.
09	Aber da * hab ich (eich) * … schon.
10	Aber kein Ge-ge-ge-ge-ge-ge-geld.
11 P:	Geld haste keins geklaut?
12 B:	Nein.
13 P:	Aber Flurschaden angerichtet in Männerherzen.
14 B:	Nein nein.
15	Nein nein, äh * auch ne-ne-nich.
16 P:	Komm.
17 B:	Auch ne-ne-ne-nich.
18 P:	Weiße Gelbe Schwarze, alles hat die Brigitte verrückt gemacht früher.
19	Stimmt's?
20 B:	Ja ja.
21 P:	Komm gib's zu.
22 B:	<Ja ja.>
23 P:	Eine ganz Wilde, gell?
24 B:	Ja ja.
25 P:	Mhm. *
26 B:	Weißte * fe-fe-fe-fe-fo früher. * Aber jetz?
27 P:	Ah doch.
28 B:	Bin auch schon älter.

Auf die Frage der Pflegerin hin, ob es eigentlich auch etwas gebe, was die Bewohnerin früher nicht auch selbst gemacht beziehungsweise erlebt habe (Z. 03), gibt diese eine schlagfertige und witzige Antwort: Sie sei weder eingebrochen (Z. 05) noch habe sie Geld gestohlen (Z. 10). Um sicher zu gehen, dass sie die Bewohnerin richtig verstanden hat, wiederholt die Pflegerin diese Aussagen mit eigenen Worten (Z. 06, 11).

Die Pflegerin ahnt, dass die pflegebedürftige Frau vor ihrer Erkrankung wahrscheinlich kaum Erfahrungen mit Männern gemacht hat. Sie weiß, dass sie sich einen Liebhaber erträumt oder erfunden hat. Um ihr das Gefühl zu vermitteln, dass sie sie sehr wohl als normale und attraktive Frau wahrnimmt, lenkt sie das Gespräch in eine entsprechende Richtung. Mit dem Begriff *Einbrechen* assoziiert sie zunächst das Brechen von Männerherzen (Z. 07) und damit wiederum später *Flurschaden* (Z. 13). Spaßhaft stellt sie die Bewohnerin also als Femme fatale dar. Auf mehrfachen Widerspruch der Bewohnerin (Z. 14/15, 17) reagiert sie schließlich, indem sie noch mehr übertreibt und sie als Verführerin von Männern aller Rassen hinstellt: *Weiße Gelbe Schwarze, alles hat die Brigitte verrückt gemacht früher* (Z. 18). Sie versucht, der weiblichen Eitelkeit der Bewohnerin zu schmeicheln, indem sie sie mehrere Male auffordert, diese Übertreibungen als Tatsachen zu bestätigen (Z. 16, 19, 21) – selbst, als die Bewohnerin ihr schon (resigniert und um das Thema zu beenden?) zugestimmt hat (Z. 20, 22). Abschließend umschreibt sie das Bild, das sie von der Bewohnerin entworfen hat, noch einmal mit den Worten *Eine ganz Wilde, gell?* (Z. 23). Die Bewohnerin geht darauf ein, indem sie eine elegante (aber leider unzutreffende) Begründung dafür gibt, dass sich die Dinge geändert haben: Sie sei jetzt eben auch schon älter (Z. 26/28), nicht etwa behindert oder für Männer nicht mehr interessant.

An diesem Beispiel wird klar, wie schnell nett Gemeintes falsch verstanden werden kann und wie leicht das Lachen *mit* BewohnerInnen von diesen als Spotten *über* BewohnerInnen empfunden werden kann: Obwohl die Pflegerin ihre humorvollen, überzogenen Anspielungen liebevoll meint, scheinen sie bei der Bewohnerin doch gemischte Gefühle auszulösen. Selbst, wenn sie früher eine Femme fatale gewesen wäre, kann sie das doch nicht darüber hinweg trösten, dass ihr derzeitiges Leben in krassem Gegensatz zu solcherlei «wilden» Fantasien steht. Entsprechend verändert sich auch ihre Stimme: Klingt sie zunächst amüsiert und geschmeichelt, schwingt doch bald ein bisschen Empörung (schließlich stammt sie aus gutbürgerlichem, strengem Elternhaus) und schlussendlich Resignation und leise Traurigkeit mit.

Aber es gibt natürlich auch unproblematische Fälle, in denen die Pflegebedürftigen selbst das Personal durch Wortwitz oder gezielte Übertreibungen zum Lachen bringen. Beispiel 21 wurde im Hochsommer aufgenommen. Weil die leicht demente Bewohnerin die Nacht über stark geschwitzt hat, hat ihr die Pflegerin vorgeschlagen, für eine Weile keine Felle zur Dekubitus-Prophylaxe mehr ins Bett zu legen. Im Anschluss daran entspann sich folgender Dialog:

Beispiel 21

01 B: Hab ja en eigenes Fell noch.
02 P: Was ham Sie?
03 B: Ein eigenes Fell am Körper.
04 P: Ja? LACHT LANGE * Frau A. das war jetz herrlich.
05 <LACHT> * Aber im Moment dürften Se auch das Sommerfell haben.
06 B: Mhm.
07 P: He? LACHT ** Das war jetz köstlich.

Frau A. hält die synthetischen Felle für unnötig. Das drückt sie aus, indem sie auf ihr *eigenes Fell* (Haut und Behaarung) verweist. Sie nimmt also den Begriff *Fell* wörtlich und bezieht ihn in humorvoller Weise auf sich selbst (Z. 01). Die Pflegerin traut ihren Ohren nicht, deshalb fragt sie erst noch einmal nach (Z. 02). Nachdem die Bewohnerin ihre Äußerung wiederholt hat (Z. 03), muss die Pflegerin lang anhaltend und laut lachen – sie ist wirklich verblüfft und drückt ihre Begeisterung über den Humor der Bewohnerin aus. Anschließend geht sie ihrerseits auf das Wortspiel ein und vermutet, dass die Bewohnerin jetzt aber sicher auch ihr (weniger dickes, also der Jahreszeit angepasstes) Sommerfell trage (Z. 05).

In Beispiel 22 amüsieren sich Pflegende und Bewohnerin darüber, wie die Bewohnerin bei der Beschreibung ihres eigenen Verhaltens maßlos übertreibt. Auslöser für die folgende Unterhaltung war eine Vase mit Blumen, die die Pflegerin vor der Ausführung weiterer Pflegemaßnahmen sicherheitshalber vom Nachtschränkchen woanders hingestellt hatte:

Beispiel 22

01 P: Ja beim Schlafen is es etwas ungeschickt
02 wenn sie da stehn, gell?
03 B: Ja un vor allen Dingen wenn ich da lieg un um mich hau
04 wie ne Halbwilde.
05 P: LACHT Machen Sie das gerne nachts?
06 B: Mitunter ja.
07 P: Aha? Is gut zu wissen wenn Sie/
08 B: Muss ich mich austoben.
09 P: Darf man nich in Ihre Nähe kommen. Nachts schon gar nich. *
10 Tagsüber beißen Se, un nachts haun Sie um sich.
11 B: Nein.
12 Un nachts hau ich um mich.
13 P: LACHT

In diesem Ausschnitt stimmt die Bewohnerin der «Rettungsmaßnahme» für die Blumen zu: Nicht nur beim friedlichen Schlafen (wie die Pflegerin ihre Handlung eingangs begründet) stünden sie vielleicht im Weg, sondern vor allem, wenn sie *um sich haue wie ne Halbwilde* (Z. 03/04). Diese Bemerkung ist komisch, weil die hier sprechende Bewohnerin krankheitsbedingt sehr schwach und kaum dazu in der Lage ist, irgendeine schnelle, plötzliche und vor allem raumgreifende Bewegung auszuführen. Deshalb muss die Pflegerin auch sofort lachen. Sie geht aber zum Schein ernsthaft auf diese Mitteilung ein und fragt die Pflegebedürftige, ob sie solche Ausbrüche von Aktivität auf die Nacht verlege, wenn also keiner sie sehen kann (*Machen Sie das gerne nachts?*, Z. 05). Das bejaht die Bewohnerin (Z. 06): nachts müsse sie sich austoben (Z. 08). Daraufhin meint die Pflegerin, dass man sich demnach wohl zu jeder Tageszeit sehr vor ihr in Acht nehmen müsse: *Tagsüber beißen Se, un nachts haun Sie um sich* (Z. 10). Auch dies bestätigt die alte Dame, sodass die Pflegerin schließlich wieder zu lachen beginnt. Ich denke, dies ist ein gutes Beispiel dafür, dass Humor helfen kann, die engen Grenzen, die der geschwächte Körper, die Krankheiten und die daraus resultierende Abhängigkeit den alten Menschen setzen, wenigstens in der Fantasie zu überwinden.

In Beispiel 23 schließlich nimmt eine an Demenz erkrankte Bewohnerin eine Pflegerin auf den Arm. Offensichtlich erinnert sie die Reaktion der Pflegenden auf ihre Bitte um ein Betthupferl an das Verhalten der eigenen Mutter:

Beispiel 23

01 P: Doch ich hab noch was. Aber du sagst das keinem.
02 B: #Nee nee nee.# LACHEND
03 P: Ja?
04 B: Nee Mutti. LACHT
05: P: #Nee.# LACHEND

«Die schwierigste Turnübung ist immer noch, sich selbst auf den Arm zu nehmen.»
Curt Goetz

5.2 Lachen über BewohnerInnen

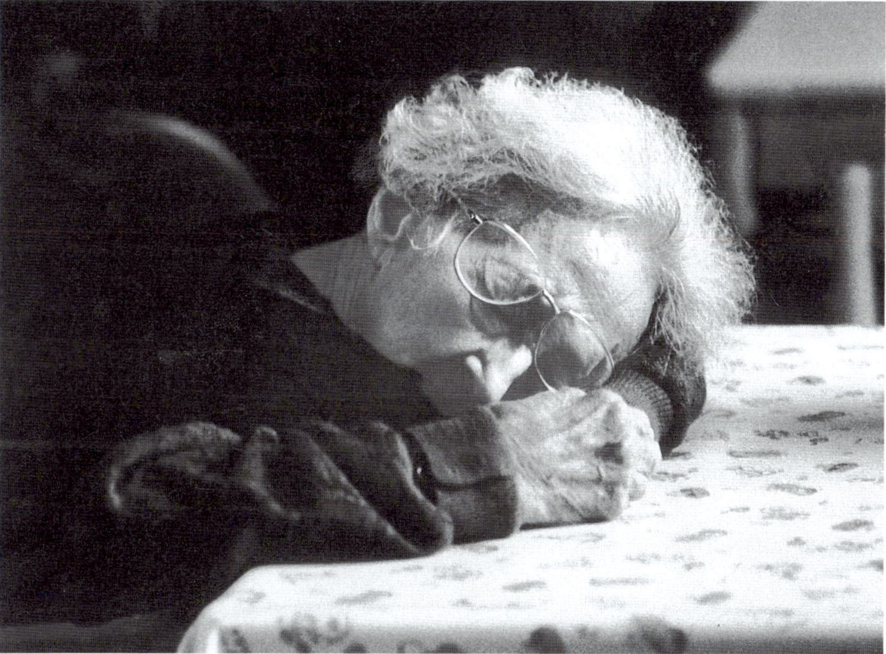

Abbildung 5-5: Mag manchen Pflegenden ein Lächeln entlocken: eingenickte Bewohnerin. (Foto: Lubomir Tükör)

Nicht alle BewohnerInnen laufen unterschiedslos Gefahr, von den Pflegenden belächelt zu werden. Gelacht wird vor allen Dingen über diejenigen, die sich, gemessen am Verhalten gesunder Erwachsener, ungewöhnlich oder kindähnlich (vgl. Kap. 8) verhalten. Das bedeutet, dass sich Pflegepersonen im Wesentlichen über verwirrte beziehungsweise demenzkranke BewohnerInnen amüsieren. Aber auch z. B. von Menschen mit amnestischer Aphasie falsch verwendete Wörter (vgl. Abschnitt 14.2) können Anlass pflegerischer Heiterkeitsausbrüche sein.

Denkanstoß

Beobachten Sie sich einmal einen Tag lang und achten Sie darauf, in welchen Situationen Ihnen am ehesten ein Lachen über Pflegebedürftige herausrutschen könnte…

Wer über BewohnerInnen lacht, tut dies meist gar nicht mit böser Absicht. Oftmals entsteht diese Art von Humor völlig ungeplant, und zwar in Situationen, die unvermutet komische Seiten aufweisen. Dieses Lachen über Situationskomik ist oft ein Ventil für Spannungen und Gefühle von Überforderung und Anstrengung. Für einen kurzen Moment vergisst man, dass die alten Menschen sich nicht wehren und einem das Gelächter mit gleicher Münze heimzahlen können. Man muss laut lachen, obwohl man sich schon im Moment des Herausplatzens die Hand vor den Mund schlagen möchte, weil einem die Unangemessenheit des eigenen Verhaltens sofort bewusst wird. Man weiß, dass die Pflegebedürftigen nichts für ihr absonderlich erscheinendes Verhalten können; man weiß, dass diese Art von Humor den «Opfern» wehtun und als respektlos, ja demütigend empfunden werden kann, auch wenn sie vielleicht zunächst in das Lachen mit einstimmen.

Denkanstoß

Können Sie sich an eine Situation in Ihrer Kindheit erinnern, in der die Erwachsenen Sie ausgelacht haben? Was für Gefühle hat das bei Ihnen ausgelöst? Haben Sie sich ohnmächtig gefühlt, haben Sie sich geschämt, oder waren Sie wütend? Um wie viel schlimmer muss es sein, wenn man diese Erfahrung als Erwachsener macht...

Beispiel 24 zeigt, dass auch verwirrte und desorientierte Menschen sich noch Gedanken darüber machen, ob man mit ihnen oder über sie lacht:

Beispiel 24

01 B: Ganz so dumm bin ich gar nich
02 wie die Leute mich einschätzen.
03 P: <Un das denk ich mir.>
04 B: LACHT ** Ja ja, so is es im Leben.
05 P: Ja?
06 B: Der eine macht's ins Töpfchen, * und der andre daneben.
07 P: <LACHT>
08 B: Ja ja.
09 P: LACHT
10 B: LACHT <Worüber/ **über mich lachen Se, nich?**>
11 P: <Über Ihre Sprüche.>
12 B: Jaha. * Meine Sprüche.
13 P: Mhm. Wenn wir Sie nich hätten.

Der Geist ist willig, aber das Fleisch ist schwach: Über dieses Zitat, das ihr so passend für ihre eigene Lebenssituation erschien, hat die Bewohnerin mit dem Zivildienstleistenden zuvor philosophiert. Zu Beginn dieses Gesprächsausschnitts schildert sie ihren Eindruck, dass man sie falsch einschätzt, beziehungsweise ihre geistigen Fähigkeiten auf Grund ihrer körperlichen Gebrechen unterschätzt *(Ganz so dumm bin ich gar nich wie die Leute mich einschätzen,* Z. 01/02). Das deutet darauf hin, dass sie manches Verhalten, vielleicht auch den Sprachgebrauch mancher Pflegepersonen ihr gegenüber als unangemessen empfindet.

Der Zivildienstleistende stimmt ihrer Selbsteinschätzung zu. Ihr lustiger Spruch *So is es im Leben. Der eine macht's ins Töpfchen, * und der andre daneben* (Z. 04/06) bringt ihn zum Lachen – sicher nicht zuletzt, weil sie sich hier wie auch sonst meist sehr unverblümt und «undamenhaft» ausdrückt. Das verunsichert sie jedoch, und sie thematisiert ihre Befürchtung, von ihm ausgelacht zu werden (*Worüber/ über mich lachen Se, nich?,* Z. 10). Auch sein Widerspruch (Z. 11) scheint ihren Argwohn nicht ganz ausräumen zu können. Unterschätzen Sie also niemals die Angst pflegebedürftiger Menschen davor, nicht mehr ernst genommen zu werden!

Ich möchte nun noch ein paar Beispiele dafür geben, dass manche Situationen, beziehungsweise Verhaltens- oder Ausdrucksweisen von Pflegebedürftigen einfach komisch sein und Pflegende zum Lachen bringen können, ohne dass die Pflegenden deshalb eine herablassende oder respektlose Einstellung den BewohnerInnen gegenüber haben müssen. Lachen ist menschlich, und es sich zu verkneifen manchmal einfach unmöglich – auch wenn man im Nachhinein bereut, einen anderen damit eventuell verunsichert oder beleidigt zu haben. Um gut zu kommunizieren, muss man nicht perfekt oder unfehlbar sein; aber man muss sich immer wieder Gedanken über die Wirkungen der eigenen Ausdrucks- und Verhaltensweisen machen und die eigenen Fähigkeiten verbessern wollen. Auf dem richtigen Weg ist, wer aus seinen Fehlern lernen will und sich im Zweifelsfall für sie entschuldigen kann.

In Beispiel 25 trocknet eine Pflegerin nach dem Waschen die Füße einer sehbehinderten und leicht dementen Bewohnerin ab. Offensichtlich sind Druckstellen zu sehen. Beide haben unterschiedliche Auffassungen darüber, was die Ursache dafür sein könnte. Die Pflegerin amüsiert sich darüber, wie Frau H. ihre Meinung begründet:

Beispiel 25[3]

01 P: Is immer noch rot.
02 B: Ja?
03 P: Mhm. ** Frau H. können nich irgendwelche Schuhe drücken *
04 an die Sch/ an der Stelle?
05 B: Ich hab doch im Gesicht auch immer so/
06 P: #Ja?# SKEPTISCH
07 B: Da hab ich keine Schuhe an.
08 P: Hm? * Was mei/

09 B:	Im Gesicht hab ich keine Schuhe an.
10 P:	Nee. LACHT ** Da ham Sie keine Schuhe an.
11	Da ham Se Recht.

Die Bewohnerin lehnt die Vermutung der Pflegenden ab, die roten Stellen an ihren Knöcheln könnten durch zu enge Schuhe verursacht worden sein. Das tut sie mit dem Hinweis darauf, dass sie ja auch im Gesicht einige rote Stellen habe (Z. 05). Diese Äußerung stellt die Pflegerin vor ein Problem: Sie weiß, dass es sich bei diesen Flecken um Hautkrebs handelt, die Bewohnerin dies aber entweder nicht (mehr) weiß oder nicht versteht. Also fordert sie sie mit dem skeptisch klingenden und nachfragenden *ja?* (Z. 06) auf, ihr genauer zu erklären, was sie eigentlich meint. Die Bewohnerin fährt daraufhin zunächst leise (Z. 07) und dann noch einmal lauter und nachdrücklicher (und dabei todernst!) mit ihrer Begründung fort: Im Gesicht könne man die roten Flecken ja auch nicht mit Schuhen begründen, denn da trage sie ja keine Schuhe (Z. 07/09). Dieser logische Kurzschluss bringt die Pflegerin zum Lachen (Z. 10). Sie gibt der Bewohnerin Recht, ohne auf ihrer eigenen, wohl zutreffenderen Erklärung für die Druckstellen zu beharren und wechselt anschließend das Thema. An diesem Beispiel sieht man sehr schön, dass einen manche Äußerungen von Pflegebedürftigen einfach zum Lachen reizen können. Man sieht aber auch, dass dieses (auch nur sehr leise) Lachen der Pflegerin zwar herausgerutscht ist, sie aber bemüht ist, die Bewohnerin nicht bloßzustellen oder zu beschämen. Jemand, der hämisch oder boshaft veranlagt ist, hätte sich in dieser Situation ganz anders verhalten!

Sehr ähnlich ist in dieser Hinsicht auch Beispiel 26, in dem es um eine hochbetagte demente Bewohnerin geht. Für ihr hohes Alter ist sie körperlich gesehen erstaunlich agil; allerdings leidet sie unter Wortfindungsstörungen und einem Sprachautomatismus, d. h. sie spricht unentwegt Worte und Wortfetzen (wie z. B. *ach was* Z. 01, *aber das is* Z. 02, 05) vor sich hin. Beim Ausziehen vor dem Baden wundert sie sich über den Inhalt ihrer Unterhose:

Beispiel 26

01 B:	Ich hab hier * ne ganze Tüte * … ach was
02	<u>Aber das is</u>
03 P:	<u>Ne ganze Tüte</u>, ah #hahaha.# LACHT
04	Einlagen meinen Sie, nich Tüte.

Das, was die Bewohnerin in ihrer Unterhose findet, bezeichnet sie als *ne ganze Tüte* (Z. 01). Die Pflegende stutzt erst und überlegt, während sie diese Formulierung wiederholt, was damit wohl gemeint sein könnte. Als sie begreift, dass die alte Dame ihre Inkontinenzeinlage meint, muss sie lachen (Z. 03). Anschließend korrigiert sie den Begriff ohne allzu große Besserwisserei (Z. 04). Auch dies ist also ein Beispiel dafür, dass manchmal in der Pflege über alte Menschen gelacht wird, ohne dass die Lachenden sie im eigentlichen Wortsinn auslachen.

Der nächste Ausschnitt ist ein gutes Beispiel für Situationskomik. Hier stellt ein Pfleger mich vor dem Beginn der Morgentoilette einer recht schwerhörigen Schlaganfallpatientin vor:

Beispiel 27

01 P: <Das is die Svenja.> *
02 B: Svenja.
03 P: Jaha. *
04 B: Ne Russ/ Russin dem * Namen nach.
05 P: Eine Russin dem Namen nach.
06 S: <Nee, das stimmt nich.> *
07 <Der Name is aus Schweden.>
08 Aber ich komm aus Deutschland. **
09 B: Sie weiß es also nich?
10 P: LACHT
11 S: >LACHT< **
12 P: <Doch, sie weiß es schon.> *
13 B: Aber sie darf's nich sagen.
14 P: LACHT LAUTHALS

Nachdem die Bewohnerin den ihr genannten Namen korrekt wiederholt hat, schlussfolgert sie, dass ich aus Russland kommen müsse (Z. 05). Meinen Versuch der Richtigstellung (Z. 06–08) versteht sie allem Anschein nach falsch: Statt *das stimmt nich* glaubt sie gehört zu haben, dass ich das nicht so genau wisse (Z. 09). Diese Äußerung bringt mich und den Pfleger ein erstes Mal zum Lachen: Schließlich hatte ich gerade eben versucht, ihr nicht nur meine Herkunft, sondern auch die meines Namens zu erklären. Abgesehen davon ist es relativ unwahrscheinlich, dass man selbst nicht weiß, aus welchem Land man stammt. Der Pfleger widerspricht ihr also (Z. 12), kann aber auch damit nicht bewirken, dass sie ihren Irrtum erkennt. Sie ist so mit den möglichen Auswirkungen meiner Nationalität auf mein Verhalten beschäftigt, dass sie nicht darüber nachdenkt, ob sie meine Worte falsch verstanden haben könnte. Stattdessen wähnt sie sich einem Geheimnis auf der Spur: Sie vermutet politische oder gar staatspolizeiliche Motive für meine Aussage (*Aber sie darf's nich sagen*, Z. 13). Diese Verschwörungstheorie ist der Auslöser für unverhohlenes und lang anhaltendes Lachen auf Seiten des Pflegers.

Aus der Situation heraus ist dieses Lachen verständlich, wenn auch nicht angemessen. Eine beleidigende oder verunsichernde Wirkung auf die Bewohnerin hätte allerdings verhindert werden können. Der Pfleger hätte sie beispielsweise auf ihren schwerhörigkeitsbedingten Irrtum aufmerksam machen und obendrein fragen können, wie sie auf ihre Vermutung kommt, ob es also möglicherweise einen biografischen Hintergrund dafür gibt. Stattdessen wechselt er im Folgenden das Thema, ohne noch einmal auf ihre Äußerungen einzugehen. Das hat Folgen für die weitere Entwicklung des Gespräches: An mehreren Stellen kommt die Bewohnerin erneut auf Russland zu sprechen.

Es kann ein Zeichen von Hilflosigkeit sein, wenn Pflegende über eine Bewohnerin lachen, die unentwegt mit hoher Kleinmädchenstimme *hallo, hallo* ruft, dann aber nicht sagen kann, was sie eigentlich will. Wirklich gemein ist es allerdings, wenn zum Beispiel wütende Pflegebedürftige nachgeäfft oder ausgelacht werden. So kommt es beispielsweise im Umgang mit der an einem Sprachautomatismus leidenden Bewohnerin aus Beispiel 26 immer wieder dazu, dass (insbesondere jüngere und männliche!) Pflegende sie imitieren und auslachen, statt tröstend oder beruhigend auf die hinter den endlosen wehklagenden Wiederholungen einzelner Wörter steckenden Gefühle zu reagieren. Bewohnerinnen, die nach Meinung des Personals offenbar in einen Pfleger oder Arzt verliebt sind, werden damit in vielen Fällen aufgezogen – als hätten Pflegende das Recht, sich über solche Gefühle lustig zu machen!

Auch die Pflegerin in Beispiel 28 lacht recht unbekümmert über eine demenziell erkrankte Bewohnerin, die fast nicht mehr spricht und sich in der Regel nur noch schreiend mitteilen kann. Während derselben Pflegeinteraktion (aber lange vor dem hier wiedergegebenen Ausschnitt) sagt sie einmal schmunzelnd, dann lachend *Des Jammern is schon so drin, herrlich Frau H. Bei jeder Berührung jammert se.* Dass sie das Verhalten der Pflegebedürftigen als *Jammern* umschreibt, zeigt, dass sie es nicht als Ausdruck von Schmerzen, Unzufriedenheit oder Ärger ernst nimmt. Entsprechend setzt sie sich auch über die Willensäußerungen der Bewohnerin hinweg, als sie sie nach der Morgentoilette aus ihrem Zimmer zum Frühstücks- beziehungsweise Aufenthaltsraum führt:

Beispiel 28[3]

01 P: Frau H. kommen Sie?
02 B: #Nein.# SCHREI-INTONATION
03 P: Wo wolln Sie denn hin? *
04 B: SCHREIT
05 P: IMITIERT SCHREIEN

06 IMITIERTER SCHREI gibt's #nich.# LACHEND; LACHT
07 #Frau H. kommen Sie mal mit.# LACHEND

Zunächst fordert die Pflegerin die Bewohnerin auf, ihr zu folgen (Z. 01). Frau H. aber, die ihren Rollstuhl vor sich her schiebt, weigert sich; sie möchte nicht mitkommen (Z. 02). Also erkundigt die Pflegerin sich, wohin sie stattdessen laufen möchte. Hierauf gibt die Bewohnerin (wie auch nicht anders von der Pflegenden erwartet) keine eindeutige Antwort, sie schreit lediglich unzufrieden (Z. 04). Das äfft die Pflegerin nach und meint dann lachend, das gebe es nicht (Z. 06). Anstatt zu versuchen, herauszufinden, was die Bewohnerin will, oder anstatt ihr klar zu machen, dass sie das inhaltlich nicht verstehen kann, amüsiert sie sich lediglich über sie. Sie gibt Frau H. mit dem Lachen nonverbal zu verstehen, dass sie sie nicht ernst nimmt. Noch dazu verdeutlicht sie ihr auf der verbalen Ebene durch die Worte *gibt's nich* (Z. 06), dass sie die Macht hat, sich über den Willen der Pflegebedürftigen hinwegzusetzen. Das Gefühl von Überlegenheit und das Wissen um die Wehrlosigkeit der meisten BewohnerInnen können Pflegepersonen also dazu verführen, über die BewohnerInnen und die ihnen verbliebenen Ausdrucksmöglichkeiten zu lachen.

Beispiel 29 schließlich demonstriert, dass es auch vorkommt, dass wütende und aufgebrachte BewohnerInnen wie kleine Kinder nicht ernst genommen und vom Pflegepersonal ausgelacht werden. In diesem Fall will eine demente Bewohnerin morgens nicht gewaschen werden. Anstatt sie einfach in Ruhe zu lassen und es später noch einmal zu probieren, versuchen eine Pflegerin (P2) und eine Schülerin (P1), sie gegen ihren Willen aus dem Bett zu holen:

Beispiel 29

01 P1: Schaun Sie mich mal an.
02 B: Ach Quatsch. *
03 Solln Se sich alleine (pflegen.) #Ja.# BEKRÄFTIGEND
04 P1: Ach Quatsch.
05 B: Ich hab vorhin * <geschlafen.>
06 P1: Ja. #Sie dürfen nachher wieder schlafen,# HÖHER * ja? *
07 LACHT, WEIL B WÜTEND AM GITTER RÜTTELT *
08 Frau B. #<ein bisschen waschen.># ETWAS HÖHER *
...
09 P1: LACHT
10 P2: Diese Qual bei der Hitz/
11 B: #<Gehn Se doch weg hier.># WUTENTBRANNT
12 P2: LACHT

13 <Ich wollte ja nur des Kissen noch richtig hinmachen.>
14 B: Och.
15 Dann #<lassen Se’s doch.># WUTENTBRANNT
16 P2: Ja, es is jetz <gut.> * So.

Die Bewohnerin, die als aggressiv und unberechenbar verschrien ist, hat sich im Bett zur Seite gedreht. Auf die Aufforderung der Schülerin, sie wieder anzuschauen, reagiert sie eindeutig ablehnend (Z. 02/03). In Zeile 05 begründet sie ihren Ärger sogar sehr rational: *Ich hab vorhin geschlafen.* Damit spielt sie vermutlich darauf an, dass sie nach einer sehr heißen und vor allem für sie nahezu schlaflosen Nacht endlich eingeschlafen war. Das Versprechen der Schülerin, sie könne nach dem Waschen wieder schlafen, beruhigt sie aber nicht, eher im Gegenteil: Sie rüttelt wütend und ohnmächtig an den Bettgittern. Diese hilflose, aber von ihrer Botschaft her eindeutige Geste findet die Schülerin unglaublich komisch, sie lacht die Bewohnerin aus. Als hätte die keinerlei Anzeichen von Gegenwehr gezeigt, kündigt sie ihr danach noch einmal ihren Plan an, sie jetzt wenigstens ein bisschen zu waschen. Es folgt ein eskalierender Streit (hier nicht vollständig wiedergegeben, vgl. Beispiel 51, S. 129), in dem die Bewohnerin sich immer mehr erregt, und die Schülerin unter Mithilfe ihrer Kollegin stur dabei bleibt, die Morgentoilette durchführen zu wollen. In dessen Verlauf zeigt die erfahrenere Pflegerin wenigstens in geringem Maße Verständnis für das unkooperative Verhalten der Bewohnerin (Z. 10), während die Schülerin wie auch in Zeile 09 nur über die Abwehrversuche der alten Frau kichert und lacht. Je aufgebrachter die Bewohnerin ist, desto lauter wird das Gelächter der Pflegenden. Diese Situation ist nun wirklich alles andere als komisch und nicht zu entschuldigen.

5.3 Tipps für ein humorvolles Miteinander

«Der Tag, an dem du nicht gelacht hast, ist ein verlorener Tag.» Charlie Chaplin

- Lachen tut Pflegenden und Gepflegten gut. Es streichelt die Seele, lenkt von Langeweile, Frustrationen und Schmerzen ab und schafft ein Gefühl der Zusammengehörigkeit und Ebenbürtigkeit. Wie hat es doch der Gerontopsychiater Rolf Hirsch so treffend formuliert? Wer miteinander lacht, schlägt sich nicht... Es empfiehlt sich daher, keine Gelegenheit auszulassen, gemeinsam zu lachen.
- Auf Grund der vielfältigen Unterschiede zwischen Pflegenden und Gepflegten ist allerdings Vorsicht geboten: Harmlose Situationskomik kann schnell als Auslachen empfunden werden. Selbst hochgradig demente und psychisch

veränderte alte Menschen haben noch ein Gespür dafür, ob man mit ihnen oder über sie lacht. Daher tun Pflegepersonen gut daran, nicht nur die BewohnerInnen, sondern vor allem auch sich selbst einmal, beispielsweise bei Missgeschicken, auf die Schippe zu nehmen.

- Nobody is perfect – jedem passiert es einmal, dass er an unpassenden Stellen zu lachen beginnt, oder sich auch über das Verhalten von BewohnerInnen amüsiert. Wichtig ist allerdings, das im Umgang mit den betreffenden BewohnerInnen dann wieder wettzumachen, beziehungsweise sich dafür zu entschuldigen.
- Es ist allerdings vollkommen inakzeptabel, demenzkranke und andere, im Hinblick auf Sprachgebrauch und Verhalten veränderte Menschen und ihre Gefühle prinzipiell nicht ernst zu nehmen und sie auszulachen. Jedes derartige Lachen über BewohnerInnen schafft Distanz und verstärkt Gefühle von Abhängigkeit, Ohnmacht und Unterlegenheit.

Weiterführende Literatur

Bischofberger, I. (Hrsg.): «Das kann ja heiter werden»: Humor und Lachen in der Pflege. 2. Auflage. Verlag Hans Huber, Bern 2008.

Danninger, K.: Komische Perspektive. Altenpflege (2005) 2: 43–45.

Grabowski, I.: Humor in der Pflege. Die Schwester/Der Pfleger (1999) 4: 311–313.

Heinold, H.: Lach doch einfach… Heilberufe (2001) 2: 10–11.

von Herz, A.: Da gibt es nichts zu lachen. Dr. med. Mabuse (2002) 136: 35–38.

Hirsch, R. D.: Humor in der helfenden Beziehung. Pflege aktuell (1996) 50: 734–737.

Hirsch, R. D.; Bruder, J.; Radebold, H. (Hrsg.): Heiterkeit und Humor im Alter. Schriftenreihe der Deutschen Gesellschaft für Gerontopsychiatrie und -psychotherapie (Bd. 2), Bonn 2001.

Hirsch, R. D.: Heitere Gelassenheit. Altenpflege (2005) 2: 36–38.

Jenrich, H.: Ansichten eine Clowns. Altenpflege (1999) 2: 28–30.

Müksch, M.; Matusch, I.; Raiser, J.: Gepflegter Humor: Humor in der Pflege. Edition Velvet Voice, 2008.

Müller, M.: Kreativschelme. Altenpflege (1999) 2: 30–32.

Robinson, V.: Praxishandbuch therapeutischer Humor. Grundlagen und Anwendung für Pflege- und Gesundheitsberufe. Verlag Hans Huber, Bern 2002.

von Schaper, A.: Lach mal wieder. Altenpflege (2000) 2: 31.

Schmidt-Hackenberg, U.: Humor und Herzlichkeit: Geschichten aus dem Pflegealltag. Vincentz, Hannover 2007.

Streeck, J.: Seniorinnengelächter. In: Kotthoff, H.: Das Gelächter der Geschlechter. Universitätsverlag Konstanz, Konstanz 1996.

Hello, how «du» you «du»?
Geduzt wird hier schon mal gar nicht!

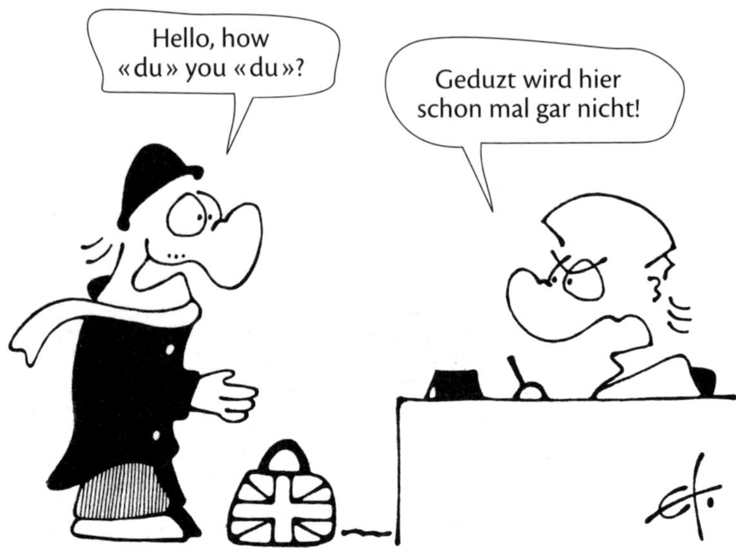

Abbildung 6-1: © E. Frink

6. Die Anrede

«Dass auch Ausländer und alte Menschen ein Recht auf das Mündigkeits-Sie haben, muss ausdrücklich betont werden angesichts betrüblicher Praxis im Alltag.»
Werner Besch

Ein Indikator für die Einstellung der Pflegenden gegenüber den BewohnerInnen ist die Anrede. In den folgenden Abschnitten soll deshalb diskutiert werden, was es eigentlich bedeutet, wenn man jemanden duzt (Abschnitt 6.1) beziehungsweise siezt (Abschnitt 6.2). Weil es in der Altenpflege auch häufig vorkommt, dass beide Formen miteinander gemischt werden, geht es in einem weiteren Abschnitt um solch wechselnde oder uneindeutige Anredeformen (Abschnitt 6.3). Am Ende finden sich Tipps zur Anrede und wie immer eine Zusammenfassung (Abschnitt 6.4).

6.1 Duzen

Sich gegenseitig zu duzen gilt in unserer Gesellschaft als ein Anzeichen von sozialer und emotionaler Nähe und Vertrautheit. Geduzt werden daher im Wesentlichen Familienangehörige, Freunde und gute Bekannte. Auch Arbeitskollegen duzen sich in vielen Fällen, wenn auch meist erst nach einer Zeit des Kennenlernens und des gegenseitigen «Beschnupperns». Es gibt allerdings auch eine ganze Reihe von Situationen, in denen bestimmte andere Eigenschaften unserer Gesprächspartner es bewirken, dass wir sie mit Du anreden. Zu diesen Eigenschaften gehören neben dem Geschlecht und der Sympathie beispielsweise auch Alter und Mündigkeit. Kinder werden bei uns geduzt, bis sie fast volljährig sind, und haben ihrerseits fremde Erwachsene zu siezen. Jüngere Erwachsene sollten deutlich ältere in der Regel nicht unaufgefordert duzen. Noch ausschlaggebender als das Alter ist aber die geistige Reife oder die Mündigkeit: Geistig Behinderte werden nämlich nicht selten pauschal geduzt.

Eine Eigenschaft, die das gegenseitige Duzen verbietet, ist die Macht eines Menschen über einen anderen, beziehungsweise ein ungleicher sozialer Status. So duzen Lehrer ihre Schüler (wenigstens bis zu einem gewissen Alter), nicht aber umgekehrt; Vorgesetzte duzen manchen Angestellten, nicht aber umgekehrt. Mit anderen Worten: Die Wahl der Anredeform gibt Auskunft über die soziale Beziehung zwischen zwei Menschen. Eine Übersicht über Bedeutungen und Funktionen des Duzens gibt die Grafik in **Abbildung 6-2**.

Wie steht es nun in der Altenpflege mit dem Duzen? Wird geduzt, und wenn ja, wer duzt dort wen?

Es ist eine langjährige Tradition, weibliche Pflegende als *Schwester* und mit dem Vornamen anzusprechen. Männliche Pflegende spricht man ebenfalls meist mit dem Vornamen an. Sie bekommen allerdings, entsprechend der in unserer Gesellschaft und vor allem im Weltbild so mancher älterer Menschen leider nach wie vor nicht überwundenen Vormachtstellung der Männer, zuweilen auch unpersönlichere, dafür aber respektvollere Anredeformen wie *Chef* oder *Herr Meister* zu hören.

Obwohl meistens der Vorname der Pflegenden mit «Sie» kombiniert wird, kommt es doch vor, dass BewohnerInnen Pflegepersonen duzen *(Georg kuck doch mal nach stillem Wasser)*. Dafür gibt es vor allem zwei Gründe. Zum einen ist da der Wunsch nach familiärer Vertrautheit. Beispiel 30 zeigt, dass manche alleinstehenden BewohnerInnen insbesondere die jüngeren Pflegepersonen wie Ersatz-Enkelkinder behandeln und entsprechend duzen, was diese sich in der Regel auch gefallen lassen. In diesem Ausschnitt geht es darum, dass die junge Stations-

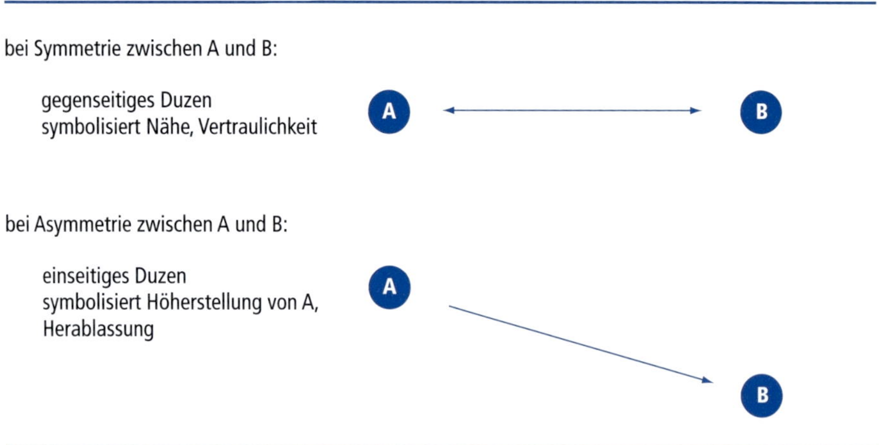

Abbildung 6-2: Bedeutung/Funktion des Duzens.

TOUCHÉ
by ©Tom
ICH : TARZAN!
DU : ...?
HENRIETTE-LUISE VON DER SCHLÜTERBECK-LOTTERMANN!
?
DU : JANE!

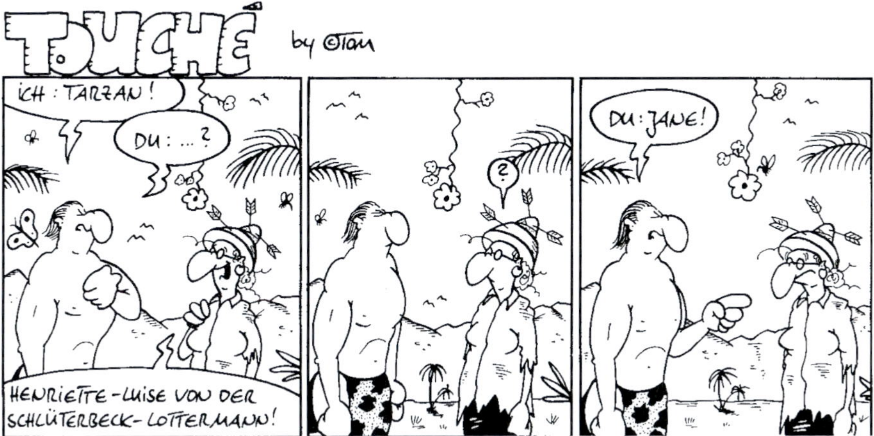

Abbildung 6-3: (Quelle: Tom 2000: Touché No 1001-200. JOCHEN enterprises, Berlin 1998)

schwester einige BewohnerInnen zu sich nach Hause zum Kaffee einladen will. Sie weiß, dass die Bewohnerin, mit der sie hier spricht, keinen Kuchen mag. Deshalb hat sie ihr angeboten, etwas Herzhaftes für sie bereitzustellen. Allerdings hat sie auf Grund ihrer mangelnden Erfahrung als Hausfrau oder Köchin darum gebeten, dass Frau L. keinen sehr komplizierten Wunsch äußern möge. Damit bewirkt sie ein beruhigend-großmütterliches Verhalten auf Seiten der Bewohnerin:

Beispiel 30

01 B: Ja **du** machst mir gar nix extra.
02 Ich freue mich/
03 P: Ja wenn ich das weiß Frau L., dann/ LACHT
04 B: Jetz machst **du** mal schön was **du** kannst.
05 P: LACHT
06 B: Und sorg für die anderen alle (gut.)
07 Sorg **du** dich nich. Ich sorg für mich.

Das Beispiel zeigt, dass die Bewohnerin die Pflegerin durchgehend duzt (Z. 01, 04, 07), diese sie aber höflich und respektvoll siezt beziehungsweise mit dem Nachnamen anspricht (Z. 03). Insbesondere die verdächtig babysprache-nahe Äußerung *Jetz machst du mal schön was du kannst* (Z. 04) macht deutlich, dass das von BewohnerInnen ausgehende Duzen emotionale Gründe hat und nicht respektlos gemeint ist. Ich denke, die Pflegerin muss hier lachen (Z. 05), weil sie sich in die Position eines kleinen Mädchens zurückversetzt fühlt, dem die Oma gut zuredet. Sie spürt, dass das sprachliche und sonstige Verhalten der alten Dame Vertrautheit und Zuneigung signalisiert.

Zum anderen gibt es aber auch krankheitsbedingte Verhaltensveränderungen, die manche BewohnerInnen vom Sie zum Du übergehen lassen. Vor allem demenzkranke Menschen im fortgeschrittenen Stadium der Erkrankung können sich oft nicht mehr an die Normen unserer Gesellschaft halten. Einige von ihnen duzen ohne Unterschied jeden Menschen, dem sie begegnen. Typisch sind etwa Äußerungen wie *Was machste denn mit mir* oder *Was haste für krumme Beine*. In Beispiel 31 versucht ein Pfleger, eine hochbetagte demente Bewohnerin beim Baden dazu zu bringen, sich selbst zu waschen, was diese aber ablehnt:

Beispiel 31[3]

01 P:	Wir kommen nachher wieder.
02 B:	Ihr kommt naher. (Egal, ich kann das/)
03	Nein **du** brauchs gar nich wiederkomm.
04	**Du** ka/ kanns hier bleiben. Hier.
05	Wa/ wasch/ wasch mir den Hals. (Oder/)
06 P:	Des mach ich nachher.

Aber auch Pflegepersonen duzen einige BewohnerInnen. Manchmal beruht diese Art des Duzens auf einer Abmachung – sie duzen also die Pflegebedürftigen auf deren eigenen Wunsch hin, wie die Pflegerin in Beispiel 20.

Denkanstoß

Welche der Ihnen bekannten BewohnerInnen duzen Sie? Was war der Anlass dafür?

In anderen Fällen werden einzelne BewohnerInnen geduzt, weil sie auf Grund einer geistigen oder körperlichen Behinderung schon Jahrzehnte in der betreffenden Pflegeeinrichtung leben und schon immer mit dem Vornamen und Du angesprochen worden sind. Das ist wohl am ehesten als ein Duzen aus Gewohnheit zu bezeichnen. Diese Art des Duzens verteidigen viele Pflegende einerseits zu Recht gegen Kritik; schließlich sind die Pflegenden für diese Menschen eine Art Familienersatz. Man duzt sie nicht herablassend, sondern um Nähe und Geborgenheit zu vermitteln. Würde man die Politik vieler Heime befolgen, von heute auf morgen auch solche BewohnerInnen zu siezen, würde das nicht als Respektbezeugung, sondern vielmehr als Liebesentzug oder gar als Strafe empfunden – einmal ganz abgesehen davon, dass manch eine demente Bewohnerin mit ihrem (zumal angeheirateten) Nachnamen auch gar nichts mehr anfangen kann und sich gar nicht angesprochen fühlen würde. Andererseits aber kann es auch nicht schaden, wenn neue MitarbeiterInnen versuchsweise auch solche BewohnerInnen fragen, wie sie gerne angeredet werden möchten. Nicht nur prinzipielles Siezen ist also ein Zeichen von Respekt; es ist gleichermaßen respektvoll, die Pflegebedürftigen selbst entscheiden zulassen, ob sie gesiezt oder geduzt werden wollen.

In Beispiel 32 spricht eine Pflegerin mit einer geistig und körperlich behinderten Bewohnerin, die schon viele Jahre in dem Heim lebt und nicht viel älter als die Pflegerin selbst ist. Das Duzen und die Nachfrage nach ihrer Familie sind in diesem Fall Zeichen von Anteilnahme und Interesse am Wohlbefinden der Bewohnerin:

Beispiel 32

01 P: Hat deine Schwester angerufen?
02 B: #Nein.# QUENGELIG
03 P: #Nein?# VERWUNDERT **
04 Die hat sich schon längere Zeit nicht gemeldet, ne?
05 B: Nää.
06 P: Nee. Was da wohl wieder los sein wird.
07 B: (Ja aua) .. ..
08 P: Aua
09 Erna du bist ja heute ganz besonders empfindlich, hm?

BewohnerInnen zu duzen und sich von ihnen duzen zu lassen kann also durchaus positive Auswirkungen auf die Beziehung zueinander haben. Nicht jedes Du ist respektlos oder herablassend. Die Kehrseite davon ist allerdings, dass manche BewohnerInnen glauben, sie könnten Pflegende, die sie duzen, auch wie jüngere Familienangehörige herumkommandieren oder tätscheln. Zudem verhalten sich manche Pflegepersonen, die BewohnerInnen duzen, nicht selten überbehütend und bemutternd. Sie behandeln die betreffenden BewohnerInnen wie unselbstständige Kleinkinder und sprechen dann mit ihnen auch in der Babysprache. In diesen Fällen geht das Duzen typischerweise auch mit der Verwendung von Kosenamen wie *Schatz(i)* und Verniedlichungen einher (vgl. Kap. 8).

6.2 Siezen

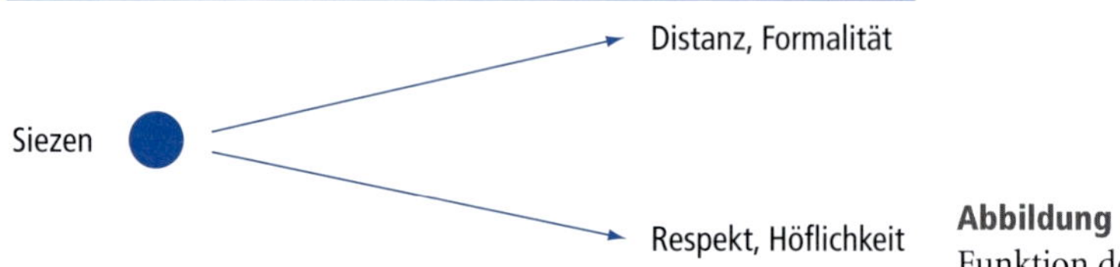

Abbildung 6-4: Bedeutung/ Funktion des Siezens.

Das gegenseitige Siezen ist in unserer Gesellschaft unter erwachsenen Menschen, die sich nicht persönlich kennen, der Normalfall. Es signalisiert einerseits Respekt und Höflichkeit, andererseits aber auch Distanz und den öffentlichen beziehungsweise formellen Charakter einer Situation. Eine Übersicht über die Bedeutungen und Funktionen des Siezens gibt die Grafik in **Abbildung 6-4**.

Jemanden zu siezen und mit dem Nachnamen anzureden signalisiert eine höfliche und respektvolle Einstellung dieser Person gegenüber. Deshalb schreiben viele Pflegeeinrichtungen ihren MitarbeiterInnen sogar explizit vor, die alten Menschen zu siezen. Entsprechend ist das *Sie* gegenüber BewohnerInnen auch der Normalfall im deutschen Pflegealltag. Die meisten pflegebedürftigen Menschen werden also gesiezt und mit dem Nachnamen angesprochen. Diese Kombination hat zusätzlich den Vorteil, dass sie nicht nur Respekt vermittelt, sondern auch die Aufmerksamkeit der BewohnerInnen geschickt immer wieder auf das Pflegegeschehen lenkt (vgl. Kap. 4.1, 8 und 15). Je abwesender sie wirken, desto häufiger sprechen die Pflegepersonen sie mit dem Namen an – vor allem nach längeren Gesprächspausen, in denen sie selbst schweigend gearbeitet haben. Dies zeigt Beispiel 33, in dem eine Pflegerin während der Morgentoilette einer dementen Bewohnerin einzelne Schritte im Pflegegeschehen aufzählt und sie um Mithilfe bittet beziehungsweise ihr Befinden während der Prozedur überwacht:

Beispiel 33

01 P: **Frau K.** geht das dass **Sie** <hinstehn> am Waschbecken?
02 Mal aufstehn, hm?
03 B: Mhm.
04 P: Dann kann ich **Ihnen** den Rock runterziehn. ** Schön.
05 *** ZIEHT KLEIDER HOCH* **Frau K.**
06 ich hab's noch nich ganz geschafft alles hochzuziehn.
07 Können **Sie** nochmal hinstehen bitte?
08 B: Hm. *** P ZIEHT KLEIDER HOCH
09 P: Geht's noch'n Moment **Frau K.**?
10 Geht's noch'n Moment mit'm Stehn? *** So. **
11 **Frau K.** jetz brauchen **Sie** die Zähne noch, ne?

Gemäß dem Leitgedanken beziehungsweise dem Menschenbild der meisten Einrichtungen wird auch dann grundsätzlich gesiezt, wenn demente oder andere BewohnerInnen die Pflegenden selbst duzen, wie im nächsten Beispiel:

Beispiel 34

01 P: Frau S. müssen **Sie** mal aufs Klo?
02 B: Wer? **Du.**
03 P: **Sie**. Nee, **Sie**, nich ich. LACHT He?

Als Problem wird allerdings in manchen Situationen von den Pflegenden empfunden, dass es im Deutschen keine Stilebene gibt, mit der man zugleich Höflichkeit oder Respekt **und** Zuneigung beziehungsweise Mitgefühl ausdrücken kann. Meines Erachtens führt auch das zu den in Abschnitt 6.3 besprochenen Mischformen.

6.3 Mischformen

Manchmal werden BewohnerInnen auch innerhalb eines Gesprächs, ja sogar einer Äußerung mal geduzt und mal gesiezt. Die «Opfer» dieses schwankenden Anredeverhaltens sind fast immer demenziell erkrankte Menschen beziehungsweise

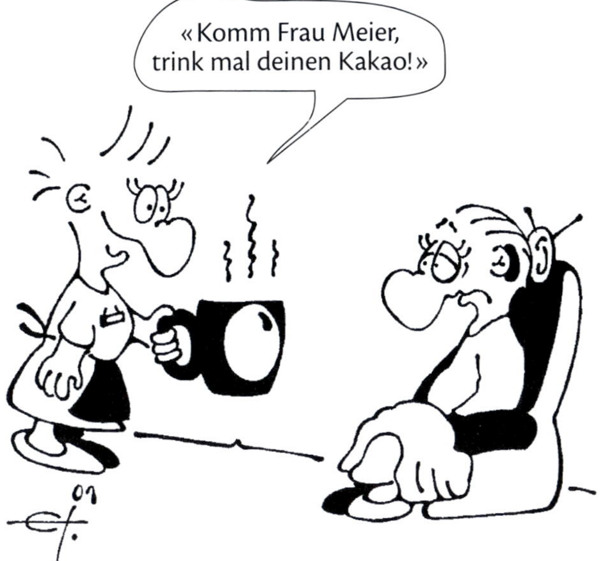

Abbildung 6-5:
© E. Frink 2001

solche, deren geistige Kapazitäten beschränkt sind und die nur noch einfachste sprachliche Äußerungen verstehen. Auch manche AphasikerInnen werden zuweilen so angesprochen.

Denkanstoß

Gibt es BewohnerInnen, die Sie selbst in einem Atemzug duzen und siezen? Wann tun Sie das, und aus welchem Grund?

Ganz typisch für diese Art der Anrede ist weniger das Wörtchen du, als vielmehr die Wahl mancher Verbformen. Charakteristisch sind beispielsweise Äußerungen wie die Folgende: Eine Pflegerin holt nach der Morgentoilette ein Deodorant hervor und sagt vor dem Sprühen zu der leicht dementen Bewohnerin: *So Frau A., kuck mal. Ein feines Bac-Spray. * Gut?* Hin und wieder werden auch «duzende» Aufforderungen wie *warte mal* oder *pass auf* eingestreut.
Manchmal wird vom Sie zum Du und entsprechenden Verbformen gewechselt, um der großen körperlichen Nähe beispielsweise bei der Intimpflege oder bei der Hilfe vom Bett in den Rollstuhl Rechnung zu tragen *(Komm einmal in meine Arme!)*. Manchmal geschieht es auch, um eine mutter- oder familienähnliche Nähe zu signalisieren und unruhige oder traurige BewohnerInnen zu trösten oder zu beruhigen. Dies ist an Beispiel 35 zu sehen, in dem sich eine Pflegerin nach dem Befinden einer sehr erregt wirkenden Bewohnerin erkundigt:

Beispiel 35

01 P: <Geht's Ihnen heute nich gut?> * Hm? **
02 #Was haste denn, he?# BABYSPRACHE

Die Pflegerin spricht anfangs sehr laut, weil die Bewohnerin fast taub ist. Von der höflichen und sachlich klingenden Frage in der ersten Zeile wechselt sie zum babysprachlichen Duzen, das zugleich besorgt und tröstend klingt. Damit entscheidet sie sich dafür, dass in diesem Moment die Zuwendung für die Pflegebedürftige wichtiger ist als eine respektvolle Distanz. Ob diese das auch so sieht, bleibt unklar – sie reagiert nicht auf die Fragen der Pflegenden.

Das Hin- und Herwechseln zwischen respektvollen und vertrauten Anredeformen kommt auch dann vor, wenn BewohnerInnen irgendetwas tun sollen, aber auf erste und zweite Aufforderungen nicht oder nicht angemessen reagieren. In einigen Fällen probieren Pflegende, die Aufmerksamkeit der BewohnerInnen mit dem

Vornamen wiederzuerlangen, wenn auf die Anrede mit dem Nachnamen keine Reaktion erfolgt: *Frau L. ** Klara*. In anderen Fällen fließt schnell einmal die unhöfliche Aufforderung *komm* in die Worte der Pflegenden ein, wie auch in den folgenden beiden Beispielen. *Komm* soll die BewohnerInnen zur Mitarbeit bewegen (ähnlich wie *auf* im Beispiel 36, Z. 04). Es ist nicht wörtlich gemeint, sondern aktivierend:

Beispiel 36

01 P: Na Frau K. **Komm,** richtig aufstehn. **
…
02 Frau K. heben Sie mal die Beine bisschen. *
03 Das geht so nicht. **Komm.**
04 Richtig hoch die Beine. Auf. **
05 Nee nee. Nich. Nich. Nich nich nich Frau * K.
06 Den Rest müssen Sie/ muss auch noch gehen. **Komm.**

Die Bewohnerin in diesem Beispiel hat Angst vor dem Hinfallen. Deswegen ist sie seit Tagen nicht aus ihrem Rollstuhl aufgestanden und hat sich auch geweigert, mit Hilfe von Pflegepersonen ein paar Schritte zu tun. In diesem Ausschnitt geht es darum, dass sie das Laufen und Stehen auf eigenen Beinen nicht verlernen soll. Nachdem die Schwester ausführlich begründet und auch in deutlichen Worten ausgemalt hat, dass Frau K. andernfalls zum bettlägerigen Pflegefall würde, bewegt sie sie mit den hier wiedergegebenen Worten dazu, von ihrem Zimmer bis zum Frühstücksraum zu laufen. Die teils respektvolle, teils unhöfliche Anrede signalisiert hier eine gewisse Ungeduld sowie die Bereitschaft, die Samthandschuhe im Umgang mit dieser Bewohnerin auch einmal auszuziehen und Tacheles zu reden.

Ähnlich ist es auch in Beispiel 37: Eine Pflegerin möchte eine sehr unruhige demente Bewohnerin dazu bewegen, ihre Anweisungen bei der Morgenpflege zu befolgen. Einerseits siezt sie sie (Z. 01, 03), andererseits spricht sie sie aber auch im selben Atemzug mit dem Vornamen an (Z. 01, 03) und verwendet zweimal das (auf)fordernde *Komm.* (Z. 01, 02).

Beispiel 37

01 P: So Maria. Jetz legen Sie sich wieder hin, gell? ** **Komm.** **
02 #Aufstehn.# SINGSANG ** **Komm.** * So. Ja. ***
03 Maria können Sie den Popo mal heben? * So.
04 So is gut. Ja.

Es wird aber auch vom Siezen zum Duzen gewechselt, wenn Pflegende eine Einbuße an Macht oder Autorität befürchten. Dies kann im Spaß erfolgen wie in Beispiel 38:

Beispiel 38[3]

01 P1: Denn es geht ja auch ums Wickeln. *
02 B: MISCHUNG AUS HUSTEN UND LACHEN
03 P2: LACHT
04 P1: **Lach** nich. LACHT
05 B: LACHT; HUSTET
06 P1: Sie kommen nur wieder ins Husten **Herr B.**

Diesem Ausschnitt geht voraus, dass eine Pflegerin (P1) einem Schüler (P2) das fachgerechte Wickeln eines Beines gezeigt hat. Der Begriff *Wickeln* (Z. 01) bringt nun sowohl den sehr hilfebedürftigen Bewohner wie auch den Schüler zum Lachen, vermutlich, weil beide an das Wickeln eines Babys denken müssen. Mit der unhöflich drohenden Aufforderung *Lach nich* (Z. 04) versucht die Pflegerin, dem Bewohner das Lachen über sie beziehungsweise die Situation zu verbieten. Ihr eigenes, unmittelbar darauf folgendes Lachen zeigt jedoch, dass diese Bemerkung scherzhaft gemeint ist.

Vor allem in Konfliktsituationen kann es jedoch auch vorkommen, dass BewohnerInnen in beleidigender oder strafender Absicht nicht mehr mit Sie und dem Nachnamen (*Frau Meier*), sondern einer verniedlichten Form des Vornamens (*Mariechen*) angesprochen werden. Damit geben Pflegende dann den Pflegebedürftigen zu verstehen, wer letzten Endes am längeren Hebel sitzt, das heißt die Macht hat, den Streit für sich zu entscheiden (vgl. Kap. 8 und 9).

Wie wirkt nun das abwechselnde Duzen und Siezen auf die so angesprochenen BewohnerInnen? Mir scheint, es verunsichert und verwirrt manche der geistig noch einigermaßen regen pflegebedürftigen Menschen. Andere nehmen sehr wohl wahr, dass die Pflegepersonen durch die Anrede den von ihnen gewünschten Grad an Nähe oder Distanz zu bestimmen versuchen. Sie reagieren darauf, indem sie sie auch je nach ihrer Stimmung mal mit Du und mal mit Sie ansprechen. Das zeigt Beispiel 39, in dem eine leicht demente, aber im Allgemeinen noch recht muntere Bewohnerin einen Zivildienstleistenden (der eigentlich mit der Morgentoilette ihrer Zimmerkameradin beschäftigt ist) dazu zu bewegen versucht, eine von ihr verlegte Tasche zu suchen:

Beispiel 39[3]

01 B: **Du** lachst so, als wenn **du** sie schon gefunden hättest.
02 P: Wen?
03 B: Was?
04 P: Wen hab ich gefunden? **
05 B: Na die * Tasche dachte ich. *
06 P: Ach die Tasche. ** Welche meinen Sie denn?
07 Die oder die? **
08 B: Die nich un die nich.
09 P: Welche denn? **
10 B: Eine kleine. * Aber * wissen **Sie**
11 es is so * wie ein Gestrick oder etwas drum.

Während sie ihn eingangs duzt (Z. 01), wechselt sie später wieder zum Sie zurück (Z.10).

Den meisten Pflegenden, die die BewohnerInnen mal so und mal so anreden, ist das nicht einmal bewusst. Auf außenstehende ZuhörerInnen wie beispielsweise auch Angehörige wirkt diese uneinheitliche Anredeweise jedoch entlarvend. Es entsteht der Eindruck, dass der durch das Siezen ausgedrückte Respekt nur oberflächlich beziehungsweise vorgetäuscht ist und die BewohnerInnen in Wahrheit nicht mehr als gleichwertige Erwachsene von den Pflegepersonen wahrgenommen werden (s. auch **Abb. 6-6**) – vor allem, weil das unhöflichere Duzen von einigen auch schon bei leichtem Stress, Unaufmerksamkeit oder Streit mit den alten Menschen verwendet wird.

bei Asymmetrie zwischen A und B:

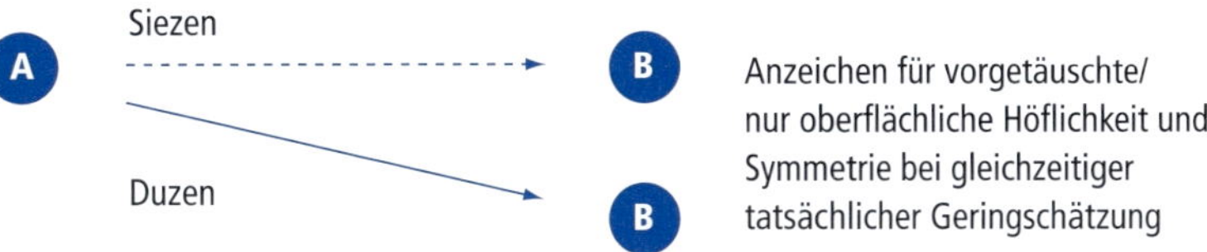

Abbildung 6-6: Bedeutung/Funktion gemischter Anredeformen.

6.4 Tipps zur richtigen Anrede

- In der Regel sollten alle BewohnerInnen unabhängig von ihrer körperlichen und geistigen Verfassung gesiezt und mit dem Nachnamen angesprochen werden.
- Dieser Grundsatz ist jedoch nicht sklavisch zu befolgen: Ausschlaggebend sollten die Wünsche und Bedürfnisse der BewohnerInnen sein. Mehr noch als Höflichkeit und Respektbezeugungen schätzen manche Pflegebedürftige nämlich die mit dem Du verbundene Vertrautheit, Geborgenheit und Familiarität.
- Wer also den Anspruch hat, den Pflegebedürftigen angemessen zu begegnen, sollte sie prinzipiell selbst fragen, wie sie gerne angesprochen werden möchten. Das Stellen dieser Frage dürfte das Klima im Pflegeheim und die Beziehung zu den alten Menschen positiv beeinflussen und damit die Kooperationsbereitschaft der BewohnerInnen erhöhen.
- BewohnerInnen, die den Wunsch haben, geduzt zu werden, sollte man dementsprechend duzen.
- Bewohner, die auf ihren Nachnamen nicht mehr reagieren, kann man nach Rücksprache mit den Angehörigen (!) mit dem Vornamen anreden und dennoch siezen. Bei weiblichen Pflegebedürftigen kann man es auch mit dem Mädchennamen versuchen.
- Wenn man neu in einer Einrichtung oder auf einer Station ist, begegnet man meistens auch BewohnerInnen, die schon seit vielen Jahren dort leben und seit jeher geduzt worden sind. Ich halte es für sinnvoll, auch diese Menschen nach ihren Wünschen zu fragen, statt selbstverständlich davon auszugehen, dass man selbst sie auch duzen darf oder soll.
- Professionelles Anredeverhalten in der Altenpflege bedeutet auch, nicht Gleiches mit Gleichem zu vergelten: Wenn einen eine psychisch oder demenziell erkrankte Person mit Du anredet, heißt das nicht, dass man sie automatisch auch duzen darf (es sei denn, man wird explizit dazu aufgefordert).
- Das bedeutet jedoch nicht, dass Pflegende sich alles gefallen lassen müssen: Auch Sie haben ein Recht, den BewohnerInnen gegenüber Ihre Wünsche zu äußern, wie Sie gerne angesprochen werden möchten. Vor allem im Umgang mit nicht oder nur leicht verwirrten Pflegebedürftigen können Sie ein als unerwünscht oder übergriffig empfundenes Du durchaus zurückweisen.
- Unprofessionell ist es allerdings, wenn man BewohnerInnen, die normalerweise gesiezt werden (wollen), innerhalb eines Gespräches abwechselnd duzt und siezt. Dieses Verhalten kann orientierte BewohnerInnen erheblich verunsichern und verärgern, und es kann demente und desorientierte pflegebedürftige Menschen noch mehr verwirren.
- Es ist auch unprofessionell, die alten Menschen zwar mit Sie und dem Nachnamen anzureden, dann aber respektlose Aufforderungen wie *kuck mal*, *lach*

nich oder *komm* zu verwenden. Diese Mischung erweckt den Eindruck, dass die Höflichkeit nur aufgesetzt ist und die BewohnerInnen in Wahrheit nicht mehr als gleichwertige Erwachsene, sondern als Personen mit einem Kinderstatus gesehen werden. Geborgenheit und Trost sollte man stattdessen besser mit Blicken und Gesten zu vermitteln versuchen.

- Es ist vor allem unprofessionell, wenn man im Streit vom respektvollen Sie und der Anrede mit Titel und/oder Nachnamen (*Frau Dr. Meier*) zum unhöflichen Du und der Anrede mit dem verniedlichten Vornamen (*Mariechen*) übergeht, um damit seine Macht zu beweisen und den BewohnerInnen ihre kindgleiche Ohnmacht vor Augen zu führen.

Weiterführende Literatur

Besch, W.: Duzen, Siezen, Titulieren. Vandenhoek & Ruprecht, Göttingen ^{2}1998.

Döring, J.; Ley, S.: Schwester Maria statt Frau Müller? Altenpflege (1996) 12: 782.

Jaster, B.; Schützendorf, E.: Ist «Duzen» würdelos? Altenpflege (1997) 12: 40.

Meißner, A.: Die Problematik der Anrede *Du* vs. *Sie* zwischen Pflegepersonal und Patientinnen/Patienten in Deutschland. Pflege 17 (2004) 2: 73–77.

Michalke, C.: Das «Du» in der Pflege. Die Schwester/Der Pfleger (1997) 4: 314–316.

Ruthemann, U.: Exkurs: Sie oder Du zwischen Altenheimbewohnern und Personal? In: Ruthemann, U.: Aggression und Gewalt im Altenheim. Recom, Basel 1993.

Weinhold, C.: Kommunikation zwischen Patienten und Pflegepersonal. Verlag Hans Huber, Bern 1997.

Zenz, J.: Sind Sie eine Kollegin? Über das Selbstverständnis, eine Schwester von jedermann zu sein. In: Zegelin, A.: Sprache und Pflege. Ullstein Mosby, Berlin/Wiesbaden 1997.

Na, da haben wir
wohl richtig Durchfall!
Was, Sie auch?
Oh je, Schwester, und
Sie Ärmste müssen in
dem Zustand arbeiten!
WC

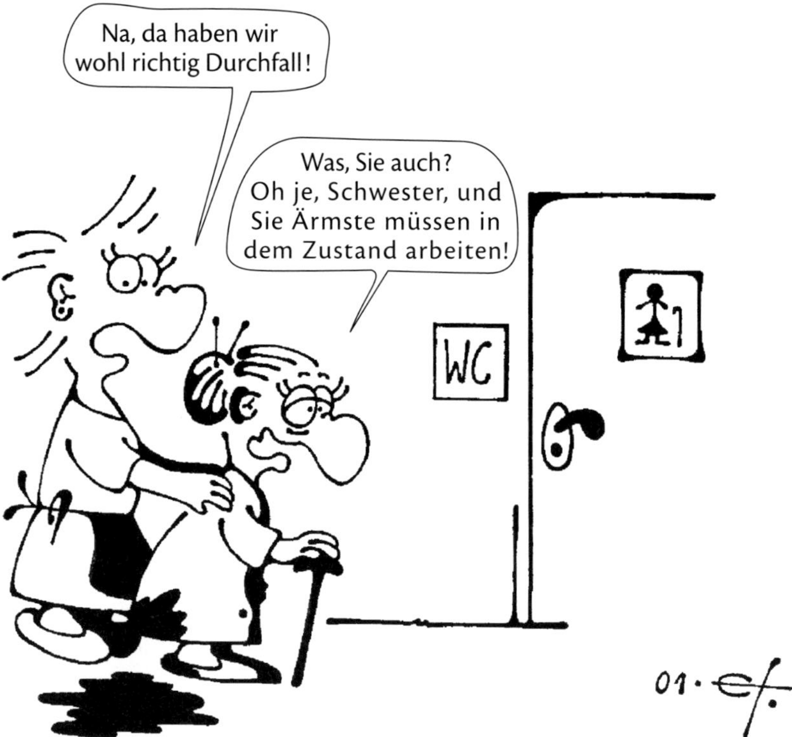

Abbildung 7-1: © E. Frink 2001

7. Pflege-Wir

Das Pflege-Wir ist nach wie vor eine typische Erscheinung in der Alten- und Krankenpflege. Bis vor kurzem habe ich das Pflege-Wir noch als Krankenschwester-Wir bezeichnet. Da das Phänomen aber weder auf die Akutpflege, noch auf Krankenhäuser oder gar auf weibliche Mitarbeitende beschränkt ist, erscheint mir der weniger stigmatisierende Begriff Pflege-Wir heute angemessener. Abschnitt 7.1 zeigt, was damit eigentlich gemeint ist. In Abschnitt 7.2 geht es darum, in welchen Situationen das Pflege-Wir in der Altenpflege verwendet wird. Abschnitt 7.3 versucht, eine Antwort darauf zu geben, warum Pflegende so sprechen. Abschnitt 7.4 verdeutlicht, im Umgang mit wem man das Pflege-Wir verwendet. Abschnitt 7.5 schließlich enthält wieder einige zusammenfassende Bemerkungen sowie Tipps zur Verwendung.

7.1 Beschreibung des Pflege-Wirs

Souvenir aus dem Krankenhaus

«So, jetzt nehmen wir unsere Tablette – und dann werden wir schön schlafen!»

«Warum nehmen denn wir die Tablette?»

«Das sagte ich doch eben – damit wir schön schlafen!»

«Ja, ist denn das erlaubt?»

«Was soll denn daran nicht erlaubt sein?»

«Ja, dass Sie jetzt ins Bett gehen!»

«Ich gehe doch jetzt nicht ins Bett. Ich habe Nachtdienst!»

«Um Gottes willen, dann können Sie doch keine Tabletten nehmen!»

«Wie kommen Sie denn darauf, dass ich eine Tablette nehmen will?»

«Nein, nicht eine ganze, aber Sie wollten doch die Hälfte von meiner, und dann wollten wir schön schlafen!»

«Sagen Sie, ist Ihnen nicht gut? Haben Sie Fieber?»

«Mir ist gut! Aber Sie sind doch hier reingekommen und haben gesagt, dass wir jetzt unsere Tablette nehmen wollen. Ich hätte Ihnen ja auch die Hälfte der Tablette abgegeben. Aber Sie haben ja Nachtdienst!»

«Das haben Sie vollkommen falsch verstanden!»

«Haben Sie denn keinen Nachtdienst?»

«Natürlich habe ich Nachtdienst. Deshalb bringe ich ja die Tabletten!»

«Kriegen Sie das nicht ein bisschen durcheinander?»

«Ich kriege überhaupt nichts durcheinander! Wir nehmen jetzt die Tablette, und dann machen wir das Licht aus!»

«Nein, bitte nicht, Schwester, erstens haben Sie Nachtdienst, und zweitens kann jemand reinkommen!»

«Ich glaube, wir müssen doch mal Fieber messen!»

«Ja, Sie zuerst!»

«Wieso ich?»

«Ja, also, zuerst messen Sie Fieber und dann ich!»

«Warum denn ich?»

«Weil ich weiß, dass ich keins habe!»

«Dann wollen wir mal den Puls fühlen!»

«Gegenseitig?»

«Wenn Sie nicht vernünftig werden, müssen wir den Professor rufen!»

«Ich rufe nicht mit!»

«Nehmen Sie jetzt die Tablette oder nicht?»

«Wollen Sie denn nichts mehr abhaben?»

«Ich will, dass Sie jetzt die Tablette nehmen, dass Sie nichts mehr fragen, dass Sie sich schön ausstrecken, sich gut zudecken und dann lange und tief schlafen. So, und nun wünsche ich Ihnen eine recht gut Nacht!»

«Danke, Schwester, das ist wirklich sehr lieb von Ihnen!»

«Ist doch selbstverständlich – wo wir doch morgen operiert werden!»

Abbildung 7-2: Meine Schwester und ich. (W. Rompa)

Wie geht's uns denn heute? Das ist ein vielfach karikierter und den meisten Menschen aus Witzen oder von Cartoons her bekannter Spruch aus dem (nicht nur deutschsprachigen) Pflegealltag. Man kann ihn als «Auswuchs» oder Folge des Pflege-Wirs verstehen: Eine Pflegeperson verwendet die Wörtchen *wir* beziehungsweise *uns*, meint damit aber entweder sich selbst oder den/die Bewohner/in und nicht wirklich beide. **Abbildung 7-3** stellt dar, worauf *wir* sich beziehen kann.

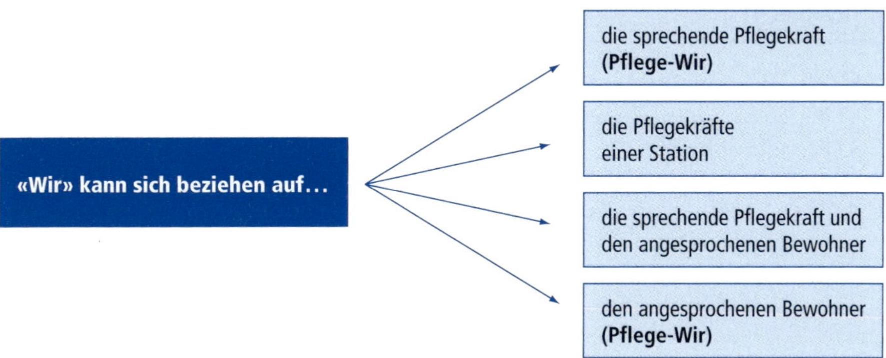

Abbildung 7-3: Worauf sich «wir» alles beziehen kann.

Das folgende Beispiel 40 zeigt, dass viele Pflegepersonen sich selbst meinen, wenn sie von *wir* sprechen. Hier führt ein Pfleger die Intimpflege bei einer schwerst pflegebedürftigen, gelähmten Bewohnerin durch:

Beispiel 40

01 P: So. Frau Z. Dann waschen **wir** jetz den Intimbereich, ne? *
02 Sie ham auch ein bisschen abgeführt. *
03 Müssen **wir** sauber machen, ne? *** So. **
04 Vorsicht. ** So. ** Ich mach'n Kopf ma runter.
05 SENKT KOPFTEIL AB **
06 Jetz dreh ich Sie ma auf die Seite. Nach links, ja? ** So. Gut. ***
07 Wird nochmal kalt am Po. SPRÜHT PFLEGESCHAUM ***
08 So. Ham **wir** gleich sauber Frau Z.

Der Pfleger erläutert der alten Frau, was er sieht und zu tun vorhat. Er wechselt dabei von eindeutigen Bezeichnungen (*Sie* Z. 02, 06 und *ich* Z. 04, 06) zum Pflege-Wir (Z. 01, 03, 08). Damit bezieht er die Bewohnerin in die von ihm durchgeführten Tätigkeiten mit ein, obwohl sie tatsächlich nur passiv daran beteiligt ist.

Es kommt aber auch vor, dass mit dem Pflege-Wir wie im Fall von *Wie geht's uns denn heute?* die Pflegebedürftigen gemeint sind. Häufig sind zum Beispiel Äußerungen wie *Dann essen wir noch ein Jogurt* oder *Wir essen ja heute richtig vornehm mit Messer und Gabel* zu hören: Nicht die Pflegepersonen essen, sondern sie helfen den BewohnerInnen bei der Nahrungsaufnahme. Auch das Pflege-Wir in Beispiel 41 bezieht sich in erster Linie auf den Bewohner. In diesem Ausschnitt hilft ein Pfleger einem an Parkinson leidenden Bewohner aus dem Bett:

Beispiel 41

01 P: Dreht sich das?
02 B: So'n bisschen, ja.
03 P: Immer langsam. **
04 Ham Zeit genug. ***
05 Und? Sind **wir** so weit?
06 B: Ja.
07 P: Gut.

Weil dem Bewohner schwindelig ist, lässt der Pfleger ihn vor dem Aufstehen eine Weile auf der Bettkante sitzen. Bei der Frage, ob sich der Kreislauf stabilisiert habe, verwendet er dann das Pflege-Wir anstatt des an dieser Stelle eigentlich erwartbaren Sie (Z. 05).

7.2 Die Situation

Der Gebrauch des Pflege-Wirs in der Altenpflege ist an bestimmte Pflegesituationen gebunden: Es wird vorwiegend verwendet, wenn die Pflegenden Tätigkeiten ausführen, die die BewohnerInnen selbst nicht mehr für sich erledigen können. Dabei handelt es sich zum einen um solche Tätigkeiten, die für gesunde Erwachsene einen sehr privaten Charakter haben: Körperpflege und die Regulierung der Ausscheidungen überlässt man (im Gegensatz zum Anlegen eines Verbandes oder zum Binden der Schnürsenkel) normalerweise nicht einmal seinem Ehepartner, wenn es nicht unbedingt sein muss. Das Pflege-Wir kommt dementsprechend sehr oft vor, wenn es ums Waschen oder die Intimpflege geht, wie in Beispiel 40. Dort ist auch sehr schön zu sehen, dass der Pfleger in Bezug auf weniger verfängliche Handgriffe von *ich* oder *Sie* spricht. Andere Beispiele für das im Zusammenhang mit intimen Pflegehandlungen verwendete Pflege-Wir wären Äußerungen wie *Aber wir müssen uns noch abduschen, am besten tun wir uns unten rum im Bett waschen*, oder *Wolln wir noch'n bisschen nach oben rutschen?* In diesen Fällen scheint das Pflege-Wir dazu zu dienen, die gepflegte Person wenigstens sprachlich in das Geschehen mit einzubeziehen, obwohl tatsächlich nur die Pflegeperson handelt.

Zum anderen wird das Pflege-Wir auch in weniger intimen Situationen verwendet, in denen die Pflegepersonen den BewohnerInnen bei etwas (beispielsweise beim Essen) helfen müssen. Wenn es um die Nahrungsaufnahme geht, meint das Pflege-Wir nicht die Pflegerperson, sondern in erster Linie die Person, der die Mahlzeiten gereicht werden. In diesem Fall verweist es allerdings darauf, dass das Essen nur mit Hilfestellung möglich, also eine gemeinsame Leistung beider Beteiligter ist.

Eine dritte, weit seltenere und gewissermaßen statische (weil nicht mit Handlungen verknüpfte) Variante ist der Gebrauch des Pflege-Wir, um das Verhalten oder Befinden von BewohnerInnen zu kommentieren: *Und wir haben die Bronchien wieder verschleimt.*

7.3 Mögliche Ursachen und Hintergründe

Es ist nach wie vor unklar, was Pflegende dazu bringt, das Pflege-Wir zu verwenden. Denkbar wären die folgenden drei Erklärungen.

Erstens sind manchen Pflegepersonen die in Kapitel 3 dargestellten Unterschiede zwischen Pflegenden und Pflegebedürftigen vielleicht bewusster als anderen. Sie sind sensibel für die Gefühle von Ohnmacht und Traurigkeit, die die Hilfsbedürftigkeit bei einigen BewohnerInnen auslöst. Sie sehen die Pflegebedürftigen nicht nur als die unselbstständigen Personen, die sie jetzt sind, sondern nehmen sie auch als Menschen wahr, die früher einmal eine Familie ernährt, Kinder aufgezogen und verschiedenste soziale oder kreative Fähigkeiten besessen haben. Es ist deshalb gut vorstellbar, dass manche der Pflegenden gezielt versuchen, die Pflegeaktivitäten als gemeinsame Handlungen darzustellen – auch und gerade in den Fällen, in denen eine Mithilfe durch die alten Menschen auf Grund einer Lähmung o. Ä. praktisch nicht mehr möglich ist. So gehen Aufforderungen zum Beispiel zum Umdrehen *(Drehn wir uns mal da rüber, ja?)* in der Regel damit einher, dass die Pflegenden die Angesprochenen im Moment des Sprechens umdrehen. In dem Bestreben, die BewohnerInnen möglichst umfassend in das Geschehen mit einzubeziehen, verwenden sie überdurchschnittlich häufig das Wörtchen *wir* – und schießen damit im Falle des Pflege-Wir ein wenig über das Ziel hinaus. Die Verwendung des Pflege-Wir wäre also in diesem Fall ein Versuch, die Realität, nämlich die Pflegebedürftigkeit der BewohnerInnen, mit sprachlichen Mitteln bewusst zu überspielen.

Zweitens wird das Pflege-Wir wie in Abschnitt 7.2 besprochen sehr oft während der Intimpflege gebraucht. Interessanterweise ist dies auch bei Müttern zu beobachten, wenn sie ihre Babys wickeln. Ein Großteil der in der Altenpflege tätigen Personen sind Frauen; viele von ihnen haben selbst Kinder. Es kann also sein, dass die Abhängigkeit der alten Menschen und die Ähnlichkeit der Aufgabe (Körperpflege, Entsorgen der Ausscheidungen) dazu führen, dass AltenpflegerInnen mit ihnen so sprechen, wie sie es vom Umgang mit ihrem Nachwuchs her gewöhnt sind. In diesem Sinne hätte die Verwendung des Pflege-Wirs unbewusste

Ursachen. Das ließe darauf schließen, dass die Pflegenden die alten Menschen nicht mehr als Erwachsene, sondern als Wieder-zum-Kind-Gewordene wahrnehmen.

Drittens schließlich ist es auch möglich, dass das Pflege-Wir allein durch die Pflegesozialisation, das heißt durch die Einarbeitung unter der Obhut von erfahreneren KollegInnen verursacht wird: PraktikantInnen und SchülerInnen lernen vieles durch die Nachahmung anderer Pflegender. Neben pflegerischen Handgriffen schauen sie natürlich auch die sprachlichen Verhaltensweisen ab. Die Neuen lernen also nicht nur, die Aufmerksamkeit der BewohnerInnen durch häufige namentliche Anrede aufrecht zu erhalten, sondern sie lernen beispielsweise auch, das Pflege-Wir und die Babysprache zu verwenden. Diese Strategien übernehmen sie jedoch ganz unmerklich und oft gegen ihren eigenen Willen. Selbst wenn sie zum Beispiel das Pflege-Wir anfangs ablehnen, machen sie später Witze darüber und verwenden es ironisch. In der Regel dauert es nicht allzu lange, bis sie es ganz selbstverständlich einsetzen! Es kann also sein, dass das Pflege-Wir ganz gedankenlos gebraucht wird – nicht, weil es eine bestimmte Funktion hätte, sondern nur, weil alle anderen es auch unentwegt benutzen.

Denkanstoß

Denken Sie an Ihre ersten Erfahrungen in der Pflege zurück: Welche sprachlichen (und sonstigen) Verhaltensweisen kamen Ihnen merkwürdig oder unnötig vor? Was wollten Sie nie so machen wie Ihre KollegInnen? Haben Sie es geschafft, die von Ihnen abgelehnten Verhaltensweisen nicht zu übernehmen?

Eine erfreuliche Tendenz ist immerhin, dass die von mir seit der Jahrtausendwende belauschten Pflegenden immer häufiger über ihre eigene Ausdrucksweise «stolpern», das heißt den Gebrauch des unnötigen Pflege-Wir selbstkritisch reflektieren und umgehend korrigieren.

7.4 Mit wem wird so gesprochen?

In den «Genuss» des Pflege-Wir kommen fast alle BewohnerInnen. Allerdings wird es umso häufiger verwendet, je hilfloser die BewohnerInnen sind, je weniger sie sich wie gesunde Erwachsene verhalten (können) und je weniger sie dazu in der Lage sind, verbal zu kommunizieren. Das bedeutet, dass zum Beispiel demenzkranke Menschen das Pflege-Wir sehr häufig zu hören bekommen. In Beispiel 42 etwa kündigt ein Pfleger die Morgentoilette an, bevor er eine demente Bewohnerin von ihrem Bett ins Bad führt:

Beispiel 42[3]

01 P: So jetz müssen **wir uns** waschen. Okay? **
02 Ops. HILFT IHR AUF **
03 B: Wieso denn?
04 P: Ja'n bisschen waschen müssen **wir uns**.
05 Sandmännchen aus den Augen.

Wörtlich genommen kündigt der Pfleger der alten Dame an, dass sie beide sich waschen müssen. Geistig gesunde und sprachlich fitte Menschen erkennen schnell, dass er die Bewohnerin waschen beziehungsweise zur Eigenpflege aktivieren möchte, nicht aber sich selbst. Genau das ist aber ein Problem: Psychisch veränderte und vor allem demente Menschen nehmen solche Äußerungen wörtlich. Sie sind nicht in der Lage, nicht ernst gemeinte, bildliche oder ironische Sprache so zu verstehen, wie sie eigentlich gemeint ist. Entsprechend bewirkt das Pflege-Wir zumindest Verwunderung oder Ratlosigkeit bei den betroffenen BewohnerInnen. Wenn Pflegende das Pflege-Wir wie in Beispiel 42 verwenden, kann das aber auch massive Ängste auslösen und zu heftigen, abwehrenden Reaktionen führen – insbesondere, wenn ein männlicher Pfleger so mit einer älteren Frau spricht.

7.5 Zusammenfassung und Tipps

- Das Pflege-Wir ist ein «unechtes» Wir: Es bezieht sich tatsächlich nur auf eine Person, nämlich entweder auf den/die Pflegende selbst oder den/die BewohnerIn.
- Es wird in Situationen verwendet, in denen Pflegepersonen etwas für die oder mit den Pflegebedürftigen tun, was diese aus Krankheitsgründen nicht mehr selbst erledigen können.
- Dem Gebrauch können sowohl bewusste als auch unbewusste Motive zu Grunde liegen.
- Eine absichtliche Verwendung würde bedeuten, dass Pflegende die BewohnerInnen mit dem Pflege-Wir wenigstens sprachlich in das Geschehen mit einzubeziehen versuchen, obwohl sie dazu tatsächlich kaum noch etwas beitragen können.
- Ein unbewusstes Motiv ist die Wahrnehmung von Ähnlichkeiten in der Hilfsbedürftigkeit und Abhängigkeit von pflegebedürftigen alten Menschen und Kleinkindern: Wer die BewohnerInnen mit Kindern gleichsetzt, verwendet nicht nur die Babysprache (vgl. Kap. 8) beim Sprechen mit ihnen, sondern auch ein (auch im Umgang mit Kindern beliebtes) «unechtes» Wir.

- Ein weiteres, sicher unbewusstes Motiv für den Gebrauch des Pflege-Wirs ist schlicht und ergreifend die (Hör-)Gewohnheit – also die Tatsache, dass in der Pflege «eben so gesprochen wird».
- Das Pflege-Wir wird beim Sprechen mit den meisten BewohnerInnen, also unabhängig von der Art der Erkrankung verwendet.
- Es ist jedoch prinzipiell wenig sinnvoll, es einzusetzen. Es kann nämlich geistig klare BewohnerInnen verärgern und kränken, weil diese sehr wohl wahrnehmen, dass sie zumindest sprachlich wie Kinder oder Unmündige behandelt werden.
- Menschen mit Demenz kann es (insbesondere während der Körper- und Intimpflege) sogar verwirren oder ängstigen, weil sie häufig nicht mehr in der Lage sind, bildhafte Sprache zu verstehen und die gesprochenen Worte in das tatsächlich Gemeinte zu «übersetzen».
- Mit anderen Worten: Selbst wenn Sie es nett meinen – die Verwendung des Pflege-Wir ist unprofessionell und unnötig. Wer sich klar und verständlich ausdrücken möchte und noch dazu Wert auf einen würdevollen Umgang mit den BewohnerInnen legt, sollte versuchen, sich das Pflege-Wir so bald wie möglich wieder abzugewöhnen.

8. Babysprache in der Altenpflege

BRUNO, MACHST DU MAL DIE TÜR AUF? DAS IST BESTIMMT FRAUKE!
RING RING
OH... SCHRECK! DIE SPRACHVERWIRRTE!
7/14
© OTTIFANT PRODUCTIONS DISTR. BULLS 1993
SCHNELL... DAS HANDBUCH "BABYSITTER-DEUTSCH FÜR FORTGESCHRITTENE"!
EIGUCKIDA! DAS KLEINE MANNI MACHT NOCH GAR NICHT SCHLAFI?
"EIGUCKIDA"? AH, HIER STEHT'S: "SIEH MAL EINER AN" ODER "SCHAU MAL HER"! SCHÖN... UND WAS BEDEUTET "SCHLAFI"?

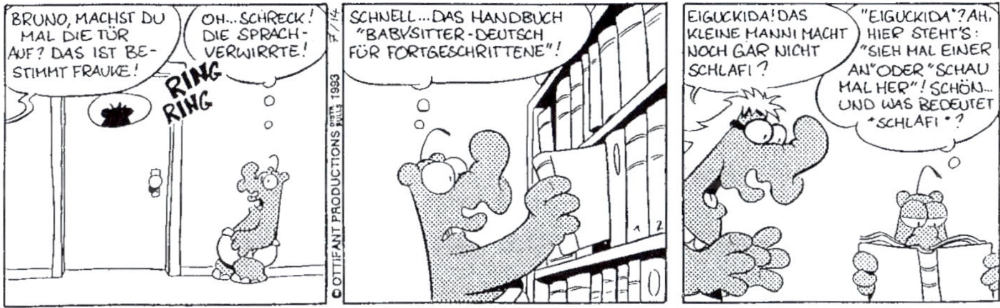

Abbildung 8-1: (Quelle: Ottifant Productions, Distr. Bulls 1993, 7/14)

In diesem Kapitel geht es darum, dass man mit den BewohnerInnen von Altenpflegeheimen manchmal wie mit Kleinkindern spricht. Nach einer Beschreibung der echten, elterlichen Babysprache (Abschnitt 8.1) wird gezeigt, welche Elemente davon in der Altenpflege wieder zu finden sind (Abschnitt 8.2). In weiteren Abschnitten sollen die Motive der Pflegenden, die Babysprache zu verwenden, beziehungsweise die Funktionen der Babysprache dargestellt (Abschnitt 8.3) und die Reaktionen der Pflegebedürftigen darauf beschrieben werden (Abschnitt 8.4). Abschnitt 8.5 beinhaltet eine Zusammenfassung, während Abschnitt 8.6 auf der Grundlage eines Modells der Auswirkungen von sprachlichen Anpassungen auf ältere Menschen eine Bewertung sowie Tipps zur Verwendung beziehungsweise Vermeidung von Babysprache umfasst.

8.1 Eigenschaften echter Babysprache

Denkanstoß

Fallen Ihnen ein paar Beispiele dafür ein, in welcher Hinsicht Erwachsene mit Kleinkindern anders sprechen als mit Gleichaltrigen?

Wenn Eltern und insbesondere Mütter mit ihren Babys kommunizieren, verändert sich nicht nur ihre Sprechgeschwindigkeit, sondern vor allem auch ihre Stimme in auffälliger Weise: Sie sprechen sehr viel langsamer und in einer höheren, manchmal auch schrilleren Tonlage. Im Vergleich zu ihrer normalen Sprechweise verwenden sie sowohl mehr höhere als auch mehr tiefere Töne. Dadurch klingt ihre Stimme singsanghaft melodiös.

Des Weiteren zeichnet sich echte Babysprache durch große Einfachheit aus: Kurze, einfache Sätze werden verwendet, um sich den der Sprache noch nicht mächtigen Kleinen verständlich zu machen. Aus demselben Grund finden sich auch viele (meist wörtliche) Wiederholungen.

Die echte Babysprache hat auch einen kleinen, besonderen Wortschatz: Begriffe wie *Onkel Doktor*, *Heia machen* für schlafen oder *teita gehen* für spazieren gehen werden in der normalen Erwachsenensprache in der Regel nicht gebraucht. Dasselbe gilt für viele Doppelformen, die einen nicht unerheblichen Anteil am Wortschatz der Babysprache haben. Zu ihnen gehören Begriffe wie *Wauwau* für Hund, *Brumm Brumm* für Auto, und natürlich *A-a*, *Kack-Kack*, *Pipi* und *Popo*. Ferner werden Kinder nicht selten aufgefordert, etwas *schön* zu tun, zum Beispiel *du musst jetzt schön schlafen*. Dinge, die Erwachsene als positiv bewerten, bezeichnen sie Kindern gegenüber oftmals als *fein*.

Je jünger die mit der Babysprache angesprochenen Kinder sind, desto wahrscheinlicher ist es, dass Wörtchen wie *ich* und *du* vermieden werden. Stattdessen sprechen Mütter beispielsweise von *(die) Mama*, wenn sie sich selbst meinen

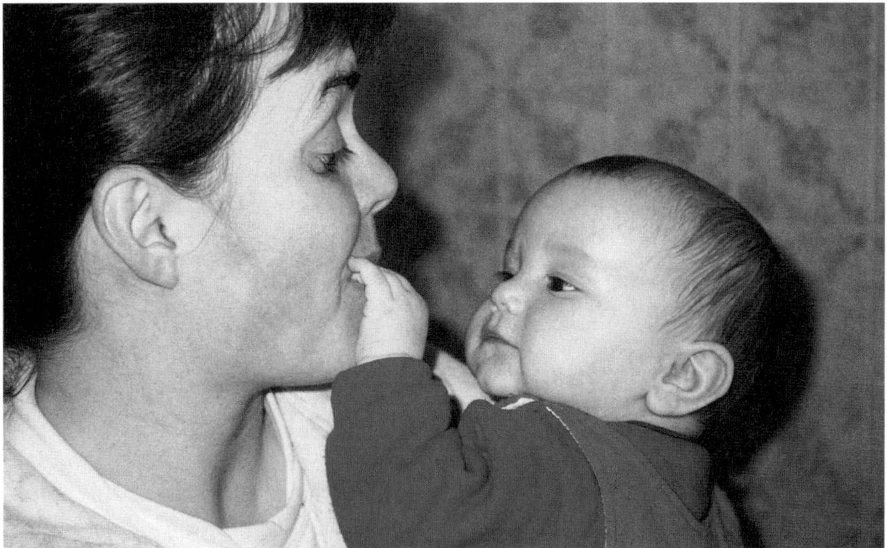

Abbildung 8-2: Mutter mit Baby. (Foto: Andreas Götze)

(Mama hilft dir gleich), und sie beziehen sich mit dem Namen auf ihr Kind *(will Jakob seinen Schnulli?)*, wenn sie es direkt ansprechen.

Ein weiteres Kennzeichen der echten Babysprache ist das häufige Vorkommen von Verniedlichungen oder Verkleinerungsformen. Im Umgang mit kleinen Kindern ist im deutschen Sprachraum nicht selten von *Händchen*, *Füßchen*, *Köpfchen* und *Kleidchen* die Rede – nicht von Händen, Füßen, Köpfen und Kleidern. Kinder spielen mit *Püppchen*, wollen *Kätzchen* streicheln und essen brav ihr *Breichen*. Im Süddeutschen enden entsprechende Wörter auf Silben wie -lein oder -le, im Schweizerdeutschen auf -li.

Auch werden in der Babysprache vielfach Kosenamen wie etwa *Schätzchen*, *Mäuschen*, *Muckele* oder *Lauser* statt Eigennamen verwendet.

Charakteristisch für die Babysprache ist schließlich auch, dass die lieben Kleinen sehr häufig überschwänglich gelobt werden *(ja fein! ganz toll machst du das!)*.

8.2 Vorkommen in der Altenpflege

Zahlreiche Elemente, die die echte Babysprache kennzeichnen, sind auch in der Altenpflege zu beobachten. So reden manche Pflegepersonen langsamer, wenn sie mit den BewohnerInnen kommunizieren. Einige von ihnen verwenden dabei auch eine deutlich höhere, beziehungsweise eine schrillere Stimme – vor allem, wenn sie die BewohnerInnen trösten oder herausfinden wollen, wie es ihnen geht. So auch in Beispiel 43:

Beispiel 43

01 P: Drehn Sie sich noch bitte einmal zu mir, ja? *
02 Das is da drunter en bisschen nass geworden. **
03 #Geht's so?# HÖHER ***
04 #Hm?# HOCH Geht's? ***
05 Is gleich fertig.

Hier wird eine schwerst pflegebedürftige Bewohnerin von zwei Pflegepersonen gewaschen. Weil die Pflegerin keine Antwort bekommt, als sie die Bewohnerin nach ihrem Befinden fragt, wechselt sie von ihrer normalen Stimme (Z. 01) zu immer höheren Tonlagen (Z. 03, 04) und versucht dann, die alte Dame mit *Is gleich fertig* (Z. 05) zu trösten.

Je kränker die BewohnerInnen sind und je mehr Schwierigkeiten sie haben, Sprache zu verstehen, desto einfacher und kürzer werden auch die an sie gerichteten Sätze. Dies zeigt Beispiel 44:

Beispiel 44

01 P: Das Knie ma anwinkeln bitte.
02 B: Hm? *
03 P: Einmal Knick reinmachen.
04 B: Jaha?
05 P: So. Und das andere auch.
06 B: So?
07 P: So.

In diesem Beispiel wählt die Pflegerin zunächst eine Aufforderung, die das seltenere beziehungsweise erwachsenensprachliche Wort *anwinkeln* und ein höfliches *bitte* enthält (Z. 01). Weil die Bewohnerin sie nicht versteht, formuliert sie ihre Aufforderung um, indem sie den kindersprachlicheren Begriff *Knick reinmachen* verwendet und *bitte* ganz weglässt (Z. 03). Damit verkürzt sie ihre Äußerung zu Gunsten der Verständlichkeit; sie beschränkt sich auf das Wesentliche. Die darauf folgenden Worte lassen darauf schließen, dass die Bewohnerin die vereinfachte Aufforderung verstanden hat (Z. 04–07).

Beispiel 45 illustriert, wie häufig sich Pflegende beim Sprechen mit manchen BewohnerInnen wörtlich wiederholen – als sprächen sie mit einem unaufmerksamen Kind:

Beispiel 45

01 P: Möchten Sie noch einen Schluck trinken? **
02 Frau R.? Möchten Sie noch einen Schluck trinken? **
03 Ich hol Ihnen eben was. ***
04 So. Ich deck Sie erstmal zu.
05 Und jetz hol ich Ihnen einen Schluck zu trinken, ne? ***
06 Wolln Sie's selber nehmen? * Ja? *
07 Soll ich Ihnen was geben? **
08 Frau R.? Soll ich Ihnen was geben? *
09 Probiern Sie mal. En Schlückchen …?
10 Probiern Sie mal.

Die Pflegerin bietet einer Bewohnerin etwas zu trinken an. Die jedoch reagiert nicht auf die Fragen und Angebote der Schwester. Aus diesem Grund wiederholt sie nicht nur ihre Frage danach, ob Frau R. etwas trinken möchte (Z. 02), sondern auch die Ankündigung, dass sie ihr etwas holen wird (Z. 05), die Frage, ob sie ihr das Trinkgefäß halten soll (Z. 08), und die Aufforderung, es wenigstens einmal zu probieren (Z. 10).

Auch einige der typischen Babysprachwörter werden in der Altenpflege verwendet. Viele davon beziehen sich auf den menschlichen Körper und seine Ausscheidungen. So ist nicht nur vom Wasser lassen, sondern auch vom *Trullern, Pullern* und *Pipi machen* die Rede; Stuhlgang wird als *Haufen* bezeichnet, Blähungen als *Luftikus* und die Toilette als *Thrönchen.* Der große Zeh wird zum großen *Onkel,* das Gesäß zum *Po* oder *Poppes,* und die Achseln mutieren zu *Schwitzkuhlen.* Seltener spricht man darüber hinaus von einem Arzt als *Onkel Doktor* oder bezeichnet einen Krankenwagen als *Tatütata.*

Nicht nur kleine Kinder, sondern auch PflegeheimbewohnerInnen werden häufig dazu aufgefordert, etwas *schön* zu tun. In einigen Fällen zielt das auf Folgsamkeit ab *(schön Bütterchen essen).* In anderen Fällen geht es dabei um ihre Mithilfe beziehungsweise allgemeiner gesprochen um einen erwünschten körperlichen Einsatz, etwa wenn sie bei der Körperpflege helfen *(Du musst jetz auch schön mithelfen, ne?; Mund schön auf; Halten Sie sich ma schön fest?)* oder still halten *(Und Sie bleiben schön liegen, ja?)* beziehungsweise auf der Toilette ihr Geschäft verrichten sollen *(ma schön drücken; schön leer machen).*

Wenn die Pflegenden *schön* auf ihre eigene Arbeit beziehen, drücken sie damit aus, dass sie sich Mühe geben und sie gründlich erledigen wollen *(und alles schön einseifen, ne?; machen wir schön sauber hier, ne?).* In diesen Zusammenhängen könnte *schön* von der Bedeutung her auch durch das Wort *richtig* ersetzt werden. Allerdings hat nur *schön* den «mütterlichen Touch»: Mit diesem Begriff ist nämlich einerseits die emotionale Zuwendung der Mutter verknüpft, und andererseits auch ihre Macht, erwünschtes Verhalten loben und unerwünschtes Verhalten bestrafen zu können. Entsprechend häufig kommen lobende Äußerungen (z. B. *Sie können das nämlich immer so schön alleine)* in Verbindung mit dem Wörtchen *schön* vor. In Beispiel 46 finden sich neben *schön* auch noch zwei andere Elemente der Baby- beziehungsweise Pflegesprache wieder:

Beispiel 46

01 B: Ich muss noch auf die Toilette.
02 P: Sie müssen auf die Toilette.
03 Na gut. Dann machen wir das.
04 Wenn Sie das so **schön** sagen.

Diese Bewohnerin teilt der Pflegenden mit, dass sie auf die Toilette muss. Die Pflegerin wiederholt diese Äußerung wörtlich (Z. 02). Außerdem verwendet sie das Pflege-Wir (Z. 03, vgl. Kap. 7). Damit ist nicht gemeint, dass sie selbst auch auf die Toilette gehen, sondern dass sie der alten Dame auf den Topfstuhl helfen wird. Sie begründet ihr schnelles Eingehen auf den Wunsch der Bewohnerin lobend damit, dass diese das so deutlich (was selten der Fall ist) formuliert hat. Mit *schön* (Z. 04) spricht sie also ein großes Lob aus.

Dasselbe gilt für das Wörtchen *fein*. Auch damit werden in der Altenpflege Sachverhalte und Dinge explizit positiv bewertet und Pflegebedürftige gelobt, wenn sie etwas gut gemacht haben. Ein Beispiel dafür wäre etwa die an eine demente Person gerichtete lobende Bemerkung *Oh fein. * Sie trocknen sich ja schön ab, ne?*

Auch einige der babysprachlichen Doppelformen kommen in der Altenpflege vor. Zwar wird dort nicht von *A-a*, wohl aber von *Pipi* und *Popo* gesprochen. Manchmal heißt der Schwesternruf *Tuut-Tuut*, das Essen *Happi-Happi* und die Spritze *Pieks-Pieks*. Auch habe ich schon gehört, dass das Atmen von BewohnerInnen mit *schnief schnief*, und ihre Ess- beziehungsweise Trinkgeräusche mit *schmatz schmatz* kommentiert wurden.

Anders als in der echten Babysprache beziehen sich Pflegepersonen zwar mit dem Namen statt mit den Pronomen (Fürwörtern) *du* oder *Sie* auf die BewohnerInnen, nicht aber auf sich selbst. Beispiele hierfür wären Äußerungen wie *Else hat auch Kopfschmerzen?*, *Dann zeigt Erna wie sie sich selber anziehn kann*, *Meine Elli hat das natürlich mitbekomm dass heute etwas anders is als sons* oder *Dabei is das Klärchen ganz erwartungsvoll.*

Die Verniedlichung ist dasjenige Merkmal der Babysprache, das in der Altenpflege am häufigsten eingesetzt wird. Auch hier ist zu beobachten, dass Verniedlichungen sich meist auf den Körper *(Bauchknäppchen* für Nabel, *Pfötchen* für Hände) und seine Ausscheidungen *(Tröpfelchen* und *Bächlein* für Urin), auf Kleidungsstücke *(Söckchen, Ärmelchen, Knöpfchen)* und im weitesten Sinne auf das Essen und Trinken *(Schlückchen, Prösterchen, Leckerchen, Schokoladchen, Mandarinchen, Tomätchen)* beziehen.

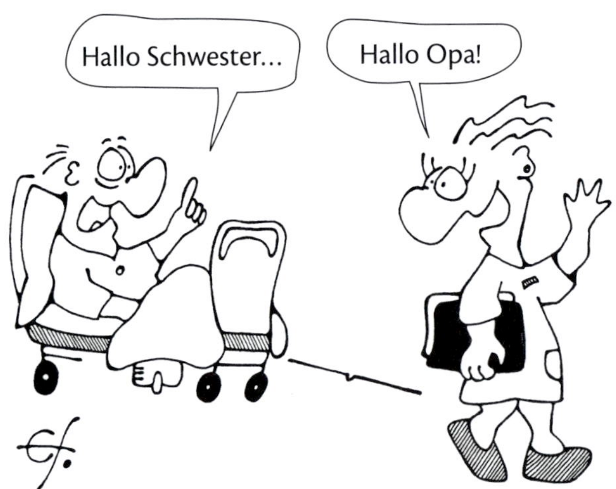

Abbildung 8-3: © E. Frink

Manche Pflegebedürftige werden wie Kleinkinder von ihren Müttern auch mit Kosenamen angeredet. Hin und wieder ist beispielsweise die Anrede mit dem verniedlichten Vornamen *(Mariechen)* zu hören. Daneben gibt es auch Formen wie *Schätzle, Schatzi* oder *mein Schatz, meine Süße, mein Herz, Liebelein* oder *Lievje, Mäuschen, Strahlelieschen* oder *Frolleinchen*. Soll besonderes Interesse oder große Fürsorglichkeit ausgedrückt werden, werden BewohnerInnen auch *mein Sorgenkind* (!) genannt. BewohnerInnen, zu denen ein eher kumpelhaftes Verhältnis besteht, werden scherzhaft auch mal als *alte Kitzeltante* angesprochen. Demente und geistig behinderte BewohnerInnen werden hin und wieder nicht danach gefragt, ob ihre Mutter zu Besuch gewesen sei, sondern ob *die Mama* sich habe blicken lassen.

Genau so übermäßig wie Kleinkinder werden auch BewohnerInnen in der Altenpflege mitunter gelobt – und zwar in ähnlichen Zusammenhängen, nämlich unter anderem in Bezug auf die Kontrolle ihrer Ausscheidungen. So kommt es vor, dass zu einer Bewohnerin, die zum Wasserlassen auf dem Topfstuhl sitzt, gesagt wird *ja fein. * Das hört sich ja eben gut an* oder *Das is en ganzes Bächlein. Gut gemacht*. Auch wird der Stuhlgang der Pflegebedürftigen mit Bemerkungen wie *Mensch das is ja toll. Ham wir ja vielleicht heute ein Glück, ne?* kommentiert.

Aufmerksamkeit und selbstständiges Handeln (beispielsweise beim Anziehen) wird sowohl von Müttern als auch von Pflegepersonen mit Worten wie *sehr schön machst du das* oder *das machen Sie ganz prima* gelobt. In Beispiel 47 macht eine Bewohnerin (die möglicherweise an Globalaphasie leidet) die Pflegerin lautstark darauf aufmerksam, dass sie zu vergessen droht, ihr eine Unterhose anzuziehen:

Beispiel 47

01 P:	Was kommt jetzt?
02 B:	>Ha.<
03 P:	Die Strumpfhose.
04 B:	<Nee nee.>
04 P:	Nee?
05 B:	Nee. STÖHNT
06 P:	Ach so. Die ziehn wir ja nach.
07	Den Schlüpfer, ne?
08 B:	<Ja.>
09 P:	#Oh. **Is gut dass du jetz aufgepasst has.**# BABY-LOB
10 B:	Oh, nein. ..
11	Ich/
12 P:	#Stell dir vor.# BABYHAFTE BEGEISTERUNG
13 B:	Jaha.
14 P:	Ha.

Die Bewohnerin in diesem Beispiel ist halbseitig gelähmt und kann außer den Worten *ja* und *nein* und *ach Mensch* fast nicht mehr sprechen. Die Pflegende überlegt in diesem Ausschnitt laut, welches Kleidungsstück sie ihr als Nächstes anziehen muss (Z. 01/03). Als sie die Strumpfhose nennt, widerspricht die Pflegebedürftige zunächst lautstark (Z. 04), kann aber das fehlende Teil nicht selbst benennen. Später, als die Pflegerin darauf gekommen ist, dass der Schlüpfer noch fehlt, stimmt sie ihr ebenso laut zu (Z. 08). Darauf reagiert die Pflegerin mit einem babyhaften Lob (Z. 09/12).

Denkanstoß

Haben Sie sich schon einmal dabei ertappt, mit den BewohnerInnen wie mit Babys zu sprechen? Welche der hier beschriebenen sprachlichen Eigenschaften der Babysprache haben Sie dabei benutzt?

8.3 Funktionen

Ein Zweck der Babysprache ist es, den BewohnerInnen das Verstehen von Sprache so leicht wie möglich zu machen. So werden einige der vereinfachenden Strategien (wie z. B. die Verwendung kurzer, möglichst einfacher Äußerungen und weniger situationsbezogener Allerweltswörter, wörtliche Wiederholungen) hauptsächlich in der Absicht eingesetzt, das Kurzzeitgedächtnis der BewohnerInnen so wenig wie möglich zu beanspruchen.

Große Tonsprünge und die hohe Stimme gehören zu den verdeutlichenden Strategien. Sie dienen dazu, die Aufmerksamkeit der BewohnerInnen auf die Sprache und das Pflegegeschehen (zurück) zu lenken. Dies zeigt Beispiel 48. In diesem Ausschnitt versucht eine Pflegerin, einer Bewohnerin verständlich zu machen, was sie von ihr will:

Beispiel 48[3]

01 P: Frau H. setzen Sie sich mal hin? *
02 <Frau H. setzen Sie sich mal hin.>
03 B: SCHREIT *
04 P: #Hinsetzen.# SINGSANG ** Jawoll. *
...
05 P: Jetz schaun Sie ma. *
06 #<u>Frau H.</u> schaun Sie ma hier.# HÖHER; SINGSANG
07 B: <u>SCHREIT</u>
08 P: #Kuckuck.# HOCH; SINGSANG *

#Hallo, Frau H. * Hallo.# SINGSANG
Schaun Sie mal hier.

Die demente und unruhige Bewohnerin in diesem Beispiel spricht so gut wie nicht mehr; sie äußert sich nur noch mit spitzen Schreien. Zunächst fordert die Pflegerin sie in diesem Ausschnitt in der normalen Erwachsenensprache auf, sich hinzusetzen (Z. 01, 02). Zusätzlich versucht sie die Aufmerksamkeit der Bewohnerin dadurch wiederzuerlangen, dass sie sie jeweils mit dem Namen anspricht. Im ersten Anlauf gelingt es ihr jedoch nicht. Also probiert sie es im zweiten Anlauf mit der Babysprache und verkürzt ihre Aufforderung zu einem einfachen *hinsetzen* (Z. 03), das sie überdies im babysprachlichen Singsang äußert. Diese Strategie hat nun offensichtlich Erfolg. Ähnlich verfährt sie kurze Zeit später, als sie Frau H. dazu auffordert, in den Spiegel zu schauen (Z. 05/06). In diesem Fall verändert sie nicht nur Tonfall und Länge der Äußerung, sondern auch den Wortlaut: Statt des erwachsen klingenden *schauen Sie mal* verwendet sie das babysprachliche *kuckuck* (Z. 08), das ihr allerdings in diesem Fall ebenso wenig wie die wörtlichen Wiederholungen (Z. 06, 09, 10) weiterzuhelfen scheint. Dennoch ist ihre Absicht eindeutig: Sie ist bemüht, ihre Sprechweise zu vereinfachen, um der Pflegebedürftigen das Verstehen zu erleichtern.

Darüber hinaus gibt es aber noch emotionale Gründe für die Verwendung von Babysprache. In weiteren Abschnitten wird gezeigt, dass es grundsätzlich zwei Arten von Babysprache in der Altenpflege gibt: eine nett gemeinte (s. Abschnitt 8.3.1) und eine herablassende (s. Abschnitt 8.3.2).

8.3.1 Babysprache als Belohnung

In der Mehrzahl der Fälle ist die Babysprache nett gemeint. Die meisten Pflegenden gebrauchen sie im Umgang mit BewohnerInnen, die sie gerne mögen. Neben der Sympathie spielt auch die Folgsamkeit beziehungsweise die «Pflegeleichtigkeit» der BewohnerInnen eine Rolle: In den Genuss der liebevoll gemeinten Babysprache und der damit einhergehenden Bemutterung kommt vor allem, wer sich kooperativ verhält, sich nicht über Art und Zeitpunkt der Pflege beklagt und auch sonst nicht herummeckert. In diesem Sinne kann man Babysprache auch als Belohnung für erwünschtes Bewohnerverhalten verstehen.

Entsprechend wird die Babysprache zum einen verwendet, um Pflegebedürftige zu loben oder ihnen beispielsweise in Bezug auf ihre Kleidung *(und es passt sogar bisschen zu deiner Wäsche hier. Oh schön)* oder in Bezug auf selbstständige Handlungen (*und Licht hat sie auch schon alleine angemacht? Mensch das is ja toll*) zu schmeicheln. In Beispiel 49 äußert sich eine Pflegerin bewundernd dazu, wie problemlos einer Bewohnerin an diesem Tag das (sonst nicht mehr ohne Hilfe mögliche) Stehen gelingt. Damit bezweckt sie nicht nur, der alten Dame Selbstvertrauen und Stolz zu vermitteln – sie erreicht auch, dass sich die Pflegebedürftige noch mehr Mühe gibt, ein kurzes Stück selbstständig zu gehen:

Beispiel 49[3]

01 P:	#**Oh wie Sie toll stehen. Oooh.** # BEWUNDERND; LOBEND
02	#Sie sind ja stark heute. # BEWUNDERND; MIT VIEL NACHDRUCK
03 B:	SCHREIT *** SCHREIT *
04 P:	So. Un jetz dürfen Sie den Rollstuhl ** ins Badezimmer schieben.

Zum anderen sprechen manche Pflegepersonen in der Babysprache, wenn sie traurige oder schmerzgeplagte BewohnerInnen trösten, beruhigen oder aufmuntern wollen (*Ja Schatz, is alles gut* oder *ach nein, so schlimm is das nich*). In diesem Fall verwenden sie auf der sprachlichen Ebene vor allem eine hohe und sanft klingende Stimme, eine singsangähnliche Sprachmelodie und Kosenamen. Auf der Ebene der Körpersprache geht ein solches Trösten häufig mit einem Streicheln der Hand oder damit einher, dass die BewohnerInnen kurz in den Arm genommen werden (vgl. **Abbildung 8-4**). In Beispiel 50 benutzt eine Pflegerin beispielsweise zweimal den Kosenamen *Schätzle* (Z. 08, 16), um eine Bewohnerin, die unter Verstopfung leidet, von ihren Schmerzen abzulenken und ihr Mitgefühl auszudrücken:

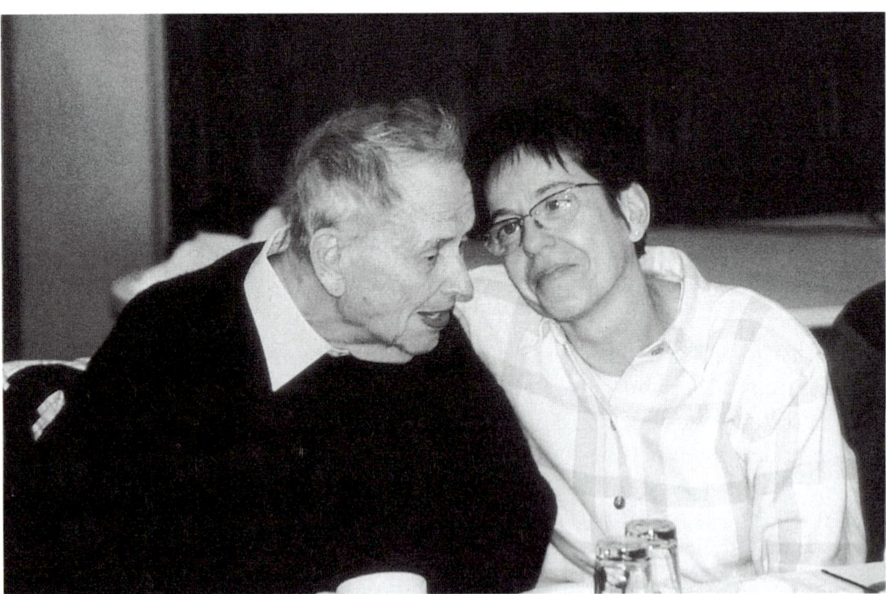

Abbildung 8-4: Liebevolle Zuwendung. (Foto: Ulrike Vogt, Friedehorst)

Beispiel 50[3]

01 B: Oh ich hab Schmerzen immer im/
02 P: Wo haben Sie Schmerzen Frau A.?
03 B: Im Po.
04 P: Hm?
05 B: Im Po.
06 P: Wies/ von was im Po? *
07 B: Bis es raus is.
08 P: >LACHT< **Schätzle**. Sie wissen doch
09 dass Sie jeden Morgen so Ihren Becher trinken.
10 Und das geht alle zwei drei Tage. * #Hm?# HÖHER
11 Stellen Sie sich mal hin.
12 Dann tu ich den Popo waschen Frau A., #hm?# HOCH
...
13 P: Na denn Frau A. <Gleich ham wir's.>
14 Dann dürfen Sie sich hinsetzen, gell?
15 B: Mhm. * Oh mir tut alles wieder weh.
16 P: Aber nein, **Schätzle**.
17 B: #Oh.# DEN TRÄNEN NAHE

8.3.2 Babysprache als Strafe

In einigen wenigen Fällen wird die Babysprache allerdings auch herablassend oder strafend verwendet. Dies geschieht entweder beim Sprechen mit BewohnerInnen, die eher unbeliebt sind und als «widerspenstig» oder «streitlustig» gelten, oder im Umgang mit Pflegebedürftigen, die die Kooperation bei der Pflege verweigern. In diesen Fällen werden die alten Menschen bewusst und demonstrativ nicht wie Erwachsene, sondern wie Kleinkinder behandelt. Dies zeigt Beispiel 51, in dem sich eine demente Bewohnerin, die als aggressiv verschrien ist, morgens nicht waschen lassen will:

Beispiel 51[3]

01 B: >Ach.< was is denn los hier?
02 P1: LACHT; B WIRFT ETWAS NACH IHR
03 P2: #<Hu.># HOHER AUSRUF
04 P1: LACHT
05 B: >Ach hör doch auf.<
06 P2: <Komm. Wir spielen bisschen Ball.> LACHT *
07 >Waschen Sie ihr den Popo Gabi und fertig.< *

08 P1: Gesicht hab ich jetz einigermaßen sauber.
09 P2: Ja ja.
10 <Waschen Sie den Popo.>
11 Das is wichtiger wie #alles andre# LACHEND dass der nich <stinkt.>
12 B: <Ach Quatsch. >
13 P1: (Glaub ich) LACHT
14 P2: #<Ja nu **Sabinchen**. Jetz is aber gut.># DROHEND
15 B SCHLÄGT SIE #<Aua.># VORWURFSVOLL *
16 B: Ja aua.
17 P2: Hörn S/ <Hörn **Se** ma auf mich zu haun.> *
18 #<Ich hau **Sie** doch auch nich. * He?># ENTRÜSTET **
19 <**Frau B.** ** Ich hau Sie doch auch nich.>

Eine der Pflegerinnen (P2) deutet das aggressive Verhalten der aufgebrachten Bewohnerin (sie wirft etwas nach ihr, Z. 02) als Aufforderung zum Ballspielen um (Z. 06). Damit und mit ihrem Lachen in Zeile 06 zeigt sie, dass sie Frau B.s Verärgerung zunächst nicht ernst nimmt. Dass sie die Bewohnerin wie ein ungezogenes Kind erlebt und sie auch sprachlich so behandelt, wird daran sichtbar, dass sie auf das für Kinder typische Ballspielen anspielt und eine unhöfliche Aufforderung *(komm*, Z. 06) benutzt. *Komm* sagt man nämlich nicht zu Erwachsenen, mit denen man nicht per Du ist. In den Zeilen 10 und 11 nun spricht sie oberflächlich betrachtet mit ihrer Kollegin – eigentlich meint sie mit ihren Worten aber vor allen Dingen die zum Objekt erniedrigte Bewohnerin. Dies ist am Lautstärkewechsel zu erkennen: Während sie die an die Kollegin gerichtete, eigentliche Aufforderung in Zeile 07 eher leise, also unverständlich für Frau B. formuliert, spricht sie sie später (Z. 10) noch einmal laut. Dabei verwendet sie das Babywort *Popo*, um der Bewohnerin erneut zu zeigen, dass sie sich wie ein ungezogenes Kind verhält und entsprechend behandelt werden kann. Sie macht sich nicht nur über Frau B. lustig (sichtbar am lachenden Sprechen in Z. 11), sondern sie beleidigt sie auch – sie gebraucht das abwertende Wort *stinken* in Bezug auf sie. Verständlicherweise führt ihr Verhalten nicht dazu, dass die Bewohnerin sich beruhigt. Das hat letzten Endes zur Folge, dass die Pflegerin die Strategie des Lächerlichmachens und Nicht-ernst-Nehmens aufgibt und der Bewohnerin wie einem ungezogenen Kind droht *(Ja nu Sabinchen. Jetz is aber gut*, Z. 14). Dabei sind sowohl der drohende Ton als auch die Anrede mit einer verniedlichten Form des Vornamens Mittel, mit denen sie der Bewohnerin die einer Erwachsenen gebührende Höflichkeit verweigert. Entgegen der Absicht der Schwester lässt sich die Bewohnerin aber nicht einschüchtern, sie leistet erbitterten Widerstand gegen diese Behandlung und schlägt um sich. Deshalb hört die Pflegerin schließlich doch auf, die Babysprache tadelnd und herablassend zu gebrauchen (Z. 17–19): Sie wechselt von der babyhaften Anrede mit dem verniedlichten Vornamen wieder zur höflichen und formalen Anrede mit *Sie* und dem Nachnamen zurück. Um die Situation wieder in den Griff zu bekommen, behandelt sie die Bewohnerin also zumindest oberflächlich betrachtet wieder wie eine Erwachsene. Mithin ist die Babysprache durchaus nicht in jedem Fall liebevoll und mütterlich gemeint.

8.4 Reaktionen der BewohnerInnen

Denkanstoß

Was halten Sie nach allem, was Sie bisher darüber gelesen haben, von der Babysprache? Denken Sie, dass man so mit pflegebedürftigen erwachsenen Menschen sprechen soll beziehungsweise darf?

In diesem Abschnitt wird gezeigt, dass es nicht unbedingt darauf ankommt, was Sie oder ich über die Babysprache denken. Wichtig ist, wie die BewohnerInnen darauf reagieren. So unterschiedlich wie die Menschen sind nämlich auch ihre Reaktionen auf die Babysprache. Manche mögen sie (s. Abschnitt 8.4.1), und manche finden sie furchtbar (s. Abschnitt 8.4.2).

8.4.1 Positive Reaktionen

Erstaunlich viele BewohnerInnen, die öfter in der Babysprache angesprochen werden, reagieren darauf (wenn überhaupt) außerordentlich positiv. Ein Großteil der Reaktionen erfolgt auf der Ebene der Körpersprache: Sie lächeln oder lachen, ihre Gesichtszüge entspannen sich. Einige, insbesondere demenziell erkrankte und in ihre Kinderzeit regredierte BewohnerInnen sprechen auch selbst manchmal so: Einige verkünden *Ich muss Pipi machen!*, andere wollen *zu Mama nach Hause gehen*. Der nachstehende Gesprächsausschnitt ist ein Beispiel für eine der selteneren verbalen Reaktionen auf das mütterliche Verhalten einer Pflegenden. In ihm begründen zwei Bewohnerinnen ihre Zuneigung für die Pflegerin mit deren mütterlichen Qualitäten:

Beispiel 52[3]

01 P: #Guten Morgen.# SINGSANG
02 B1: Guten Morgen Schwester Helga. ** Liebe Schwester. **
03 P: Des freut mich aber. * He?
04 Solche Komplimente am Morgen schon.
…
05 Ich weiß ja dass Sie mich lieben. ** #Hm?# HÖHER

B2: Wir lieben Sie.
B1: Wie wenn Sie meine Mutter wären.
P: LACHT * Geben Sie mir die Hand.
Dann geht's einfacher Frau A. So. ** RÄUSPERN
Ich find des ja auch <toll.>
B2: Also Sie ham's wirklich in der/ im Griff.
P: He?
B2: Sie haben wirklich alles im Griff.
Das hab ich schon bemerkt. *
P: LACHT GESCHMEICHELT
Danke schön #Frau F.# LACHEND
B2: (Des könn wir. .. .. sagen.)
B1: Sie ham alle guten Eigenschaften
die ne Mutter haben sollte.
P: LACHT #Frau A.# LACHEND * LACHT
B2: (Des hat sie/)
P: #Das find ich gut.# LACHEND
B2: Wissen Sie
Wissen Sie das stimmt ja auch.
P: HUSTET
B2: Sie hat/ da hat sie nich gelogen.
P: Bitte?
B2: Da hat sie nicht gelogen. * Das stimmt. **
Genau wie ne gute Mutter das auch macht.
P: Jetz werd ich ja bald rot.
Wenn Sie so weiter machen am Morgen. * He?
P: Frau A. möchten Sie wieder die Sandalen anziehn.
B1: Jaha.
P: Bei diesen Tempraturn, he?
B1: Jaha. *
P: Gell? ** (Mit dem) Steg glaub ich
können Sie auch besser mit laufen. Oder?
B1: Mhm.
P: Wie mit Ihren Schläppchen. ** So.
Jetz die Pfötchen wieder. *
Und erst mal aufstehn Frau A. Jawoll. * LACHT
B1: MACHT GENIESSERISCHE TÖNE
P: An mein Herz Frau A. <He?> LACHT
B1: **Zufrieden und geborgen.**
Da fühlt man sich geborgen.

Zunächst drückt Frau A. (B1) ihre Wertschätzung aus, indem sie die Pflegerin nachdrücklich als *liebe Schwester* anspricht (Z. 02). Die Pflegerin äußert daraufhin ihre Freude über dieses Kompliment (Z. 03/04). Dass sie sich der Zuneigung der Bewohnerinnen sehr sicher ist, zeigt ihre stolz und geschmeichelt klingende (aber zugleich auch nach Komplimenten fischende) Äußerung *Ich weiß ja dass Sie mich lieben* (Z. 05). Beide Bewohnerinnen bestätigen ihr dies. Das Interessante daran ist, dass Frau A. die Pflegende hier mit ihrer Mutter vergleicht (Z. 07). Sie drückt damit aus, dass sie sie auf Grund ihres in sprachlicher und sonstiger Hinsicht mütterlichen Verhaltens gern hat. Auch hierauf reagiert die Pflegerin geschmeichelt (Z. 10). Während nun Frau F. (B2) ihre Zuneigung indirekt vor allem mit der pflegerischen und vielleicht auch der menschlichen Kompetenz der Schwester begründet *(Sie haben wirklich alles im Griff*, Z. 13), spricht Frau A. noch einmal ihre mütterlichen Qualitäten an *(Sie ham alle guten Eigenschaften die ne Mutter haben sollte*, Z. 18/19). Das Lachen und die Bemerkung *Das find ich gut* (Z. 22) zeigen, dass der Pflegenden die Komplimente wie Honig heruntergehen. Obwohl Frau F. grundsätzlich etwas eifersüchtig auf Frau A. und selten einer Meinung mit ihr ist, stimmt sie ihr doch in diesem Fall mit den Worten *genau wie ne gute Mutter das auch macht* (Z. 29) zu. Die Pflegerin tut daraufhin so, als würde sie die Begeisterung der beiden langsam verlegen machen (*Jetz werd ich ja bald rot*, Z. 30). Angespornt von diesen Zuneigungsbeweisen verwendet sie im Folgenden die babysprachlichen Verniedlichungen *Schläppchen* (Z. 39) und *Pfötchen* (Z. 40), und sie nimmt die aufstehende Frau A. in den Arm. Dass der das ausgesprochen gut gefällt, macht sie mit einem wohligen Schnurren (Z. 42) und den Worten *Zufrieden und geborgen. Da fühlt man sich geborgen* (Z. 44/45) deutlich. Dieses Beispiel zeigt also recht anschaulich, dass es manchen BewohnerInnen ausgesprochen gut tut, bemuttert und in der Babysprache angesprochen zu werden. Anscheinend erleben sie die Verwendung der Babysprache nicht als geringschätzig, sondern als ein Anzeichen von Zuwendung und Fürsorglichkeit – und so ist sie in der Regel ja auch gemeint.

8.4.2 Negative Reaktionen

Allerdings gibt es auch BewohnerInnen, die die Babysprache überhaupt nicht mögen. Manche von ihnen werden wütend, wenn sie wie ein Baby behandelt werden (*bin doch kein kleines Kind!*). Andere fühlen sich zwar gedemütigt oder erniedrigt, trauen sich aber meist nicht, sich gegen die verkindlichende Sprechweise mancher Pflegender zu wehren. Nur wenige haben den Mut, ihr Befremden so deutlich zu äußern wie die Bewohnerin in Beispiel 53:

Beispiel 53[3]

01 B: Ich sagte ich ertrag all des was Sie sagen.
02 P: #Ja?# LACHEND
03 B: Als wenn ich nich richtig bin.

In diesem Gesprächsausschnitt führt eine Schülerin, die außergewöhnlich viel in der Babysprache spricht, die Morgentoilette bei einer dementen, bettlägerigen Bewohnerin durch. Die Pflegebedürftige kann kaum noch sprechen. Wenn sie etwas sagt, sind das meist nur noch Ketten unverständlicher Silben. Manchmal hat sie aber doch noch unerwartet klare Momente, in denen sie sehr genau mitbekommt, was um sie herum geschieht. Einen solchen Moment scheint hier das Tonband festgehalten zu haben. Nachdem sie über längere Zeit hinweg von der Pflegenden mit einer nicht nur lauten, sondern auch sehr hohen und schrillen Stimme und auf sehr verkindlichende Weise angesprochen worden war, hatte sie schon mit einem gereizten Ton darauf reagiert. In diesem Ausschnitt kritisiert sie das sprachliche Verhalten der Pflegeperson dann konkret: Sie weist sie darauf hin, dass sie deren Redeweise wohl oder übel ertragen muss (Z. 01). Die begründende Äußerung *Als wenn ich nich richtig bin* (Z. 03) kann man so verstehen, dass sie der Schülerin vorwirft, sie gehe mit ihr um, als sei sie nicht ganz richtig im Kopf. Man kann sie aber auch als Selbstkritik verstehen. Sie könnte damit meinen, dass sie sich wie eine Verwirrte gar nicht mehr gegen eine solche Infantilisierung wehre. Auf jeden Fall ist die ablehnende Haltung der Bewohnerin an ihrer Wortwahl deutlich zu sehen *(ertragen, nicht richtig sein)*. Zudem verwendet sie im gleichen Zusammenhang, kurz nach dem hier wiedergegebenen Ausschnitt die Worte *des is nich/ nich richtig*. Auch dieses Beispiel macht also deutlich, wie wichtig es ist, alle BewohnerInnen als Individuen zu sehen, auf deren je unterschiedliche Bedürfnisse Pflegende ihre kommunikativen Strategien einstellen müssen. Es gibt kein «Rezept», das in allen Situationen und im Umgang mit allen BewohnerInnen gleichermaßen erfolgversprechend wäre!

8.5 Zusammenfassung

- Manche Pflegepersonen neigen dazu, die BewohnerInnen wie Kleinkinder zu behandeln. Das tun sie, indem sie Elemente der Babysprache benutzen.
- Sie verwenden vereinfachende und verdeutlichende Strategien, um das Verstehen von Sprache zu erleichtern.
- Sie gebrauchen emotionsbezogene Strategien, um ihre Zuneigung auszudrücken und den pflegebedürftigen alten Menschen Fürsorglichkeit und Geborgenheit zu vermitteln.

- In der Mehrzahl der Fälle ist die Babysprache in der Altenpflege nett gemeint. Sie wird beispielsweise eingesetzt, um Pflegebedürftige für kooperatives oder selbstständiges Verhalten zu belohnen und sie zu trösten, wenn sie traurig sind oder Schmerzen haben.
- In einigen Fällen werden BewohnerInnen aber auch mit einer herablassend gemeinten Variante der Babysprache für unkooperatives oder «aufmüpfiges» Verhalten bestraft. In diesem Fall dient die Babysprache dazu, den alten Menschen ihre kindähnliche Ohnmacht vor Augen zu führen.
- Viele BewohnerInnen scheinen die Babysprache durchaus zu mögen. Andere hingegen empfinden sie als respektlos und unangemessen.

8.6 Ja oder Nein zur Babysprache?

«Das Gegenteil von gut ist nicht böse, sondern gut gemeint.» Kurt Tucholsky

Die vorangehenden Abschnitte haben gezeigt, dass einige BewohnerInnen die Babysprache sehr wohl mögen, während andere sie ablehnen. Man kann daher nicht einfach pauschal sagen, dass die Verwendung der Babysprache in der Altenpflege abzulehnen ist. Ebenso wenig sind positive Reaktionen auf die Babysprache ein Grund, sie sich von heute auf morgen angewöhnen zu wollen. Es kommt eben immer auf die einzelnen BewohnerInnen an – und darüber hinaus natürlich auch auf die Persönlichkeit der Pflegenden.

Wenn Sie zu denjenigen gehören, die dazu neigen, in der Babysprache mit den alten Menschen zu sprechen, sollten Sie sehr genau auf die Reaktionen der Angesprochenen achten. Nicht immer kommt das, was wir gut meinen, auch so bei den anderen an. Bei dem geringsten körpersprachlichen Anzeichen von Missfallen oder Ablehnung sollten Sie definitiv wieder dazu übergehen, die BewohnerInnen wie Erwachsene anzusprechen!

Abschließend möchte ich noch kurz das von der kanadischen Sozialpsychologin und Gerontologin Ellen Ryan entwickelte Modell der Kommunikation jüngerer mit älteren Menschen vorstellen (vgl. **Abb. 8-5**, S. 136). Das Modell geht davon aus, dass bei der Begegnung mit älteren Menschen klischeehafte Vorstellungen vom unausweichlichen Abbau körperlicher, geistiger und sprachlicher Fähigkeiten geweckt werden. Damit ist beispielsweise das Vorurteil gemeint, alle älteren Menschen seien schwerhörig und geistig nicht mehr ganz auf der Höhe. Auf Grund solcher Klischees passen die GesprächspartnerInnen ihre Sprechweise an vermeintliche Defizite alter Menschen an, die diese tatsächlich gar nicht haben. So verwenden sie zum Beispiel die Babysprache, weil sie glauben, ältere Menschen könnten die normale Erwachsenensprache nicht mehr verstehen. Das kann nun

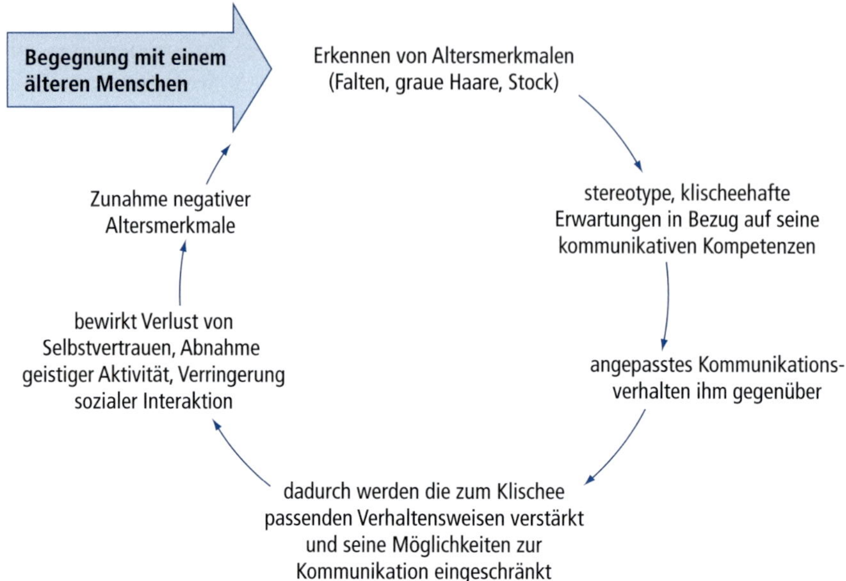

Abbildung 8-5: E. Ryans Modell stereotypgeleiteter Kommunikation mit älteren Menschen. (Quelle: Fiehler, R.; Thimm, C. (Hrsg.): Sprache und Kommunikation im Alter. Westdeutscher Verlag, Opladen 1998, S. 61)

gravierende Folgen für die älteren GesprächspartnerInnen haben. Es kann dazu führen, dass sie sich «älter» und unselbstständiger verhalten, als sie eigentlich sind – dass sie sich also unbewusst an die Klischeevorstellungen von alten Menschen anpassen. Und es kann dazu führen, dass ältere Menschen (vor allem solche, die in Pflegeheimen leben) immer weniger Gelegenheit haben, ihre sozialen und kommunikativen Kompetenzen im Umgang mit anderen Menschen zu trainieren – dass sie also verlernen, sich wie Erwachsene zu unterhalten, weil sie ständig geschont oder wie Kinder behandelt werden. Diese Erfahrung kann sich weiterhin so auswirken, dass sie sich zurückziehen, weil solche Kommunikationserfahrungen für sie unbefriedigend oder kränkend sind. Sie können das Gefühl einbüßen, Kontrolle über ihr Leben zu haben, und ihr Selbstbewusstsein kann schwinden – eben weil sie unentwegt erleben müssen, dass sie nicht für voll genommen werden. Letzten Endes kann dieser Prozess bewirken, dass solche älteren Menschen tatsächlich mehr und mehr dem Klischee der unselbstständigen, inkompetenten Alten gleichen. Das Modell beschreibt also eine Spirale abwärts: Gut gemeinte Verhaltensweisen Jüngerer bewirken letztlich, dass Ältere ihre kommunikativen Kompetenzen immer mehr einbüßen.

Legt man dieses Modell zu Grunde, kann die Verwendung der Babysprache sich wie eine sich selbst erfüllende Prophezeiung auswirken. Wenn die BewohnerInnen tagtäglich wie Kinder behandelt werden, verhalten sie sich auch irgendwann wie Kinder. Das schadet vermutlich nicht nur dem Wohlbefinden der Pflegebedürftigen, sondern es vergrößert auch die Arbeitsbelastung der Pflegenden. Je unselbstständiger sich die BewohnerInnen verhalten, desto mehr Arbeit machen sie dem Pflegepersonal. (Vergleiche **Abb. 8-6** auf S. 138 zu den Ursachen und Folgen von Babysprache nach Ryans Kommunikationsmodell.) Somit weisen die positiven Reaktionen mancher BewohnerInnen, die ja für eine Tolerierung der Babysprache in der Altenpflege sprächen, auch eine unerwünschte Kehrseite auf. Aus diesem Grunde würde ich empfehlen, vor allem neue BewohnerInnen wenn und so lange wie möglich wie Erwachsene zu behandeln.

Weiterführende Literatur

Ryan, E.; Kwong See, S.: Sprache, Kommunikation und Altern. In: Fiehler, R.; Thimm, C.: Sprache und Kommunikation im Alter. Westdeutscher Verlag, Opladen 1998.

Sachweh, S.: «Schätzle hinsetzen» – Babysprache in der Altenpflege. In: Zegelin, A.: Sprache und Pflege. Ullstein Mosby, Berlin/Wiesbaden 1997.

Sachweh, S.: Granny darling's nappies: Secondary babytalk in German nursing homes. Journal of Applied Communication Research 26 (1998): 52–65.

Sachweh, S.: Hallo Mäuschen! Kuckuck! Babysprache in der Altenpflege. Pflegezeitschrift (2000) 9: 601–604.

Sachweh, S.: Ist Babysprache bääh? Altenpflege (2002) 4: 38–40.

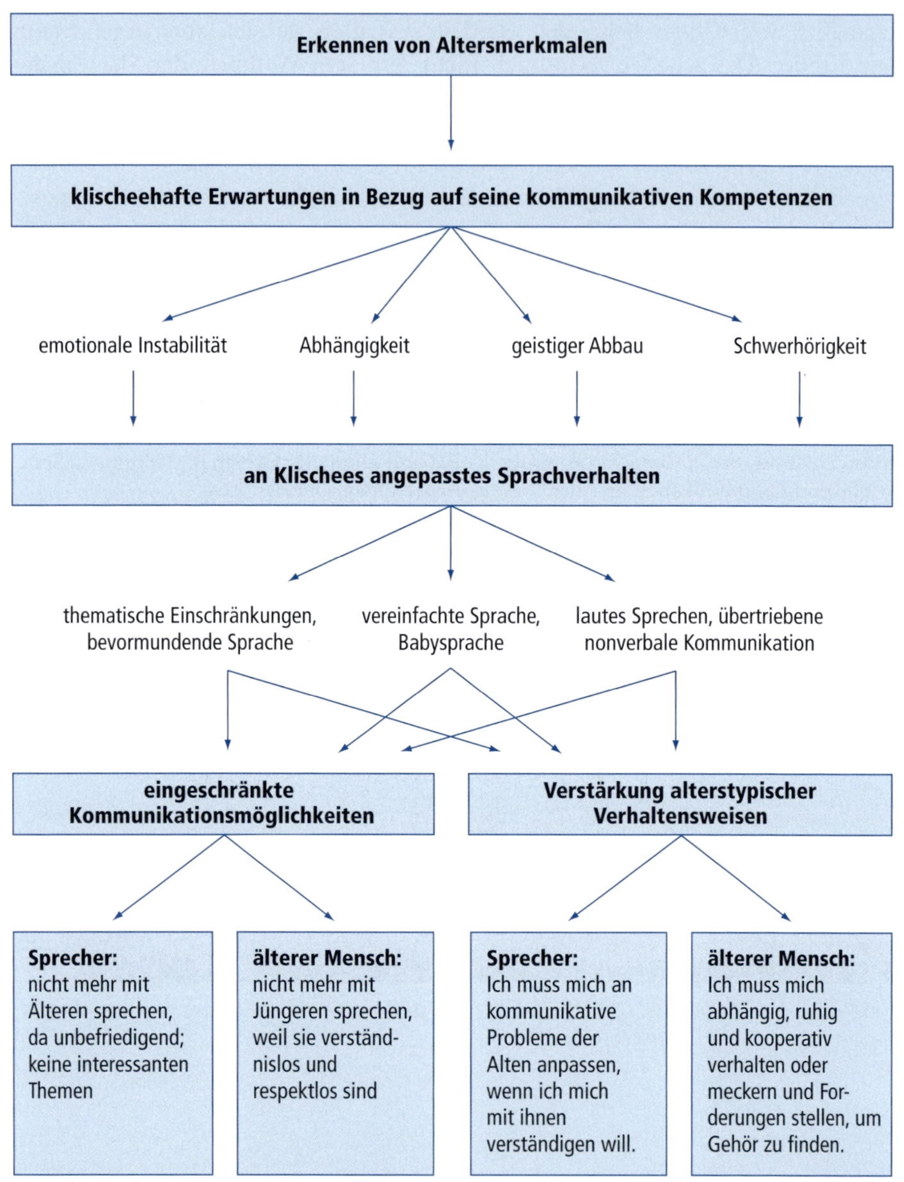

Abbildung 8-6: Ursachen und Folgen von Babysprache nach dem Kommunikationsmodell von Ryan. (Quelle: Ryan, E. B.; Hummert, M. L.; Boich, L. H.: Communication predicament of aging. Journal of Language and Social Psychology 1995, 14, S. 147)

9. Umgang mit Konflikten

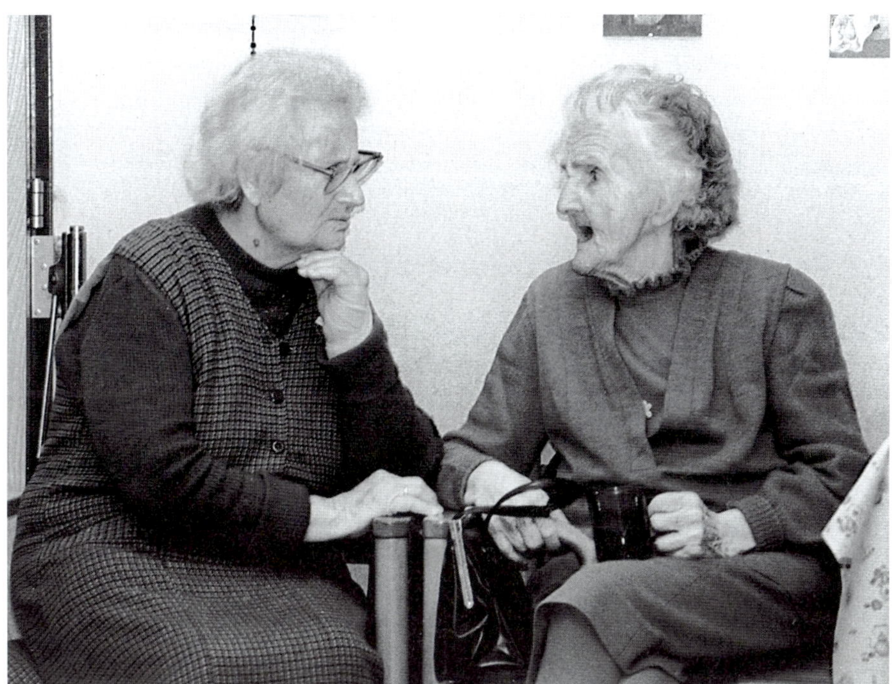

Abbildung 9-1: Auch unter den BewohnerInnen kommt es gelegentlich zu Konflikten. (Foto: Lubomir Tükör)

Denkanstoß

Wie verhalten Sie sich, wenn es zu Konflikten mit BewohnerInnen kommt? Lassen Sie sich auf einen Streit ein, oder versuchen Sie, eine Auseinandersetzung abzuwenden?

In diesem Kapitel geht es darum, wie Pflegende damit umgehen, wenn BewohnerInnen die Mitarbeit verweigern oder mit ihnen zu streiten beginnen. Nach meiner Erfahrung sind Streitgespräche selten, und meist auch sehr kurz. Es lohnt dennoch, sie einmal genauer anzuschauen. Manche (vielleicht unbewussten) Strategien der Pflegenden laufen nämlich dem erklärten Ziel zuwider, die alten Menschen respektvoll zu behandeln.

Ein erster Abschnitt führt positive Beispiele für Strategien vor, mit deren Hilfe Pflegende kritische Situationen bewältigen (Abschnitt 9.1). Anhand einiger negativer Beispiele wird anschließend gezeigt, wie bei manchen Streitigkeiten die pflegerische Macht und die Ohnmacht der Pflegebedürftigen ausgespielt werden (Abschnitt 9.2, vgl. auch Abschnitt 3.1). Diese Strategie bewirkt, dass die PflegerInnen als Sieger aus Auseinandersetzungen hervorgehen, und dass sie den Verlauf des Pflegegeschehens kontrollieren können. Abschließend fasse ich die Ergebnisse zusammen und gebe Tipps zum Umgang mit Konflikten (Abschnitt 9.3).

9.1 Positive Konfliktlösungsstrategien

Überall, wo Menschen miteinander leben und arbeiten, kommt es gelegentlich zu Meinungsverschiedenheiten und Streitigkeiten. Das ist auch in der Altenpflege so. Einerseits bewirken die Zwänge und Regeln des Pflegealltags Reibereien zwischen Pflegepersonal und Pflegebedürftigen. Das liegt vor allem daran, dass sie allen BewohnerInnen denselben, immer gleichen Tagesablauf aufnötigen, und dass auf individuelle Vorlieben und Gewohnheiten oft keine Rücksicht genommen werden kann. Typische Konfliktauslöser sind beispielsweise der Zeitpunkt des Aufstehens und die Häufigkeit beziehungsweise Gründlichkeit des Waschens. Andererseits führen Demenzen und andere degenerative Erkrankungen zu geistigem Abbau und zu Persönlichkeitsveränderungen. Die Betroffenen können sich oft nicht mehr an die «Spielregeln» halten, weil sie den Sinn vieler alltäglicher und pflegerisch notwendiger Handlungen nicht mehr verstehen. Solche BewohnerInnen erleben beispielsweise die Versuche der Pflegenden, die Morgentoilette durchzuführen, als bedrohlich oder angsteinflößend. Entsprechend reagieren viele von ihnen ablehnend oder gar aggressiv auf die Bemühungen der Pflegepersonen; sie schreien, kratzen, treten oder schlagen um sich.

Der Umgang mit solchen Situationen gehört zweifelsohne zu den schwierigsten Aufgaben im Arbeitsalltag von AltenpflegerInnen. Es ist außerordentlich belastend, sowohl Auslöser als auch Ziel aggressiver Verhaltensweisen von BewohnerInnen zu sein. Entsprechend scheint es eine Art «Überlebensstrategie» Pflegender zu sein, Auseinandersetzungen wenn möglich zu vermeiden.

Mit welchen sprachlichen oder kommunikativen Mitteln versuchen nun Pflegende, Streitereien mit BewohnerInnen gar nicht erst aufkommen zu lassen beziehungsweise möglichst schnell zu beenden?

Einige Pflegende mildern Konflikte ab, indem sie Verständnis für die Gefühle und den Widerstand der BewohnerInnen zeigen, beispielsweise wenn es um das frühe Aufstehen geht. In dieser Situation sind mitfühlende Äußerungen wie *ich würde ja auch noch gern im Bett liegen* sowie das Bemühen, den BewohnerInnen vor dem Beginn der Morgenpflege noch ein paar Minuten zum Wachwerden zu geben, keine Seltenheit. In Beispiel 54 zeigt eine Pflegerin Verständnis dafür, dass eine Bewohnerin ihrer Aufforderung, etwas zu trinken, am liebsten nicht nachkommen möchte:

Beispiel 54

P: Zu trinken ham Se nix hier? Doch. ***
Mal eben ein Schluck?
B: Danke. **
Nee. Da mach ich ersmal (nich mal/)
P: Trinken Se nochma en Schluck Frau B.
Sie wissen dass Sie viel trinken müssen. **
Das is immer Schwerarbeit für Sie zu trinken, ne?
B: Jaha.
Ich kann überhaupt nich.
P: Ja. Ein Schluck noch.
B: Mag ich gar nich sagen. *
P: Können Sie aber sagen. Is ja Ihr Recht. **
So. Prima. Wunderbar.

Nachdem die Bewohnerin das ihr angebotene Getränk zunächst dankend abgelehnt hat (Z. 03/04), fordert die Pflegende sie ein weiteres Mal auf, wenigstens einen Schluck zu trinken (Z. 05). Sie erinnert sie danach daran, dass sie ja wisse, dass das Trinken gewissermaßen vom Arzt verordnet und nur zu ihrem Besten sei (Z. 06). Damit verdeutlicht sie gleichzeitig, dass sie Frau B. nicht quälen will, und dass sie als pflegerische Expertin handelt, deren Ziel die Erhaltung der Gesundheit der Bewohnerin ist. In ihrer nachfolgenden Äußerung zeigt sie dann Mitgefühl und Verständnis für die ablehnende Haltung der Bewohnerin *(Das is immer Schwerarbeit für Sie zu trinken, ne?*, Z. 07). Damit macht sie es ihr leicht, zu ihren Schluckbeschwerden zu stehen (Z. 08/09) und sogar zuzugeben, dass sie sich normalerweise gar nicht traut, die Schwestern darauf hinzuweisen (Z. 11). Die Pflegerin macht ihr im Folgenden klar, dass diese Ängste oder Bedenken unnötig sind

(*Können Sie aber sagen. Is ja Ihr Recht.*, Z. 12), und sie lobt sie abschließend, als sie sich doch überwindet, ein paar Schlückchen zu trinken. Somit hat sie nicht nur in kurzer Zeit erreicht, dass die Bewohnerin etwas Flüssigkeit zu sich nimmt – sie hat auch eine mögliche Auseinandersetzung elegant umgangen und der Bewohnerin Gefühle von Ohnmacht und Fremdbestimmung weitestgehend erspart.

Andere schaffen es, Konflikten aus dem Weg zu gehen, indem sie einfach nachgeben und den BewohnerInnen (so weit als möglich und sachlich vertretbar) ihren Willen lassen. Ein gutes Beispiel dafür ist der folgende Gesprächsausschnitt, in dem sich eine Bewohnerin nicht waschen lassen möchte:

Beispiel 55

01 P:	Wollen Sie sich heut nicht waschen?
02 B:	#Nein.# SCHREIEND
03 P:	Nein? * Darf ich Sie ein wenig waschen. * Frau H.?
04	Darf ich Sie ein wenig waschen?
05 B:	#Nein.# SCHREIEND
06 P:	Nein. Dann lassen wir's. * Gell? * Das is doch/ *
07 B:	SCHREIT
08 P:	Tun Sie ma Ihre Hände'n bisschen waschen. **
09	Die Hände wenigstens Frau H., gell? **
10	Hängt nämlich Marmelade dran. ** So. Ja.

Hier wehrt sich die demente Frau H., die kaum noch spricht und sich meist nur noch schreiend äußert, gegen das Waschen (Z. 02, 05). Die Pflegeperson gibt sich kompromissbereit: Sie verzichtet auf das Gesichtwaschen (Z. 06). Das bewirkt, dass die Bewohnerin ruhiger wird und ihr beim Händewaschen entgegenkommt. Manchmal bedarf es also nur eines geringfügigen Einlenkens, um Konfliktsituationen zu entschärfen und die Kooperationsbereitschaft der pflegebedürftigen BewohnerInnen wiederherzustellen.

Das gilt auch für Beispiel 56. In diesem Ausschnitt glaubt eine leicht demente, leicht sehbehinderte und nach Auskunft der Pflegepersonen für das Personal recht schwierige Bewohnerin, ich säße auf ihrem Kleid, das schon auf der Rückenlehne ihres Sessels für die Morgentoilette gerichtet ist. Da ihr nicht begreiflich zu machen ist, dass das nicht zutrifft, bittet der Pfleger mich schließlich, mich in den Rollstuhl ihrer Zimmernachbarin zu setzen, damit Frau D. sich wieder beruhigt:

Beispiel 56

P: Frau D.? Darf Frau Sachweh sich da ganz kurz hinsetzen?
B: Ja aber auf mein Kleid nich.
P: Aber auf Ihr Kleid nich. Nein.
S: Nein.
B: Nee da sitzt sie aber drauf.
P: Nein.
B: Doch. Sie sitzt da drauf.
S: #Hm. hm.# NEIN **
P: Ich pass auf.
B: Ja?
P: Versprochen is versprochen.
B: Ja. Da darf se doch nich drauf sitzen, nech?
P: Nein
da sitzt sie auch nich drauf.
B: Doch. Die sitzt/ <Die sitzt doch.>
P: LACHT Machen wir/ machen wir's so.
B: Ich seh das doch dass se da drauf/
S: Ich sitz auf'm K/ Kissen.
P: Können/ können Sie sich hierauf setzen?
B: Ja.

Alle Beteuerungen, dass ich nicht auf dem Kleid sitze, helfen nichts (Z. 03,04, 06, 08, 18), ebenso wenig wie das Versprechen des Pflegers, darauf zu achten, dass ich die Kleidung der Bewohnerin nicht beschmutze oder zerknittere (Z. 09, 11). Frau D. beharrt auf ihrer Sichtweise und wird immer aufgeregter und lauter (Z. 15). Anstatt auf seiner (objektiv richtigen) Wahrnehmung zu beharren oder die Gefühle der Bewohnerin nicht ernst zu nehmen, lenkt er ein und platziert mich wunschgemäß in einer anderen Ecke des Zimmers. Dieser Kompromiss erweist sich umgehend als erfolgreich. Schon Sekunden später ist Frau D. wieder «friedlich» und gibt sich bei der weiteren Vorbereitung der Morgentoilette ausgesprochen kooperativ.

Gerade bei Konflikten mit demenziell erkrankten BewohnerInnen, die bereits einen Teil ihrer Sprachfähigkeit verloren haben, ist es wesentlich, ihre Gefühle ernst zu nehmen, anstatt einfach über sie hinwegzugehen oder gar sie auszulachen (vgl. Kap. 15). Dies zeigt ein weiteres Beispiel, in dem sich eine Bewohnerin gegen das Waschen wehrt:

Beispiel 57

01 P: So. Wolln Sie Ihr Gesicht mal selber waschen Frau B.?
02 B: >Ja.<
03 P: Ja?
04 B: (Eher nee.)
05 P: Einmal zu/ Nee? ** Sie mögen kein Wasser, ne? **
06 B: HUSTET
07 #Ja <aua.># LEIDEND * Ganz weg weg. weg.
08 #Weg weg weg.# HÖHER dadadada didididididi.
09 (die mir mir dir dir.)
10 P: Wasser is das Frau B. *
11 B: >Hm.<
12 P: So. Ganz (feucht hier). Wenigstens die Augen.
13 Sons sehn wir uns ja gar nich, ne?
14 B: Ja.

Diese Pflegerin legt Wert auf die größtmögliche Aktivierung der BewohnerInnen. Bevor sie irgendetwas für die alten Menschen erledigt, fordert sie sie zunächst auf, es einmal selbst mit dem Waschen oder Ankleiden zu probieren. So auch in diesem Beispiel: Sie versucht, die alte Dame dazu zu bewegen, sich das Gesicht selbst zu waschen (Z. 01). Frau B. jedoch lehnt das ab. Die Pflegerin bemüht sich daraufhin, die etwas unklare Äußerung der Bewohnerin zu «übersetzen» *(Sie mögen kein Wasser, ne?*, Z. 05) und ihr damit zu signalisieren, dass sie ihre Weigerung akzeptiert. Sie wartet noch einen Augenblick ab und nähert sich dann mit dem Waschlappen dem Gesicht der alten Frau. Das bewirkt jedoch eine handgreifliche und verbale Gegenwehr (Z. 07–09). Vorbildlich an der Reaktion der Pflegenden ist, dass sie vollkommen ruhig bleibt und die Bewohnerin nicht unterbricht. Da sie vermutet, dass Frau B. das Geschehen nicht versteht, versucht sie sie mit einer Erklärung der Situation zu beruhigen *(Wasser is das Frau B.*, Z. 10). Sie wartet eine Weile, bis die Bewohnerin sich abgeregt hat, und gibt sich dann kompromissbereit *(Wenigstens die Augen*, Z. 12). Dadurch erreicht sie tatsächlich, dass die alte Dame ihr das Säubern der Augen ohne weitere Gegenwehr erlaubt.

Viele (wie auch die Pflegerinnen in Beispiel 54, Z. 06 und in Beispiel 55, Z. 08–10) versuchen es mit Argumenten, das heißt sie begründen die Notwendigkeit bestimmter Pflegemaßnahmen und appellieren an Einsicht und Verstand der BewohnerInnen. Wenn sie das tun, dann behandeln sie die Alten wie gleichwertige Erwachsene. Das heißt nicht, dass beide gleich große Chancen haben, ihren Willen zu bekommen. Meist setzen nämlich die Pflegenden sich durch. Aber sie tun das wenigstens, ohne auf ihre eigene Macht und die Hilflosigkeit der BewohnerInnen zu pochen.

Beim Umgang mit demenzkranken Menschen helfen einem allerdings Argumente irgendwann nicht mehr weiter. In diesem Fall ist es sinnvoll, ruhig und gelassen auf Widerstand zu reagieren. Anstatt solche BewohnerInnen zu etwas überreden oder zwingen zu wollen, sollte man einfach kurze Zeit abwarten, etwas ganz anderes tun oder erzählen (sie also ablenken) und es dann noch einmal probieren. In vielen Fällen haben sie dann nämlich schon vergessen, dass sie kurz zuvor ablehnend auf eine Frage oder Aufforderung reagiert haben. Auf diese Art und Weise gelingt es der Pflegerin in Beispiel 58, eine Bewohnerin dazu zu bewegen, sich ein Nachthemd anziehen zu lassen:

Beispiel 58

B: Bleib noch'n bisschen liegen.
P: Aber Frau/ * Frau D. Sie liegen auch angezogen ja schon im Bett.
Denn könn Se ja auch schon Nachthemd anziehn. Oder nich? *
B: Ja.
P: #Ja, nich?# SANFT
B: Och nee das lassen Se ma noch.
P: Wolln Sie noch'n bisschen <warten?>
B: Ja.
P: Ja gut. Dann komm ich nachher wieder, nech?
B: Ja.
P: Gut.
...
P: Ich zieh Ihnen das Nachthemd aber schon an, nech?
Is besser, ne?
B: Ja. Ja.
P: Dann könn Sie sich ja'n Morgenrock überziehn,
wenn Sie noch'n bisschen aufstehn wolln nachher.
B: Ja.
P: Ja?
B: Ja.

Obwohl Frau D. am Abend mit ihrer Tagesbekleidung im Bett liegt, möchte sie noch nicht für die Nacht umgezogen werden (Z. 06). Die Schwester akzeptiert das «kampflos» und kündigt an, dass sie später wiederkommen werde (Z. 09). Dieser

Kompromiss stellt die Bewohnerin zufrieden. *Nachher* klingt, als hätte sie vor, ihr noch ein, zwei Stunden Zeit zu lassen. Tatsächlich vergehen aber nur wenige Minuten, in denen sie kurz nach der Zimmernachbarin sieht, Frau D. etwas zu trinken anbietet und sie anschließend auf die Toilette führt, bis sie es erneut und diesmal erfolgreich versucht (Z. 12 ff.): Frau D. hat vergessen, dass sie das Umziehen zuvor abgelehnt hat, und stimmt den Vorschlägen der Pflegerin jetzt zu. Das Ablenkungsmanöver hat also eine Auseinandersetzung unnötig gemacht.

9.2 Negative Konfliktlösungsstrategien

Einigen PflegerInnen gelingt es angesichts psychischer Belastungen und ständiger Zeitnot jedoch nicht, in kritischen Situationen ruhig und gelassen zu bleiben. Sie setzen die BewohnerInnen unter Druck und nutzen ihre Macht über sie aus. Die Folge davon ist, dass sie wesentlich weniger respektvoll und souverän wirken; sie verwenden im Streit beispielsweise statt höflicher Aufforderungen barsche Befehle, wie etwa *Lassen Sie die Hosen unten. Ich will Sie noch auf die Toilette setzen.* Diese Pflegenden behandeln die alten Menschen bei Konflikten wie Kinder, deren Verhalten sie bestimmen und kontrollieren können. Das tun sie, indem sie Argumente der BewohnerInnen ignorieren (s. Abschnitt 9.2.1), indem sie drohen und fluchen (s. Abschnitt 9.2.2), und indem sie eine herablassende Variante der Babysprache verwenden (s. Abschnitt 9.2.3).

9.2.1 Ignorieren

Das Ziel des Ignorierens ist, Störungen der gut eingespielten Pflegeroutine zu verhindern und eine nach Meinung des Pflegepersonals effiziente Durchführung der Pflege zu gewährleisten. Das Problem dabei ist allerdings, dass das in jedem Fall auf Kosten der BewohnerInnen geht. Ignorieren heißt, dass man ihre Beschwerden als übertrieben abtut, dass man sie als unlösbar darstellt oder dass man sie absichtlich falsch versteht. Ignorieren bedeutet also, gezielt nicht auf die BewohnerInnen einzugehen und ihnen zu vermitteln, dass ihre Gefühle und Bedürfnisse irrelevant und den Pflegenden lästig sind.

Das folgende ist ein vergleichsweise harmloses Beispiel dafür, dass den Wünschen der BewohnerInnen insbesondere dann nicht Folge geleistet wird, wenn sie pflegerischen Zielen wie zum Beispiel der ausreichenden Flüssigkeitszufuhr entgegenstehen. Diese Pflegerin bietet der demenziell erkrankten Bewohnerin zwar erst eine Alternative zu dem zunächst angebotenen Kaffee an (Z. 04/05); deren Nein zum Trinken überhaupt jedoch ignoriert sie – sie schenkt ihr mit dem Verweis auf eine mögliche spätere Meinungsänderung *trotzdem* etwas ein (Z. 08/09):

Beispiel 59

P: Bitte schön. Eine Tasse Kaffee Mathilde?
B: Boa nee.
Nein.
P: Nein. * En Glas Saft? * Ein Glas Saft? ** <Ein Glas Saft?> **
Mathilde, ein Glas Saft? *
B: Nein.
P: Auch nich. Hm. ** Na ma kucken. *
Ich gieß dann trotzdem mal eins ein,
vielleicht kriegste nachher ja noch Durst, ne?
B: >Nein.<
P: Ja? Wir kucken mal, ne?

Für das Wohlbefinden der Bewohnerin wäre es sicher besser gewesen, hätte die Pflegende ihr einfach später (vielleicht auch noch mehrmals) wieder etwas zu trinken angeboten, anstatt sich so offensichtlich über ihre Wünsche hinwegzusetzen.

Der Typ da, der schon seit 20 Minuten klingelt, ist das nicht der, der gesagt hat: "Es gibt keine schlechte Bezahlung ...
f-woessner.de
... es gibt nur schlechte Pfleger."?!

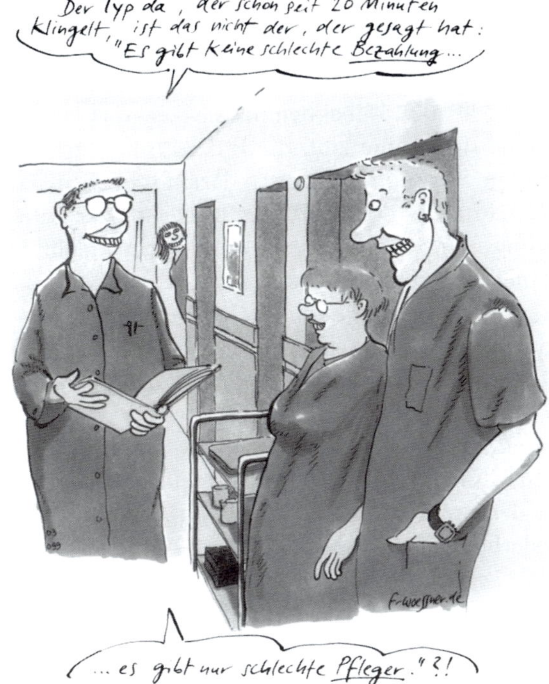

Abbildung 9-2:
(Quelle: F. Wössner: Ich pflege gern! Mabuse-Verlag, Frankfurt 2004)

Beispiel 60 zeigt, wie eine Pflegerin das schmerzfreie Anziehen der beinamputierten und unter fortgeschrittener Osteoporose leidenden Frau K. als unmöglich und deren Klagen über die durch sie hervorgerufenen Schmerzen als übertrieben hinstellt:

Beispiel 60[3]

P: Dann jetz hoffentlich zum letzten Mal. *
Zähne zusammenbeißen jetz Frau K.
B: HECHELT VOR SCHMERZEN Och.
P: Ja ich muss Sie ja irgendwie anziehn.
B: #Es tut so weh.# HOCH; ÄNGSTLICH
#De/ de/ des Bein tut se/ aahh weh.# HOCH; LEIDEND **
STÖHNT #Ich weiß nich# VORWURFSVOLL
#was Sie mit dem Bein machen.# * VORWURFSVOLL
P: Was mach ich denn damit?
Ja ich muss Sie auf die Seite drehn. **
Dann müssen Sie halt jetz immer im Bett liegen bleiben. **
Aber stehen können Sie nich **
drehen darf man Sie nich. ** Ja **
un zaubern können wir nich. ** Hm?

Zunächst kündigt die Pflegerin an, dass sie die im Bett liegende Bewohnerin noch einmal auf die Seite drehen muss (Z. 01/02). Dabei benutzt sie das Wort *hoffentlich*. Damit drückt sie aus, dass sie sich Mühe gibt, die Prozedur so kurz und schmerzfrei wie möglich zu gestalten. *Hoffentlich* lässt auch darauf schließen, dass sie selbst darunter leidet, Frau K. wehtun zu müssen. Die Aufforderung, die Zähne zusammenzubeißen, dient allerdings nur der Entlastung der Pflegerin – nicht der Bewohnerin. Auf die erste Schmerzäußerung von Frau K. (Z. 03) reagiert sie, indem sie sich verteidigt (Z. 04). Mit der Verwendung des Wortes *muss* weist sie die Verantwortung für ihr Handeln von sich; sie stellt das Anziehen als ihre pflegerische Pflicht dar. In den Zeilen 05 bis 08 klagt Frau K. erneut über heftige Schmerzen. Der vorwurfsvolle Ton und die Formulierung *Ich weiß nich was Sie mit dem Bein machen* (Z. 07/08) verdeutlichen, dass sie der Pflegenden, und nicht ihrer Krankheit die Schuld an den Schmerzen gibt. Wieder verteidigt sich die Pflegerin. Zunächst fragt sie, was sie denn nach Meinung der Bewohnerin mit ihrem Bein anstelle. Anschließend wiederholt sie, dass sie Frau K. auf die Seite drehen müsse, um sie anzuziehen, d. h. sie erklärt ihr Handeln zum zweiten Mal als notwendig und angemessen. Nach sehr langem Schweigen malt sie der Bewohnerin die Konsequenzen für den Fall aus, dass sie weiterhin die Mitarbeit verweigert (*Dann müssen Sie halt jetzt immer im Bett liegen bleiben*, Z. 11). Das kann man auch als Drohung verstehen (vgl. Abschnitt 9.2.2). Abschließend fasst sie das Problem aus ihrer Sicht noch einmal zusammen: Frau K. könne nicht stehen (Z. 12), drehen dürfe man sie auch nicht (Z. 13), und zaubern könne das Personal eben nicht (Z. 14). Interessant an dieser scheinbar sachlichen Darstellung ist zweierlei: Zum einen versteckt sich die Pflegende erneut hinter ihrer Funktion beziehungsweise Rolle, indem sie von *man* und *wir* spricht. Zum anderen verrät die Formulierung *drehen darf man Sie nich*, dass sie die Schuld für den Konflikt bei der Bewohnerin sucht; sie lenkt von den Schmerzen ab, indem sie ihr Wehklagen als übertrieben hinstellt. Letztlich beantwortet sie also den Vorwurf (Sie tun mir weh) der Bewohnerin mit einem Gegenvorwurf (Sie stellen sich an und verhindern, dass ich meine Arbeit vernünftig erledigen kann). Damit weicht sie natürlich der Frage aus, ob sie Frau K. sanfter hätte anfassen können – denn die hat sich ja nicht darüber beschwert, dass sie angezogen wird, sondern darüber, wie die Pflegerin das tut.

Wenn sie erstens Mitgefühl für die Schmerzen von Frau K. gezeigt und zweitens versucht hätte, gemeinsam mit ihr (oder in Rücksprache mit KollegInnen) herauszufinden, auf welchem Wege man das Ankleiden schmerzfreier gestalten kann, hätte sie die für beide Beteiligten große körperliche und psychische Belastung vermutlich verringern können.

In Beispiel 61 führt eine Pflegerin die Mundpflege bei der gelähmten Frau M. durch. Sie weiß genau, dass Frau M. diese Prozedur hasst. Tatsächlich beschwert sie sich auch, dass das Stäbchen einen Brechreiz verursacht. Das stellt die Pflegerin aber nach einigem Hin und Her als Ding der Unmöglichkeit dar:

Beispiel 61

P: Jetz Frau M. * Einmal Mund auf * Augen zu.
B: #Ja.# GEQUÄLT
P: >LACHT<
B: Jetz is gut. *
P: Sie ham doch grad gesagt
B: Ich muss brechen.
P: Mund sauber machen.
B: #Aah.# SCHWACHER PROTEST
P: Nein. Sie müssen nicht brechen. *
Einmal müssen wir das machen.
Einmal morgens un einmal abends.
B: Ich muss brechen.
P: Aber nein. >Na, also.<
Ich hab des auch schon gemacht Frau M. *

15 Da muss man nich brechen.
16 Des is nämlich Zitrone, * was da drin is. *
17 So. ** Un da dürfen Sie nicht kratzen.
18 Sonst sind Sie danach/
19 sehn Sie ganz hässlich aus im Gesicht. *
20 Ganz hässlich.
24 B: >Ja.<

Diese Schwester verhält sich von Anfang an unsensibel, um nicht zu sagen unverschämt. Statt das Unbehagen der alten Dame ernst zu nehmen, lacht sie (wenn auch nur leise) darüber (Z. 03). Sie missachtet in diesem Ausschnitt Frau M.s Empfindungen in mehrfacher Hinsicht.

Erstens behauptet sie (Z. 05/07), dass die Bewohnerin selbst um das Säubern des Mundes gebeten habe. Das stimmt aber so nicht. Kurz zuvor hat die Pflegerin nämlich angekündigt, dass sie das Gesicht der Bewohnerin waschen will. Dabei hat sie die betroffenen Körperteile, also Ohren, Augen und Nase aufgezählt. Frau M. hat diese Liste nur um das Wort *Mund* ergänzt. Wenn überhaupt, dann hat sie damit das äußerliche Waschen gemeint – sicher nicht die Mundpflege. Das bedeutet also, dass sie die Bewohnerin hier absichtlich falsch versteht: Schließlich weiß sie ja, dass Frau M. die Mundpflege immer als qualvoll erlebt.

Zweitens argumentiert sie (Z. 10/11), dass die Mundpflege zum pflegerischen Pflichtprogramm gehöre; sie müsse regelmäßig durchgeführt werden, ob die Bewohnerin oder sie selbst das nun wollten oder nicht. Darüber hinaus sagt sie nicht *ich*, sondern *wir*. Damit distanziert sie sich von ihrer Aufgabe. Sie schiebt die Verantwortung für ihr Tun auf die Vorschriften ab.

Drittens streitet sie den von Frau M. empfundenen Brechreiz (Z. 09, 13, 15) einfach ab. In Zeile 14 rechtfertigt sie das mit eigenen Erfahrungen. Mit anderen Worten: Sie behauptet, dass das Pagavitstäbchen bei Frau M. keinen Brechreiz auslösen könne, weil es das bei ihr auch nicht getan habe. Damit stellt sie also die Empfindungen der Bewohnerin als übertrieben oder schlichtweg falsch dar.

Interessant an ihrer weiteren Argumentation ist, dass sie hartnäckig von der unangenehmen Prozedur der Mundpflege ablenkt und die Bewohnerin weiter zielgerichtet missversteht. In Zeile 16 verkündet sie nämlich kategorisch, dass Zitronengeschmack keine Übelkeit hervorrufen könne (was so auch nicht stimmt) – als ob Frau M. sich über den Geschmack beschwert hätte! Das i-Tüpfelchen auf ihrem unsensiblen Verhalten ist, dass sie der Pflegebedürftigen (ab Z. 17) wie einem kleinen Mädchen das Kratzen der juckenden Haut verbieten will – als hätte die keine größeren Sorgen als die Makellosigkeit ihres Teints.

Versetzen Sie sich doch einmal für einen Moment in diese gelähmte, bettlägerige Bewohnerin. Von ihrem Leben als selbstständige Erwachsene ist ihr nicht viel geblieben. Ihre Welt ist ihr Bett. Ihre Wahrnehmung ist auf ihren gequälten Körper, auf ihre Gefühle und Empfindungen reduziert. Aber selbst die spricht ihr die Schwester ab – indem sie behauptet, sie wisse besser als die alte Frau, welche Empfindungen die Mundpflege bei ihr auslösen kann!

Wie hätte die Pflegerin es aber besser machen können? Es hätte sie nicht einmal Zeit gekostet, die Gefühle Frau M.s zur Kenntnis zu nehmen und darauf mitfühlend einzugehen, anstatt sie abzustreiten. Anstatt zu betonen, dass Mundpflege zum pflegerischen Muss gehört, hätte sie der Bewohnerin ferner auch den Sinn dieser Handlung erklären und zum Beispiel einen angenehm frischen Geschmack im Mund in Aussicht stellen können. Vor allem aber: Warum führt sie die Mundpflege nicht mit einem biografisch orientierten und noch dazu basal stimulierend wirkenden Geschmacksstoff durch?[6]

9.2.2 Drohen und Fluchen

Manche Pflegepersonen ignorieren nicht nur die Empfindungen der BewohnerInnen. Sie schimpfen auch mit ihnen und verwenden Drohungen und Flüche, um sie gefügig zu machen. Sprüche wie *Halt endlich das Maul. Ich kann das Gejammer nich mehr hören!* sind zwar selten, dafür aber umso schockierender.

In Beispiel 62 sitzt die geschwächte, stark übergewichtige und depressive Frau S. vor dem Waschbecken. Die Schwester möchte ihr die Hose hochziehen. Aus diesem Grund bittet sie die Bewohnerin, aufzustehen. Eine Hand von Frau S. ist jedoch durch einen Insektenstich geschwollen und schmerzt – sie kann sich also nicht mit beiden Händen am Waschbecken festhalten. Außerdem hat sie große Angst, hinzufallen. Deshalb hängt sie sich mit ihrem ganzen Gewicht an die Schwester, statt auf ihren eigenen Beinen zu stehen:

Beispiel 62[3]

01 P: Frau S. Sie müssen **in Gottes Namen** jetz wirklich mithelfen. ***
02 B: >STÖHNT<
03 P: Frau S. Das Problem is wenn Sie so weiter machen, *
04 dann können Sie demnächst nich mehr laufen. **
05 Ich weiß nich ob Sie das wollen. **
06 Sie können effektiv nich mehr laufen.
07 Denn wir können nicht für Sie laufen. *
08 Wir können Ihnen nur helfen.
09 Wenn Sie aber nich wollen, dann/ *
10 B: Ich will doch.

6 Diesen Hinweis verdanke ich E. Sittler.

11 Aber's geht nich immer.
…
12 P: Jetz * stelln Sie sich mal ganz kurz hin Frau S. *
13 Sie müssen jetz wirklich die Knie (drücken.)
14 Ich kann Ihnen sonst die Hose nich hochziehn. **
15 B: #>Ich werd nur wieder hinfallen.<# WEINERLICH
16 #>Un danach werd ich dann nich mehr …<# WEINERLICH; HOCH *
17 P: So. Jetz. ** So. ** **Zum Donnerlittchen** Frau S.
18 Jetz stelln Sie sich mal bitte hin. **
19 **Ich lass Sie sonst den ganzen Tag heut im Bett liegen.**
20 Ich versprech's Ihnen. ** So. *
21 Ich muss Ihnen wenigstens die Hose hochziehn können.
22 Bleiben Sie bitte jetz stehn.

Nach dem ersten Anzeichen von Ärger oder Ungeduld *(Sie müssen in Gottes Namen jetzt wirklich mithelfen,* Z. 01) verlegt sich die Schwester auf die durchaus positive Strategie des Argumentierens: Sie malt die unausweichlichen Folgen mangelnder Übung für das zukünftige Leben von Frau S. aus (Z. 03–08). Auch hier findet sich das pflegetypische *wir* (Z. 07, 08): Die Pflegerin spricht von sich als Mitglied des Pflegeteams und verdeutlicht dabei, dass die pflegerischen Möglichkeiten, der Bewohnerin zu helfen, begrenzt sind. Sie macht der alten Dame also klar, dass sie in erster Linie selbst für ihr Wohlbefinden verantwortlich ist. In Zeile 09 unterstellt sie ihr, dass sie zwar noch laufen könne, das aber nicht wolle. Dies weist Frau S. zurück (Z. 10/11). Es folgt eine weitere (hier nicht wiedergegebene) Runde des Argumentierens, in der die Schwester nochmals die Gründe dafür darlegt, warum die Bewohnerin das Gehen und Stehen üben muss, und in der sie schließlich das Schreckgespenst der zwangsläufigen Bettlägerigkeit an die Wand malt. Aber auch das scheint nicht zu helfen. Auf den ängstlichen Protest (Z. 15/16) von Frau S. reagiert die Pflegerin zunächst nicht (mehr). Das könnte entweder daran liegen, dass sie körperlich sehr angestrengt ist, oder daran, dass sie das Verhalten von Frau S. missbilligt. Als die wieder zusammensackt, wird ihre Frustration an dem Fluch *zum Donnerlittchen* (Z. 17) sichtbar. Die nachfolgende Aufforderung (Z. 18) ist nur oberflächlich betrachtet höflich: Die verärgerte Stimme zeigt die Ungeduld der Pflegerin. Danach (Z. 19/20) droht sie Frau S. wie einem ungezogenen Kind, sie für den Rest des Tages im Bett liegen zu lassen. Der letzte Ausweg, der ihr einfällt, ist also, eine Strafe anzudrohen und ihre Macht über die Bewohnerin zu demonstrieren.

Welche Möglichkeiten hätte es gegeben, besser mit diesem Konflikt umzugehen? Im Grunde genommen ist der Ansatz, die eigenen Gründe beziehungsweise die Position des Pflegepersonals argumentativ zu erklären, durchaus lobenswert. Ungeschickt ist allerdings, dass die Pflegende der Bewohnerin böse Absicht und kindlichen Trotz unterstellt. Stattdessen hätte sie verdeutlichen sollen, dass sie die Angst vor dem Hinfallen ernst nimmt. Vielleicht hätte Frau S. sich zusammengerissen, hätte die Schwester sie wie eine Erwachsene behandelt und versucht, herauszufinden, warum ihr das Gehen so schwer fällt und warum sie so große Angst vor dem Hinfallen hat. Sinnvoll und legitim wäre es in jedem Fall gewesen, der Bewohnerin mittels Ich-Botschaften auch die eigene Überforderung zu verdeutlichen.

9.2.3 Herablassende Babysprache

Manche Pflegepersonen beleidigen oder infantilisieren die BewohnerInnen bei Konflikten auch durch den Gebrauch der Babysprache (vgl. Abschnitt 8.3.2). Das heißt, dass sie ihnen nicht nur auf der inhaltlichen, sondern auch auf der sprachlichen Ebene ihren Status als Erwachsene absprechen. In Beispiel 63 werden einem demenzkranken Bewohner mit migrantischem Hintergrund von einer Friseurin (F) während des Frühstücks (!) die Haare geschnitten. Aus Sicherheitsgründen steht eine Pflegende (P2) bereit, um ihn durch seine Frühstücksbrote von dieser Aktion abzulenken und nötigenfalls davon abzuhalten, sich selbst oder die Friseurin durch Abwehrbewegungen zu gefährden. Eine andere Pflegeperson (P1) beobachtet das Geschehen:

Beispiel 63

01 P1: Er is ruhig, ne?

02 P2: Im Moment ja. Aber er war grade/

03 Er ließ sich zum Beispiel nich rasieren, ne?

04 B: .. ..

05 F: #Jo jo.# BABYHAFT BESCHWICHTIGEND

06 P2: Er schimpft jetz. Er schimpft.

07 B: .. ..

08 F: >Wie schön er (sons).. ..<

09 P2: #Oooh!# TUT ERSTAUNT

10 B: Au. .. ..

11 P2: Ja is gut Herr D. Na ich krich se. LACHT

12 F: Nich hauen. Nich hauen!

13 Herr D.? Schön essen. Schön Bütterchen essen.

14 B: .. ..

15 P2: Is lecker.

Verstehen und Verständigung sind hier nicht nur krankheitsbedingt, sondern auch aus sprachlich-kulturellen Gründen stark gestört (vgl. Abschnitt 3.6):

Herr D. und die Pflegenden verstehen einander kaum oder gar nicht. Selbst Pflegerinnen und Pfleger, die seine Muttersprache beherrschen, können sich auf seine Äußerungen selten einen Reim machen. Weil er obendrein auf das für ihn so unverständliche Pflegegeschehen häufig mit Schlägen «antwortet», unterhalten sich die Pflegenden über seinen Kopf hinweg (und das im wahrsten Sinne des Wortes, da sie stehen, während er sitzt) über seine momentane Verfassung beziehungsweise Gefährlichkeit (Z. 01/02). Überdies versucht die Friseurin (sicher durchaus in wohlmeinender Absicht) durch den babyhaften Klang ihrer Stimme zu verdeutlichen, dass ihm keiner etwas Böses will (Z. 05). Im weiteren Verlauf des Geschehens wird die Gegenwehr des Bewohners mit den tendenziell kindlichen Begriffen *schimpfen* (Z. 06) und *hauen* (Z.12) kommentiert. Dass man ihn nicht ernst nimmt, zeigt sich auch daran, dass die Pflegerin über die gegen sie gerichteten Abwehrschläge lacht (Z.10). Die Auseinandersetzung gipfelt darin, dass Herr D. babyhaft dazu aufgefordert wird, *schön* sein *leckeres Bütterchen* (Z.12/14) zu essen, sich also gewissermaßen brav in sein weiteres Schicksal zu ergeben. An diesem Gesprächsverlauf beziehungsweise dieser Wortwahl ist einerseits die unnötige Verkindlichung und andererseits der mangelnde Lebensweltbezug zu kritisieren. In diesem Fall ist die Babysprache sicher nicht einmal herablassend gemeint: Ihre Verwendung ist eher auf die Hilflosigkeit im Umgang mit einer Situation zurückzuführen, die die Pflegepersonen potenziell als gefährlich einschätzen und in der es keine verbale Möglichkeit der Verständigung zu geben scheint. Vielleicht wäre es besser gewesen, wenn die ohnehin rein zahlenmäßig überlegenen Frauen versucht hätten, ihn auf der körpersprachlichen Ebene durch das Sitzen und Arbeiten auf gleicher Augenhöhe zu beschwichtigen. Möglicherweise hätte ihn auch Musik aus seiner Heimat abgelenkt und friedlich gestimmt.

In Beispiel 64 will sich die demente und leicht reizbare Frau B. nicht waschen und anziehen lassen. Das begründet sie vor und nach dem hier gezeigten Ausschnitt auch, nämlich mit großer Müdigkeit und mit Rückenschmerzen. Die Schwester ignoriert diese Begründungen jedoch. Sie nimmt die Verweigerung und die Wut der Bewohnerin nicht ernst. Sie erwartet, dass ihre Aggressionen wie immer krankheitsbedingt und ungerechtfertigt sind. Als sich die Bewohnerin einfach nicht umstimmen lässt, behandelt sie sie wie ein ungezogenes Kind:

Beispiel 64

01 P: #**Frau B.**# DROHENDER SINGSANG
02 B: Das kann ich gar nich hörn.
03 P: Ja.
04 <Nu mal aufstehn **Mariechen.**> Komm!

Normalerweise drückt die Babysprache Fürsorge und Zuneigung aus (vgl. Abschnitt 8.3.1). In diesem Fall aber wird sie verwendet, um der Bewohnerin ihre kindgleiche Ohnmacht zu verdeutlichen: Die Schwester duzt und verniedlicht Frau B. (Z. 04) unvermittelt, und sie verwendet die unhöfliche, eher kindgerechte Aufforderung *komm* beim Sprechen mit ihr (Z. 04). Damit demonstriert sie ihre Überlegenheit und ihre Macht. Abgesehen davon, dass das nicht gerade fair ist, tut diese Pflegerin auch etwas, was im Umgang mit aufgebrachten, erregten demenzkranken Menschen zwecklos ist: Sie reagiert ihrerseits aggressiv auf aggressives Verhalten. Sie hätte die Eskalation der Auseinandersetzung vielleicht gänzlich verhindern können, wenn sie der Bewohnerin nur richtig zugehört und den Grund für ihre Verweigerung ernst genommen hätte. Möglicherweise wäre Frau B. auch wenige Minuten später schon wieder vollkommen friedlich gewesen, hätte man sie erst einmal in Ruhe gelassen und sie den gerade erlebten Ärger vergessen lassen.

9.3 Zusammenfassung und Tipps

> *«Jeder kann wütend werden. Das ist leicht. Aber wütend auf den richtigen zu sein, im richtigen Maß, zur richtigen Zeit, zum richtigen Zweck und auf die richtige Art, das ist nicht leicht.»* Aristoteles

In diesem Kapitel wurde gezeigt, inwieweit Sprache zur Konfliktlösung beitragen oder sie verhindern kann. Die meisten Pflegenden scheinen bemüht zu sein, Konflikte wenn möglich zu vermeiden. Das ist jedoch (vor allem im Umgang mit psychisch kranken und dementen BewohnerInnen) nicht immer möglich. Für diesen Fall gibt es eine Reihe von positiven Strategien, die dazu beitragen, Meinungsverschiedenheiten bald beizulegen und Auseinandersetzungen zu beenden. Angesichts der Vielfalt möglicher Konfliktsituationen und angesichts der Verschiedenartigkeit der beteiligten Menschen dürfen sie jedoch nicht als Patentrezepte missverstanden werden.

- Eine grundsätzlich sinn- und respektvolle Art, mit Konflikten umzugehen, ist das Argumentieren. Wer Gründe für sein Verhalten angibt, der zeigt damit seinen «Gegnern», dass er sie als einsichtsfähige Erwachsene wahrnimmt, mit denen man eine für beide Seiten akzeptable Lösung aushandeln kann.
- In vielen Situationen ist es zweckmäßig, Verständnis für Ärger oder Schmerzen der BewohnerInnen zu zeigen und Mitgefühl zu demonstrieren. Wenn Sie den alten Menschen deutlich machen, dass Sie sich in sie hineinversetzen können, nehmen Sie ihnen sehr schnell den Wind aus den Segeln.
- Wenn Sie überhaupt keine Ahnung haben, warum jemand wütend oder aggressiv ist, ist es empfehlenswert, nachzufragen und Interesse an Befinden und

Beweggründen zu signalisieren. Damit geben Sie Ihrem Gegenüber das Gefühl, ihn oder sie ernst zu nehmen und an einer fairen Lösung des Problems interessiert zu sein.

- Man macht sich das Leben leichter, wenn man lernt, auch einmal nachzugeben und Kompromisse zu finden. Wenn sich beispielsweise jemand dagegen wehrt, gewaschen zu werden, können Sie ihm den Vorschlag machen, das Waschen an diesem Tag auf die Intimpflege zu reduzieren. Damit erreichen Sie, dass die BewohnerInnen das Gefühl bekommen, wenigstens in geringem Maße Kontrolle über sich und ihre Lebensgestaltung zu haben und wie ein erwachsener Mensch über das Wann und Wie der Körperpflege entscheiden zu können.
- Auch beim Streiten mit wahrnehmungsgestörten Menschen empfiehlt es sich, nachzugeben und ihre Wahrnehmungen als Realität zu behandeln. Es hilft Ihnen nicht, auf die Kälte des Wassers hinzuweisen, wenn BewohnerInnen es als heiß empfinden; und es trägt nicht zur Entspannung bei, wenn Sie die Existenz eines Mannes leugnen, der zwar objektiv gesehen der Einbildungskraft eines Pflegebedürftigen entspringt, diesen aber subjektiv ängstigt oder ärgert. Stattdessen sollten Sie sich so weit wie möglich auf die Gefühle hinter der «Realität» der alten Menschen einlassen und nötigenfalls so kreativ sein, sich einen Weg zu überlegen, wie man den Mann ungefährlich machen oder vertreiben kann.
- Es ist in jedem Fall hilfreich, in Konfliktsituationen möglichst ruhig zu bleiben, Kränkungen wegzustecken und besonders nicht Aggression mit Aggression zu beantworten. In den meisten Fällen ist das Verhalten der BewohnerInnen krankheitsbedingt; es hat überhaupt nichts mit Ihnen und Ihrer Person zu tun. Vor allem wenn demenzkranke BewohnerInnen sich gegen bestimmte Maßnahmen wehren oder die Mitarbeit verweigern, sollten Sie einfach eine Weile abwarten, aufräumen oder von etwas ganz anderem sprechen. Oftmals haben solche BewohnerInnen schon nach kurzer Zeit vergessen, dass sie gerade einer Aufforderung nicht gefolgt sind oder Pflegemaßnahmen abgelehnt haben.

Es sind jedoch auch eine Reihe von eher negativ zu bewertenden Strategien im Umgang mit Konflikten in der Altenpflege zu beobachten.

- Ein weder respektvoller noch erfolgversprechender Weg ist es, die BewohnerInnen mit ihrem Ärger einfach auszulachen und nicht ernst zu nehmen.
- Wenig hilfreich ist es auch, den mit Ihnen streitenden BewohnerInnen böse Absicht oder kindlichen Trotz zu unterstellen. Die wenigsten Pflegebedürftigen versuchen gezielt, die Pflegenden zu ärgern; in der Regel bewirken die verschiedenen degenerativen Alterskrankheiten und deren Folgen für das Leben der Betroffenen (Abhängigkeit, Hilflosigkeit), dass sie sich stur, aggressiv oder unkooperativ verhalten. In diesem Sinne kann man solche BewohnerInnen,

anders als geistig gesunde Erwachsene, nicht für ihr Verhalten verantwortlich machen.

- Eine die pflegerische Macht ausnutzende Strategie ist es, einfach nicht auf die BewohnerInnen einzugehen und ihre Argumente (wenn sie denn welche für ihren Ärger vorbringen) zu ignorieren. Manche Pflegepersonen tun das, indem sie Klagen der alten Menschen nicht beachten oder absichtlich missverstehen, ihren Kummer oder ihre Schmerzen als übertrieben abtun oder ihre Probleme als unlösbar hinstellen. Damit signalisieren sie, dass ihnen die Nöte der BewohnerInnen weniger wichtig sind als die alltägliche Pflegeroutine.
- Eine andere Strategie nutzt die pflegerische Macht noch deutlicher aus: Manche Pflegepersonen setzen ihren Willen in Konflikten mit BewohnerInnen durch, indem sie drohen, fluchen und wie Erwachsene mit kleinen Kindern schimpfen und indem sie schlimme Folgen für den Fall ausmalen, dass die alten Menschen sich nicht fügen. Sie führen ihnen damit ihre Abhängigkeit und ihr Angewiesensein auf das Wohlwollen der Pflegenden vor Augen.
- Eine letzte, unangemessene Strategie im Umgang mit Konflikten ist die herablassende Verwendung der Babysprache. Wer so mit BewohnerInnen spricht, ist nicht nur darauf aus, seine eigene Macht und die Ohnmacht der alten Menschen zu betonen, sondern sie auch lächerlich zu machen und ihnen den im Umgang mit einem Erwachsenen angemessenen Respekt zu verweigern.

Ein Grund für die Verwendung der negativen Strategien ist sicher, dass der reibungslosen Durchführung der Morgenpflege Priorität eingeräumt wird vor den Bedürfnissen der BewohnerInnen – vor allem angesichts der wenigen Zeit, die dafür zur Verfügung steht. Natürlich ist klar, dass diese Strategien in der Mehrzahl der Fälle Ausdruck von Stress und Hilflosigkeit sind, nicht von bösem Willen. Zudem gibt es leider nicht für jedes Problem eine einfache und überzeugende Lösung. Niemand ist perfekt, und niemand kann sich in jeder Situation beherrschen. Sprachliches Verhalten wie dieses ist jedoch Gewalt. Es ist wichtig, sich bewusst zu machen, dass Worte so sehr schmerzen können wie Schläge.

Weiterführende Literatur

Anke, M.; Bojack, B.; Krämer, G.: Deeskalationsstrategien in der psychiatrischen Arbeit. Psychosoziale Arbeitshilfen Bd. 23. 3. Auflage. Psychiatrie-Verlag, Bonn 2009.

Bojack, B.: Gewaltprävention. Urban & Fischer, München 2001.

Drenhaus-Wagner, R.: Umgang mit Aggressionen in typischen Pflegesituationen. Altenpflegerin + Altenpfleger (1997) 9–12: 173–179.

Falk, J.; Kerres, A.: Gewalt in der Pflege. Pflegezeitschrift (1996) 3: 174.

Falk, J.; Kerres, A.: Didaktisch-methodische Anregungen für einen konstruktiven Umgang mit Aggressionen. Pflegemagazin 3 (2001) 24–31.

Grond, E.: Altenpflege ohne Gewalt. Vincentz, Hannover 1997.

Hamborg, M.; Entzian, H.; Huhn, S.; Kämmer, K.: Gewaltvermeidung in der Pflege Demenzkranker. Wissenschaftliche Verlagsgesellschaft, Stuttgart 2003.

Hartdegen, K.: Aggression und Gewalt in der Pflege. Gustav Fischer, Stuttgart 1996.

Kienzle, T.; Paul-Ettinger, B.: Aggression in der Pflege. 4. Auflage. Kohlhammer, Stuttgart 2009.

Müller, R.: Die Pflegekraft als Schokolade. 2., vollst. überarbeitete und erweiterte Auflage. Verlag Hans Huber, Bern 2003.

Rustal, M.: Reden ist Gold. Altenpflege (2000) 2: 20.

Ruthemann, U.: Aggression und Gewalt im Altenheim. Recom, Basel 1993.

Schützendorf, E.: Die alltägliche Gewalt in der Pflege. Die Schwester/Der Pfleger (1994) 1: 54–58.

Schützendorf, E.: Heraus mit der Sprache! Altenpflege (1997) 9: 26–28.

Teil III
Alterskrankheiten und ihre Folgen für die Kommunikationsfähigkeit

Kein Bewohner ist wie der andere. Dennoch haben Menschen, die an derselben Alterskrankheit leiden, in der Regel ähnliche Probleme mit dem Sprechen und Verstehen von gesprochener Sprache. Die Schwierigkeiten von jemandem, der «nur» schwerhörig ist, sind jedoch ganz anders gelagert als diejenigen eines an der Parkinson-Krankheit leidenden oder eines aphasischen Menschen. Im dritten Teil dieses Buches wird deshalb beschrieben, welche Auswirkungen die unterschiedlichen Erkrankungen auf die Kommunikationsfähigkeit der BewohnerInnen haben. An Beispielen aus dem Pflegealltag wird gezeigt, wie Pflegende auf die jeweiligen Schwierigkeiten eingehen können. Es wird sich erweisen, dass die Kenntnis der jeweiligen Diagnosen ausgesprochen wichtig für eine angemessene Pflege und die erfolgreiche Kommunikation mit den alten Menschen ist.

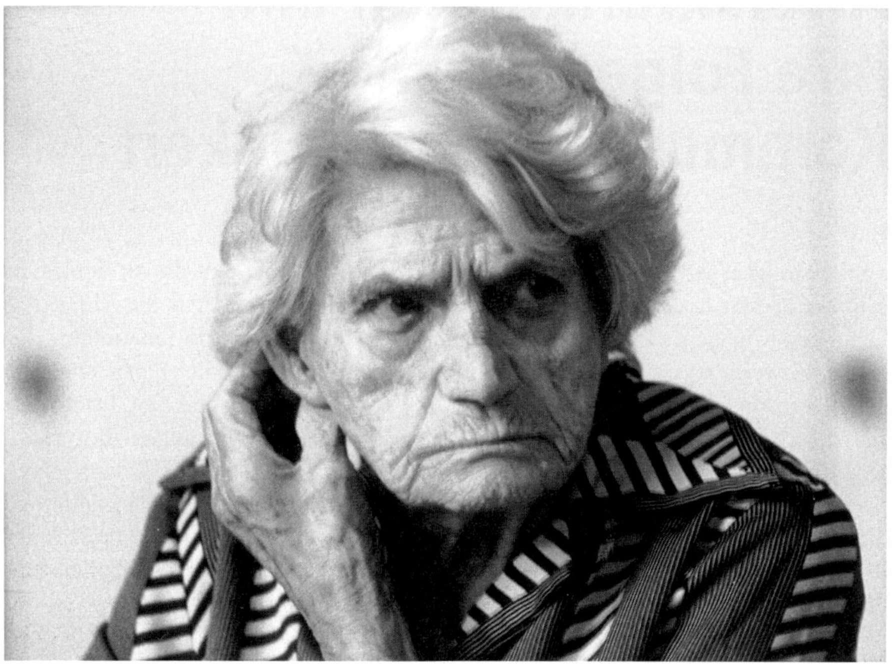

Abbildung 10-1: Dieser schwerhörigen Bewohnerin steht die Anstrengung des Zuhörens ins Gesicht geschrieben. (Foto: Lubomir Tükör)

10. Kommunikation mit schwerhörigen Menschen

«Nicht sehen können heißt, den Menschen von den Dingen zu trennen, nicht hören können heißt, den Menschen von den Menschen zu trennen.» Helen Keller

In einem ersten Abschnitt werden die Auswirkungen der Schwerhörigkeit auf das Sprachverständnis und das Kommunikationsverhalten der Betroffenen dargestellt (Abschnitt 10.1). Nach einigen charakteristischen Gesprächsbeispielen aus dem Pflegealltag (Abschnitt 10.2) werden Tipps für das Gelingen von Kommunikation mit hörgeschädigten Menschen gegeben (Abschnitt 10.3).

10.1 Krankheitsbild

Denkanstoß

Welche der BewohnerInnen, mit denen Sie arbeiten, können ohne Einschränkungen gut hören? Welche verstehen Ihre Worte oft auch nach dem zweiten oder dritten Anlauf nicht?

Beim Deutschen Schwerhörigenbund (DSB) schätzt man, dass 30 bis 40 Prozent aller Deutschen über 65 hörgeschädigt sind. In vielen Pflegeheimen ist ein entsprechend großer Anteil der BewohnerInnen mehr oder minder stark schwerhörig. Nur die wenigsten von ihnen haben ihr Gehör nach einer Krankheit oder nach einem Hörsturz von heute auf morgen verloren. Die meisten leiden an der Altersschwerhörigkeit, die in einem Großteil der Fälle durch einen symmetrischen Hörverlust auf beiden Ohren gekennzeichnet ist. Sie haben also ihr Hörvermögen als Erwachsene kaum merklich, aber dennoch stetig eingebüßt.

Wie nehmen nun altersschwerhörige Menschen die Welt wahr? Was können sie noch hören, und was nicht? Mit dem Fortschreiten des Hörverlustes werden Hintergrundgeräusche nach und nach nicht mehr gehört. Das gilt sowohl für angenehme Geräusche, wie etwa das Zwitschern von Vögeln, das Summen von Bienen, das Plätschern eines Baches, als auch für eher störende Geräusche wie den tropfenden Wasserhahn, das Ticken einer Uhr, das Quietschen einer Tür und das Brausen des städtischen Autoverkehrs. Auch Warngeräusche wie das Klingeln des Telefons, das Pfeifen eines Wasserkessels oder eine Türklingel werden nach und nach nicht mehr gehört. Das Fehlen vieler Geräusche, die hörenden Menschen Orientierung bieten und sie vor Gefahren warnen, kann bei schwerhörigen Menschen zu Verunsicherung, zu Ängstlichkeit und Schreckhaftigkeit führen. Die für sie immer stiller werdende Welt erscheint ihnen unwirklich. Die Betroffenen fühlen sich weniger und weniger zugehörig und wie durch eine unsichtbare Mauer von den hörenden Mitmenschen getrennt.

Je mehr das Hörvermögen nachlässt, desto wichtiger werden für Hörgeschädigte visuelle Informationen. Die Augen müssen so gut wie möglich das Gehör ersetzen. Ein Effekt der Schwerhörigkeit ist deshalb, dass die Betroffenen sensibler für die Körpersprache, für Mimik und Gestik werden.

Oftmals meinen Hörende, schwerhörige Menschen würden Sprache und andere Geräusche einfach nur leiser hören. Das trifft gerade für altersschwerhörige Menschen nicht zu. Sie hören nicht nur leiser, sondern ihnen gehen ganze Frequenzbereiche verloren, sodass sie Sprache auch verzerrt und unvollständig beziehungsweise bruchstückhaft wahrnehmen. Dieses Problem kann man auch mit gut angepassten Hörgeräten nicht hundertprozentig ausgleichen, weil Hörgeräte den Schall lediglich lauter in das Ohr weiterleiten. Im Umgang mit schwerhörigen Menschen sehr laut zu sprechen, mag gut gemeint sein – es ist aber leider auch nutzlos, weil das den Klang noch mehr verzerrt und Sprache noch unverständlicher macht.

Schwierig zu hören sind für ältere Menschen vor allem hohe Töne: Helle Frauen- und Kinderstimmen, Flöten oder Glöckchen nehmen sie in vielen Fällen nicht mehr wahr. Weil Konsonanten (b, d, f, g, h, k, l, m, n, r, s, t) mit hohen, Vokale aber mit tiefen Tönen erzeugt werden, hören an Altersschwerhörigkeit leidende Menschen nur die Vokale (a, e, i, o, u) gut (s. auch **Abb. 10-2**). Die für das Sprachverständnis so ausschlaggebenden Konsonanten bereiten ihnen große Schwierigkeiten. Das bedeutet also, dass Sie den BewohnerInnen keinen Gefallen tun, wenn Sie im Umgang mit Ihnen die hohe Babysprachstimme verwenden – Sie machen damit das Verstehen eher schwerer als leichter.

Auch die Beschaffenheit von Räumen hat einen großen Einfluss darauf, wie gut oder schlecht Schwerhörige ihre GesprächspartnerInnen verstehen können. Vielleicht haben Sie selbst schon einmal bewusst festgestellt, wie verzerrt Schritte und Stimmen in leeren Wohnungen klingen: Der Schall wird von allen glatten Oberflächen reflektiert; jedes Geräusch hallt deshalb lange nach. Je weniger schallschluckende Gegenstände (wie etwa Teppichböden, Gardinen, Polstermöbel) sich im Raum befinden, desto schwieriger wird für die Betroffenen das Hören.

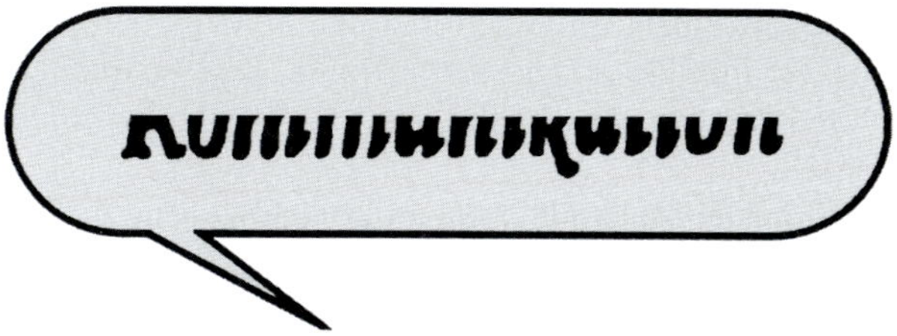

Abbildung 10-2: Hochtonschwerhörigkeit: Was altersschwerhörigen Menschen an der Kommunikation verloren geht. (Quelle: Bundesjugend im Deutschen Schwerhörigenbund e.V.; www.schwerhoerigen-netz.de/bundesjugend)

In Gesellschaft anderer Menschen fällt es Altersschwerhörigen immer schwerer, die Stimmen der anderen klar wahrzunehmen und einer Unterhaltung zu folgen. Sprechen beispielsweise mehrere Menschen bei Tisch gleichzeitig, oder läuft im Hintergrund Musik, haben sie meist keine Chance mehr, einer Unterhaltung zu folgen. Gesunde Menschen können das Klappern von Kaffeetassen, das Rücken von Stühlen und die Gespräche von Nebentischen einfach ausblenden; schwerhörige Menschen (vor allem solche, die ein Hörgerät tragen) können das nicht.

Eine zusätzliche Schwierigkeit ist, dass die meist guten Vorsätze der Hörenden, sich auf die Betroffenen einzustellen, in angeregten Gesprächen sehr schnell wieder vergessen werden. Schwerhörigkeit und die damit einhergehenden Kommunikationsschwierigkeiten sind nun mal weniger sichtbar als andere Behinderungen. Zudem ist es für Hörende nicht nur ungewohnt, sondern auch anstrengend, langsamer und nicht gleichzeitig zu reden; oft erleben sie die Notwendigkeit, kontrollierter zu sprechen, als «Spontaneitätsbremse». Die hohe Wahrscheinlichkeit des Scheiterns der Kommunikation und die Unsicherheit im Umgang mit Hörgeschädigten führen häufig dazu, dass Guthörende Schwerhörige nur kurz ansprechen oder ihnen gleich ganz aus dem Weg gehen. Dies spiegelt sich auch in den Äußerungen hörender HeimbewohnerInnen wider: *Der Herr R. is auch nett – aber der mit seinem Ohr, nich? Der hört ja nich.* Mit diesen Worten begründet beispielsweise eine Bewohnerin, warum sie den Umgang mit einem Mitbewohner meidet, den sie eigentlich sympathisch findet. Durch ihr Verhalten melden Hörende den Schwerhörigen also zurück, dass es für sie nicht nur ausgesprochen mühsam, sondern auch unattraktiv ist, mit ihnen zu kommunizieren. Dadurch entsteht bei schwerhörigen Menschen verständlicherweise das Gefühl, ausgeschlossen beziehungsweise unerwünschte GesprächspartnerInnen zu sein. Wenn sie diese Erfahrung regelmäßig machen müssen, kann das letztlich zu einem negativen Selbstbild, zu Resignation und Rückzug führen.

Ein großes Problem gerade bei schwerhörigen älteren Menschen ist, dass viele (auch vor sich selbst) die Schwerhörigkeit leugnen. Sie erleben das kommunikative Verhalten ihrer Umwelt als unangemessen («Nuschelei») und suchen die Schuld für etwaige Verständigungsprobleme einzig und allein bei den anderen. Manche tun lediglich so, als verstünden sie ihre GesprächspartnerInnen, und verwenden dabei Gesprächsfloskeln, die zwar nie ganz falsch sind, aber auch selten wirklich gut in den Zusammenhang passen.

Ein anderes Problem ist, dass der schleichende Verlust des Gehörs oftmals viel zu spät erkannt wird und die Betroffenen nicht selten der Überzeugung sind, dass ein gewisser Grad an Schwerhörigkeit einfach zum Älterwerden gehört und man deshalb auch kaum etwas dagegen tun kann. Entsprechend resignieren die meisten, anstatt rechtzeitig das Hören mit Hörgeräten sowie alternative Kommunikationsstrategien zu erlernen. Leider wissen viele altersschwerhörige Menschen nicht, dass es für das räumliche Hören und die Gewöhnung an eine technische Hörhilfe sinnvoll ist, sich von vornherein zwei Hörgeräte zu beschaffen. Weil sie oft das Tragen eines Hörgerätes nicht geübt oder gelernt haben, weil ihnen die Handhabung (das Einlegen der Batterien, die Justierung) schwer fällt, und weil es auch nicht immer optimal angepasst ist, empfinden viele es nicht als wirkliche Hilfe – sie tragen es gar nicht erst (frustrierter Kommentar einer Pflegerin nach einem schwierigen Gespräch mit einer Schwerhörigen: *Sie hat ja'n Hörgerät, aber sie zieht's nich an.).* Nach Schätzungen des DSB trifft dies vermutlich auf gut die Hälfte derjenigen zu, die eigentlich eine Hörhilfe benötigen. Bettlägerige haben teilweise das Problem, dass sie ihre Hörgeräte wegen Schweißbildung, wegen der vermehrten Rückkoppelungsgeräusche (Fiepen) beim Liegen und auf Grund von Druckstellen kaum tragen können.

Viele Menschen, die häufig mit Altersschwerhörigen zu tun haben, argwöhnen, dass die Betroffenen nur das hören, was sie hören wollen. Sie unterstellen ihnen also, dass sie ihre Schwerhörigkeit manchmal nur vorgaukeln. Dieser Eindruck kann entstehen, weil die Hörfähigkeit sehr stark je nach Umgebung und Tagesform schwankt. Was eben noch in einer Umgebung mit Hintergrundgeräuschen verstanden wurde, kann für schwerhörige Menschen im nächsten Moment selbst in ruhiger Umgebung unverständlich sein. Diese zum Teil extremen Schwankungen im Hörvermögen sind wissenschaftlich nachgewiesen, können aber noch nicht im Detail erklärt werden. Für Pflegende ist es jedoch wichtig zu wissen, dass sie den Pflegebedürftigen Unrecht tun, wenn sie ihnen pauschal gezieltes Nichtverstehen vorwerfen.

Generell gilt, dass das Kommunizieren für Schwerhörige sehr viel anstrengender ist als für Guthörende, weil es ausgesprochen viel Konzentration und Anstrengung erfordert. Sie können nicht zuhören und gleichzeitig essen oder in der Gegend herumschauen. Schwerhörige Menschen müssen ihre GesprächspartnerInnen ständig im Auge behalten, um gesprochene Worte vom Mund absehen und mit Hilfe von Gestik und Mimik ansatzweise erfassen zu können, wovon gesprochen wird. Wenn Schwerhörige Hörgeräte tragen, müssen sie damit umgehen lernen, dass nicht nur Sprache, sondern auch störende Nebengeräusche verstärkt werden… und dass selbst die ausgeklügeltste Technik nicht verhindern kann, dass sie manches nicht oder falsch verstehen und dass ein Themenwechsel schnell an ihnen vorbeigehen kann, wenn sie nicht darauf hingewiesen werden. Es kann also nicht verwundern, wenn schwerhörige Menschen schnell ermüden und in Gruppen ab einem bestimmten Zeitpunkt einfach abschalten.

Denkanstoß

Welche Mimik kennzeichnet viele hochgradig schwerhörige Menschen? Die Anstrengung und die Konzentration, die ihnen das Zuhören abverlangt, ist ihnen ins Gesicht geschrieben (vgl. Abb. 10-1): Sie runzeln die Stirn, kneifen die Augen zusammen, pressen die Lippen aufeinander – und wirken dadurch, ohne das selbst zu wissen und zu wollen, abweisend und schlecht gelaunt. Dabei wollen sie sich die Menschen nicht vom Leib halten, sondern oftmals das genaue Gegenteil: dazugehören und Anteil nehmen…

10.2 Beispiele

Im Folgenden möchte ich positive und negative Beispiele dafür geben, wie Pflegende mit schwerhörigen BewohnerInnen sprechen.

Missverständnisse, die Pflegenden nicht wichtig erscheinen, werden manchmal einfach gar nicht aufgeklärt, wie im folgenden Beispiel 65. In diesem Gesprächsausschnitt lobt eine Pflegende eine demenziell erkrankte Schwerhörige dafür, dass sie nicht zimperlich ist:

Beispiel 65

01 P: Wird en bisschen kalt jetz.
02 B: Ach wat.
03 P: Sind Sie nich so empfindlich, ne?
04 B: Nee, dat macht mir nix aus. **
05 P: Hart im Nehmen.
06 B: Nähen? Ja jo. LACHT
07 P: Ja ja. LACHT

Anstatt *hart im Nehmen* (Z. 05) hört die Bewohnerin das Wort *nähen* (Z. 06). Offenbar macht es für sie Sinn, vielleicht, weil sie sich früher ihre Kleider selbst geschneidert hat – auf alle Fälle wundert sie sich nicht über den durch das Falschverstehen entstandenen thematischen Bruch… und die belustigte Pflegerin unternimmt auch keinen Versuch, die alte Dame über das tatsächlich Gemeinte aufzuklären.

In manchen Fällen wissen Pflegende einfach nicht weiter, wenn schwerhörige oder fast taube BewohnerInnen sie auch nach mehreren Versuchen, ihnen das Pflegegeschehen zu erklären, nicht verstehen. Dann passiert es, dass sie wie in Beispiel 66 die verbale Kommunikation aufgeben und die weiteren Pflegeschritte schweigend durchführen oder höchstens noch pantomimisch ankündigen:

Beispiel 66

01 P: <Frau P. ich hol nur noch ein Nachthemd.>
02 B: Was?
03 P: <Ich brauch noch ein Nachthemd.>
04 <Bleiben Sie so sitzen?>
05 B: Hab ich nich ver/
06 P: #Has nich verstanden.# MITFÜHLEND **
07 Dann leg ich Sie ins Bett.

In diesem Ausschnitt spricht eine Pflegerin nach dem Duschen mit einer Frau, die nicht nur fast taub, sondern auch nahezu blind ist. Die Ankündigung, dass sie ihr noch ein Nachthemd holen will, schreit sie ihr direkt ins Ohr (Z. 01, 03). In diesem Fall versagt jedoch die normalerweise hilfreiche Strategie, nicht Verstandenes mit anderen Worten noch einmal zu sagen. Die pflegebedürftige Frau versteht auch die umformulierte Mitteilung nicht. Dasselbe gilt für die Aufforderung, für einen kurzen Moment auf dem Bettrand sitzen zu bleiben (Z. 04). Deshalb gibt die Pflegerin ihren Versuch auf, der Bewohnerin das Geschehen mit Worten klar machen zu wollen. Interessanterweise weckt die scheinbare Hilflosigkeit der alten Frau ihre Mutterinstinkte. Das wird am Wechsel vom höflichen Sie zum Duzen (*Has nich verstanden*, Z. 06) und an der mitfühlenden Sprechweise sichtbar. Da die orientierungslose alte Frau ja auch nicht sehen kann, dass sie nur eben zum Schrank gehen wird, ändert sie ihren Plan: Um zu verhindern, dass sie sich ängstigt, allein gelassen fühlt oder gar hinfällt, beschließt sie, Frau P. lieber vorübergehend nackt ins warme Bett zu legen. Den Entschluss *Dann leg ich Sie ins Bett* (Z. 07) spricht sie infolgedessen nur noch für sich selbst und für die Bewohnerin unhörbar, während sie ihren Kopf stützt und ihre Beine ins Bett bewegt. Im Folgenden lässt sie sie nur noch durch Berührungen spüren, welcher Pflegeschritt als Nächstes erfolgen wird.

Manche Pflegepersonen sprechen zwar pauschal lauter mit Schwerhörigen, machen sich aber nicht die Mühe zu überprüfen, ob sie wirklich verstanden werden. Das kann besonders dann zu Missverständnissen führen, wenn sie mit BewohnerInnen kommunizieren, die nicht immer (sei es aus Scham oder Höflichkeit) verdeutlichen, wenn sie die Worte der Pflegenden nicht verstanden haben, und die ihre Verständnisschwierigkeiten öfters mit Äußerungen wie *ach so* oder *ja ja* vertuschen. In Beispiel 67 verteilt eine Pflegende die Zwischenmahlzeit. Bei einer schwerhörigen Bewohnerin entdeckt sie, dass diese zwar das ihr angebotene Obst immer anzunehmen, nicht aber zu essen scheint. Um zu vermeiden, dass die alte Dame irgendwann einmal verdorbene Früchte isst, sortiert sie die verfaulten Äpfel aus einer Obstschale aus:

Beispiel 67

P: #Hallo.# SINGSANG ** <Ich hab Ihnen hier ne Banane.> *
<Wolln Se die essen?> *
B: Jetz nich.
P: Jetz nich. <Soll ich se daher legen?> *
B: Mhm.
P: Aber auch ma essen.
Nich dass die da dann faul wird oder so.
B: Hm?
P: Hm? Nich dass die hier verfault. *
Weil die Äpfel sehn ja au nich mehr so schön aus.
B: Wer, ich?
P: <Ich tu'n au mal weg.> SORTIERT FAULE ÄPFEL AUS
<Da sin ja noch welche.>
Die sehn noch schöner aus hier. ** <Ja?>
B: Wat is?
P: <←Ich hab die die nich so schön sind mal aussortiert.→>
B: Ah so.
P: <Sie haben ja da noch.>
B: Ah ja.
P: <Ja?>

Die Bewohnerin akzeptiert die ihr angebotene Banane, möchte sie aber nicht sofort essen. Ihre Reaktionen auf die lauter gesprochenen Äußerungen der Pflegerin lassen vermuten, dass sie diese versteht. Weil dieser erste Teil des Gesprächs so problemlos verlaufen zu sein scheint, wird die Stimme der Pflegenden wieder leiser; ihre Aufforderung, das Obst auch zu essen und es nicht verfaulen zu lassen (Z. 06/07), versteht die Bewohnerin bereits nicht mehr. Auf ihr fragendes *hm?* reagiert die Pflegerin mit einer gleich lauten und fast wörtlichen Wiederholung (Z. 09). Anschließend begründet sie ihre Befürchtung mit dem Anblick verschrumpelter beziehungsweise verfaulter Äpfel in der Obstschale der Bewohnerin (Z. 10). Die zugleich erstaunt und entrüstet klingende Nachfrage der Bewohnerin *Wer, ich?* (Z. 11) zeigt, dass sie nur einen Teil der Begründung verstanden hat und glaubt, die Pflegende kommentiere ihr Aussehen kritisch. Die Pflegerin ist aber so auf das Obst fixiert, dass sie einfach nicht auf die Bewohnerin eingeht und das Missverständnis aufklärt. Im Folgenden begleitet sie ihre sichtbaren (und ohne die Bitte um Erlaubnis durchgeführten) Handlungen, nämlich das Aussortieren der nicht mehr ganz frischen Früchte, mit lauterer Stimme und dem Hinweis darauf, dass die Bewohnerin ja trotz der weggeworfenen noch einige Äpfel habe (Z. 12/13). Dabei bedenkt sie jedoch nicht, dass die alte Dame sie noch schlechter verstehen kann, wenn sie den Blickkontakt beendet und ihr Gesicht der Obstschale zuwendet. Die nach der kritischen Musterung übrig gebliebenen Äpfel bezeichnet sie wieder in normaler Lautstärke mit den Worten *noch schön(er)* als akzeptabel (Z. 14). Für die Bewohnerin muss das alles so aussehen, als würde die Pflegende peinlich berührt, also mit gesenktem Kopf, von der vermeintlichen Beleidigung ablenken. Den Sinn des geschäftigen Treibens der Pflegerin versteht sie vermutlich nicht. Das wird schließlich auch an ihrer nochmaligen Nachfrage *Wat is?* (Z. 15) deutlich. Daraufhin erklärt die Pflegende ihr Verhalten, indem sie drei Strategien kombiniert anwendet: Sie umschreibt vorher Gesagtes mit anderen Worten und sie spricht deutlich langsamer und lauter (Z. 16, 18). Die Reaktionen der Bewohnerin *(ah so*, Z. 17 und *ah ja*, Z. 19) könnten darauf hinweisen, dass sie endlich verstanden hat, worum es geht. Wahrscheinlicher ist allerdings, dass sie hier höflich sein will und nur so tut, als hätte sie das Gesagte endlich verstanden – weil sie sehr genau merkt, dass die Pflegende sich Mühe gibt, sich ihr verständlich zu machen. Für diese Deutung scheint mir auch das fragende, lauter gesprochene *ja?* der Pflegerin (Z. 20) zu sprechen – ganz offensichtlich steht der fragende Gesichtsausdruck der Pflegebedürftigen nicht im Einklang mit ihren Worten.

Beispiel 68 illustriert, wie eine Pflegerin erfolgreich auf die akustischen Verständnisprobleme einer Bewohnerin eingeht:

Beispiel 68

P: So. ** <Sie dürfen wieder auf den Rücken.>
B: Wie?
P: Auf den Rücken.
B: Auf Zigaretten?
P: Auf den #Rücken.# SEHR DEUTLICH *
Auf den Rücken. So wie Sie jetz liegen.
B: Ach so Rücken.
P: Ja.
B: Dacht Zigaretten.

Nachdem die Pflegerin die auf der Seite und von ihr abgewandt liegende pflegebedürftige Frau zunächst mit lauter Stimme dazu aufgefordert hat, sich wieder auf den Rücken zu drehen (Z. 01), reagiert sie auf deren Nachfrage (Z. 02) mit einer Wiederholung in normaler Lautstärke. Die Bewohnerin vergewissert sich daraufhin, ob sie die Pflegende richtig verstanden hat (Z. 04), indem sie das, was sie gehört zu haben glaubt, fragend wiederholt. Weil das nichts mit dem tatsächlich Gesagten zu tun hat, wiederholt die Pflegerin ihre Äußerung geduldig noch einmal, wobei sie diesmal das entscheidende Wort *Rücken* deutlicher spricht (Z. 05). Anschließend umschreibt sie das Gemeinte sicherheitshalber noch einmal mit anderen Worten (*so wie Sie jetz liegen*, Z. 06). Offensichtlich hat sich die Bewohnerin mittlerweile, um besser verstehen und der Pflegerin beim Sprechen ins Gesicht schauen zu können, umgedreht. In Verbindung mit den ruhig und deutlich gesprochenen Wiederholungen der Pflegenden bewirkt das, dass die alte Dame schließlich versteht, wozu sie aufgefordert wurde (Z. 07). Mit einem Kopfnicken und dem zustimmenden *ja* bestätigt ihr die Pflegerin das abschließend (Z. 08). Dieses Beispiel beweist, dass es wesentlich hilfreicher ist, wenn Pflegende ihre Äußerungen geduldig wiederholen und sie dabei deutlicher aussprechen, anstatt die BewohnerInnen anzuschreien: Mit reiner Lautstärke ist schwerhörigen Menschen wenig geholfen. Ganz im Gegenteil, denn lautes Sprechen bewirkt bei ihnen einen noch verzerrteren Höreindruck. Zudem kann die bei lautem Sprechen oft mitschwingende Ungeduld, die die Betroffenen sehr wohl wahrnehmen, dazu führen, dass sie stressbedingt noch schlechter verstehen.

In Beispiel 69 redet eine Pflegerin mit einer ziemlich schwerhörigen, aber geistig fitten Bewohnerin. Anders als viele ihrer KollegInnen spricht sie die meisten entscheidenden Wörter in ihren an diese Frau gerichteten Äußerungen langsamer und deutlicher (statt lauter). Außerdem macht sie immer wieder kurze Pausen zwischen einzelnen Sätzen, um der Pflegebedürftigen Zeit zum Verarbeiten des Gehörten zu geben:

Beispiel 69[3]

01 P: Da is <←ne Laufmasche drin in den Strümpfen.→> *
02 Ne Laufmasche. LACHT KURZ
03 B: Ich hab ja Hose drüber.
04 P: LACHT Gut. LACHT KURZ
05 <Wollt's Ihnen nur gesagt haben Frau T.>
06 LACHT *** >So. * Jetz warten Sie ma.<
07 Wenn Sie sich ←am Waschbecken halten→
08 Frau T. geht's vielleicht am besten. ** Hau ruck! **
09 Ham Sie sich schon <gewaschen> unten rum?

10 B: Jaha.
11 P: Ja? Schon fertig? *** LÄNGERES GERASCHEL*
12 Ich reib Sie mal mit der a/
13 Wo ham Sie denn die ←Salbe→ Frau/
14 B: Auf'm Nachttisch. *
15 P: >Ah ja.< *** AUSPACKEN
16 Grad ma en bisschen ←einreiben,→ ne? ***
17 #>(Das kommt dahin.)<# FLÜSTERT ***
18 Frau T. ich hab Sie noch en bisschen oberhalb auch eingerieben.
19 Sie sind ganz ←rot.→

Als die Pflegerin die Laufmasche in den Strümpfen entdeckt, macht sie die Pflegebedürftige langsamer sprechend und mit lauter Stimme darauf aufmerksam (Z. 01) und wiederholt diese Information auch noch einmal in normaler Lautstärke (Z. 02). Dass diese Sprechweise zum Erfolg führt, zeigt die prompte und inhaltlich passende Reaktion der Bewohnerin darauf (*Ich hab ja Hose drüber*, Z. 03). Lachend akzeptiert die Pflegende diese pragmatische Antwort. Danach fordert sie die Bewohnerin dazu auf, sich sicherheitshalber am Waschbecken fest zu halten (Z. 07). Auch diese Aufforderung spricht sie langsamer, und auch diese Worte scheint Frau T. umgehend zu verstehen und zu befolgen. Weil das deutlichere Sprechen im Gegensatz zum lauten Sprechen fast immer sofort zum Erfolg zu führen scheint, spricht die Pflegerin im Folgenden immer seltener laut, und sie artikuliert die wichtigsten Wörter in ihren Äußerungen meist langsamer und deutlicher (Z. 13, 16, 19). Nur bei der Frage, ob die Bewohnerin sich schon unten rum gewaschen habe (Z. 09), verfolgt sie die (hier ebenfalls erfolgreiche) Strategie, das bedeutungstragende Wort *gewaschen* lauter auszusprechen. So einfach ist es also, nicht nur beiden Beteiligten den Frust immer wieder misslingender Verständigung zu ersparen, sondern auch noch Zeit – je deutlicher sie nämlich spricht, desto seltener muss sie sich wiederholen, und desto mehr kommunikative Freiräume hat sie für anderes.

Dass auch das Paraphrasieren, also das Umformulieren nicht verstandener Äußerungen hilfreich sein kann, zeigt Beispiel 70:

Beispiel 70

01 P: So. ** Begleit ich Sie wieder rüber.
02 B: <Wie?> *
03 P: Gehn wir nochma rüber ins andre Zimmer?
04 Dann zieh ich Sie noch an, gell?
05 B: Ja.

In diesem Ausschnitt möchte ein Pfleger einen äußerst schwerhörigen Bewohner vom Bad in sein Zimmer zurückführen. Auch er vermeidet es dabei, den alten Mann anzubrüllen. Ruhig und gelassen wartet er nach dessen fragendem *Wie?* (Z. 02) ab, ob er das Gesagte nicht doch noch versteht, statt den Pflegebedürftigen ohne weiteres Federlesen ins Zimmer nebenan zu führen. Dann wiederholt er seine ursprüngliche Ankündigung noch einmal mit anderen Worten. Da sich beide nach (!) dem zustimmenden *ja* (Z. 05) des Bewohners in Bewegung setzen, scheint dieser also den Pfleger im zweiten Anlauf verstanden zu haben.

Unterstützen kann man die positive Wirkung des Um- oder einfacher Formulierens, indem man das Gesagte noch mit passenden (aber nicht übertriebenen) Gesten pantomimisch begleitet. Man kann auch auf die gemeinten Gegenstände zeigen oder sie den BewohnerInnen in die Hand geben. An Beispiel 71 wird deutlich, dass das besonders wichtig ist, wenn sehbehinderte Schwerhörige zum Einsetzen der Zahnprothese aufgefordert werden. Nach Auskunft der Pflegenden muss man diese alte Dame die Zähne zunächst fühlen lassen. Wenn jemand versucht, ihr die Prothese ohne eine solche Vorankündigung in den Mund zu schieben, erschrickt sie und wehrt sich (verständlicherweise!) mit Händen und Füßen dagegen.

Beispiel 71

01 P: Geb Ihnen mal Ihre Zahnprothese. *
02 B: >Was denn?<
03 P: Ihre Zähne.
04 B: >Mhm.<
05 P: Bitte schön.
06 B: >Ach so.<

Die erste verbale Ankündigung der folgenden Aktion (Z. 01) versteht die fast taube und obendrein erblindete Bewohnerin nicht (Z. 02). Daraufhin vereinfacht und wiederholt die Pflegende ihre Äußerung (Z. 03). Die Pflegebedürftige reagiert nun, als hätte sie sie verstanden (Z. 04). Dass sie vielleicht irgendetwas, aber nicht das Gemeinte verstanden hat, wird im Folgenden klar. Erst, als die Pflegeperson ihr mit einem höflichen *Bitte schön* (Z. 05) die Gebissteile in die Hand gibt, kann sie sich die wahrgenommenen Sprachlaute zusammenreimen. Dies zeigt das Verständnis ausdrückende *Ach so* (Z. 06).

An einem letzten Beispiel möchte ich zeigen, wie wichtig es ist, die schwerhörigen BewohnerInnen immer wieder dazu aufzufordern, ihren Teil zum Gelingen der Kommunikation beizutragen und ihr(e) Hörgerät(e) zu benutzen. In diesem

Gespräch «übt» ein Schüler (P1) in Anwesenheit einer erfahrenen Pflegerin (P2) die Durchführung der Morgentoilette. Die Kollegin führt ihm in diesem Ausschnitt vor, wie man das erwünschte Verhalten der Bewohnerin loben und positiv verstärken kann:

Beispiel 72

01 P1:	Am besten gleich dann am Morgen den Hörapparat rein, oder?
02 P2:	Mhm.
03 P1:	Hörgerät.
04 P2:	Jaha. *** HUSTET ** GIBT IHR DAS HÖRGERÄT
05	<Sonst verstehn wir uns wieder nich.>
06 B:	Ja, ja.
07 P1:	Ja.
08 P2:	LACHT ***
09 B:	Aber s'is schon so ein .. ..
10	Es geht manchmal. * Manchmal nich.
11 P2:	<Pfeift noch.> **
12 B:	Jetz pfeift's wieder. *
13	Es is immer wieder was. *
14 P2:	<Aber jetz is gut.>
15 B:	Ja. Aber ich versteh's halt doch besser.
16 P2:	Jaha.
17 B:	Wissen Se ohne * is fast schlechter.
18 P2:	<Is/ Is/>
19	Is schlecht, ja.
20 B:	Ja. ja.
21 P2:	<Ich find's auch gut wenn Sie des gleich am Morgen reinmachen.>
22	dass wir einander verstehn.
23 B:	Jaha. Is klar.
24 P2:	<Gell?>

Zunächst begründet die Schwester mit lauter Stimme, warum sie der Bewohnerin als Erstes das Hörgerät reicht (*Sonst verstehn wir uns wieder nich*, Z. 05). Deren zustimmende Reaktion (Z. 06) belohnt sie mit einem herzlichen Lachen (Z. 08). Dass die Bewohnerin nach längerem Schweigen von selbst ihre Probleme mit dem Gerät anspricht (Z. 09/10), nimmt die Pflegerin zum Anlass, sie laut darauf hinzuweisen, dass es noch pfeift (Z. 11). Die alte Dame braucht eine Weile, bis sie das Gehörte (das ja gleichzeitig mit dem letzten Teil ihrer eigenen Äußerung gesprochen wurde) verarbeitet und verstanden hat. Sie wiederholt es vorsichtshalber und ergänzt, dass immer wieder etwas nicht funktioniere (Z. 13). Daraufhin gibt ihr die Schwester die (sicher beruhigend gemeinte) Rückmeldung, dass das Hörgerät jetzt zu pfeifen aufgehört habe (Z. 15). Die Bewohnerin sagt, trotz aller Probleme mit der Technik würde sie mit dem Gerät doch besser hören als ohne (Z. 16, 18). Dem stimmt die Pflegerin nachdrücklich zu (Z. 17, 19/20), denn genau das ist ja die Botschaft, die sie allen hörgeschädigten BewohnerInnen zu vermitteln versucht. Abschließend lobt sie (wenn auch unnötig laut) den Willen der Pflegebedürftigen, das Gerät wirklich zu benutzen, und sie betont noch einmal, dass es ihr wichtig ist, dass die Bewohnerin sie verstehen kann (Z. 22/23).

10.3 Zusammenfassung und Tipps

Die folgenden Tipps sind weniger meinen eigenen Untersuchungen als vielmehr den unten aufgeführten AutorInnen, insbesondere aber Bircher-Müller und dem Deutschen Schwerhörigenbund (DSB) zu verdanken.

Wie Sie Bedingungen schaffen können, die das gegenseitige Verstehen und das noch vorhandene Hörvermögen optimal unterstützen:

- Lassen Sie schwerhörige Menschen ihr Hörgerät möglichst schon früh morgens einsetzen. Achten Sie jedoch darauf, dass es auf keinen Fall (z. B. beim Waschen oder Duschen) mit Wasser in Berührung kommt.
- Sorgen Sie vor allem bei dementen BewohnerInnen dafür, dass sie ihre Hörgeräte tragen. Der Gebrauch von Hörgeräten erleichtert und fördert den für die Betroffenen auch ohne die Schwerhörigkeit immer schwieriger werdenden Kontakt zur Umwelt. Es gibt Anzeichen dafür, dass die Verwendung von Hörgeräten den (durch mangelndes Training und mangelnde Interaktion beschleunigten) geistigen Abbau im frühen Stadium der Demenz verlangsamen kann.
- Machen Sie den Betroffenen klar, dass Sie sich bemühen wollen, Ihre Sprechweise auf die Hörbehinderung einzustellen. Bestehen Sie aber gleichermaßen auch darauf, dass auch diese ihren Teil zum Gelingen der Kommunikation beitragen, indem sie ihr Hörgerät benutzen.
- Lassen Sie hörgeschädigten BewohnerInnen die nötige Zeit, um das Hörgerät richtig einzustellen.
- Werden Sie trotz Hörgerät nicht verstanden, müssen Sie die Batterien kontrollieren und gegebenenfalls erneuern (lassen).
- Lassen Sie sich von einem Hörgeräteakustiker den Gebrauch und die Wartung von Hörgeräten genauestens erklären, damit Sie alltägliche Probleme selbst erkennen und beheben können.
- Schwerhörige Menschen sind mehr und mehr darauf angewiesen, dass ihnen ihre Augen wenigstens einen Teil der Informationen liefern, die sie normaler-

weise hörend wahrnehmen würden. Stellen Sie deshalb sicher, dass ihr Sehvermögen optimal unterstützt ist: Eine zum Sehen notwendige Brille sollte jederzeit erreichbar und sauber sein.

- Die übermäßige Bildung von Ohrenschmalz kann bewirken, dass Schwerhörige noch schlechter hören. Sorgen Sie deshalb dafür, dass es regelmäßig (etwa alle 2 Monate) von einem HNO-Arzt entfernt wird.
- Hintergrundgeräusche erschweren es Hörgeschädigten, Sprache zu verstehen. Machen Sie deshalb Radio und Fernseher aus, wenn Sie mit ihnen sprechen wollen, und reden Sie nicht auf sie ein, wenn Sie die Toilettenspülung betätigen oder gleichzeitig Wasser läuft.
- Fragen Sie hörbehinderte BewohnerInnen, die neu auf der Station sind, ob sie Sprache vom Mund absehen beziehungsweise «Lippenlesen» können oder ob Kommunikation nur schriftlich möglich ist.
- Viele Betroffene scheuen sich, ihre GesprächspartnerInnen immer wieder darauf hinzuweisen, dass sie hörgeschädigt sind. Hier schafft eine eindeutige Kennzeichnung mit dem internationalen Symbol für Schwerhörigkeit beziehungsweise Hörbehinderung Abhilfe (vgl. **Abb. 10-3**). Die Aufkleber sind im Online-Shop des DSB (www.schwerhoerigen-netz.de) erhältlich. Wenn die BewohnerInnen das akzeptieren, bringen Sie das Symbol im Zimmer beziehungsweise an ihren Betten an und kleben Sie es auch als Hinweis für alle Pflegenden deutlich sichtbar in die Pflegedokumentation.

Wie Sie sich beim Sprechen mit schwerhörigen BewohnerInnen auf die Hörbehinderung einstellen sollten:

- Mit hörenden Pflegebedürftigen können Sie normalerweise nebenbei kommunizieren. Während einzelner Pflegetätigkeiten können Sie Erklärungen geben, zur Mithilfe auffordern oder einfach so mit den BewohnerInnen sprechen. Das ist im Umgang mit Hörgeschädigten anders: Wenn Sie möchten, dass die Betroffenen Sie verstehen, sollten Sie beim Sprechen mit ihnen nichts anderes tun als sprechen. Deshalb müssen Sie für die Pflege schwerhöriger BewohnerInnen mehr Zeit einkalkulieren.
- In diesem Zusammenhang kann ein routinierter, immer gleicher Ablauf des Pflegegeschehens hilfreich sein. Je vorhersehbarer die Abfolge von Handlungen für die hörgeschädigten BewohnerInnen ist, desto größer ist die Wahrscheinlichkeit, dass sie die damit verbundene Sprache verstehen.
- Guthörende BewohnerInnen nehmen Ihre Schritte, das Anklopfen und das Öffnen einer Tür wahr, schwerhörige oft nicht. Es ist deshalb wichtig, dass Sie auf Ihre Anwesenheit aufmerksam machen, wenn die Betroffenen von Ihnen abgewendet sind und Sie nicht sehen können. Wenn Sie unvermittelt von hinten an eine schwerhörige Person herantreten und sie berühren, besteht die

Abbildung 10-3: Logo des Deutschen Schwerhörigenbundes DSB; Symbol für Hörschädigung.

Gefahr, dass sie furchtbar erschrickt. Sehr viel besser ist es, Ihre Anwesenheit durch ein (verabredetes) Lichtsignal anzukündigen.

- Von entscheidender Bedeutung für das Sprachverstehen ist wegen der Vielzahl an visuellen Informationen (Mimik, Lippenbewegung) für viele Schwerhörige der Blickkontakt zu ihren GesprächspartnerInnen. Schauen Sie also schwerhörige BewohnerInnen beim Reden immer an und drehen Sie sich nicht mitten im Satz weg. Stellen oder setzen Sie sich ihnen direkt und möglichst in gleicher Augenhöhe gegenüber.
- Versuchen Sie, nicht unentwegt mit dem Kopf zu nicken, weil dies das Ablesen der Lippen erschwert.
- Um den schwerhörigen BewohnerInnen das Beobachten zu erleichtern, sollte das Licht wenn möglich Ihr Gesicht beleuchten. Es sollte aber nicht blenden, damit die Betroffenen die Sprechbewegungen genau beobachten können. Vermeiden Sie es aus diesem Grunde auch, mit dem Rücken zum Fenster zu stehen, wenn Sie mit Schwerhörigen sprechen.
- Wegen des Verlustes an visuellen Informationen ist davon abzuraten, gut sehenden Schwerhörigen direkt ins Ohr zu sprechen.
- Lenken Sie die Aufmerksamkeit schwerhöriger BewohnerInnen auf sich, indem Sie sie am Äußerungsbeginn mit dem Namen ansprechen.
- Sprechen Sie die einzelnen Wörter deutlich und etwas langsamer, aber nicht überdeutlich aus. Übertriebenes Artikulieren mit unnatürlichen Mund- und Lippenbewegungen ist nicht angebracht.

- Hilfreich ist es, wenn Sie klare Gesten und die Mimik nutzen, um Hinweise auf das Gemeinte zu geben. Sie sollten allerdings auch dabei nicht übertreiben, also nicht anfangen, wild mit den Händen herumzufuchteln.
- Von entscheidender Bedeutung ist für viele schwerhörige Menschen, dass Ihr Mund beim Sprechen für sie sichtbar ist. Deshalb sollten Sie sich angewöhnen, den Mund beim Sprechen nicht mit der Hand, einem Tuch, einem Rollkragen oder Ähnlichem zu bedecken. Pfleger sollten aus diesem Grund möglichst keinen langen Oberlippenbart tragen.
- Vermeiden Sie es beim Kommunizieren mit hörgeschädigten Menschen, gleichzeitig zu lachen oder zu gähnen. Beides verzerrt Ihre Sprache nicht nur akustisch, sondern auch optisch.
- Das «Lippenlesen» wird nicht nur erheblich schwieriger, sondern fast unmöglich, wenn Sie beim Reden gleichzeitig etwas essen, Kaugummi kauen oder beispielsweise eine Zigarette zwischen den Lippen halten.
- Halten Sie Ihre Sprache eher einfach. Vermeiden Sie lange und komplizierte Sätze ebenso wie mehrsilbige, fremd- und fachsprachliche Wörter. Das bewirkt, dass das Zuhören für schwerhörige Menschen einfacher wird und weniger Konzentration erfordert.
- Wenn ein schwerhöriger Bewohner auf eine Äußerung von Ihnen nicht reagiert, wiederholen Sie sie bitte. Dabei empfiehlt es sich allerdings, vor dem Wiederholen höflich nachzufragen, ob das Gesagte bereits gehört und verstanden wurde.
- Grundsätzlich gilt, dass Wiederholungen im Satzzusammenhang oft besser verständlich sind als einzelne Wörter.
- Besser als eine wörtliche Wiederholung ist sowohl in akustischer als auch optischer Hinsicht (Hilfe beim «Lippenlesen») in vielen Fällen, das Gemeinte in einer noch kürzeren, einfacheren Form mit anderen Worten zu umschreiben.
- Bleiben Sie geduldig, wenn mehrfache Wiederholungen notwendig sein sollten. Ungeduld und Reizbarkeit machen Betroffene nervös und bewirken, dass sie noch weniger verstehen.
- Überprüfen Sie vor allem bei wichtigen Themen, ob der Schwerhörige Sie wirklich verstanden hat. Nötigenfalls schreiben Sie die Mitteilung auf.
- Achten Sie stets auf die Art der Reaktionen, die ein Bewohner auf ihre Kommunikationsbemühungen zeigt. Es ist wichtig, dass Sie lernen, zwischen Unkooperativität und Verständnisproblemen, also einer vielleicht bislang gar nicht erkannten Hörschädigung, zu unterscheiden.
- Sprechen Sie nicht zu viele Sätze rasch hintereinander. Machen Sie immer wieder kurze Pausen. Schwerhörige Menschen benötigen mehr Zeit, um das Gehörte zu verarbeiten. Sie sind nun einmal darauf angewiesen, die bruchstückhaften akustischen und optischen Informationen wie ein Puzzle zusammenzusetzen.

Nein, Herr Huber, ich sagte nicht «Wollen wir heute mal in der Kneipe saufen gehen?», ich sagte: «Da sollten Sie heute mal wieder Seife kaufen gehen!»

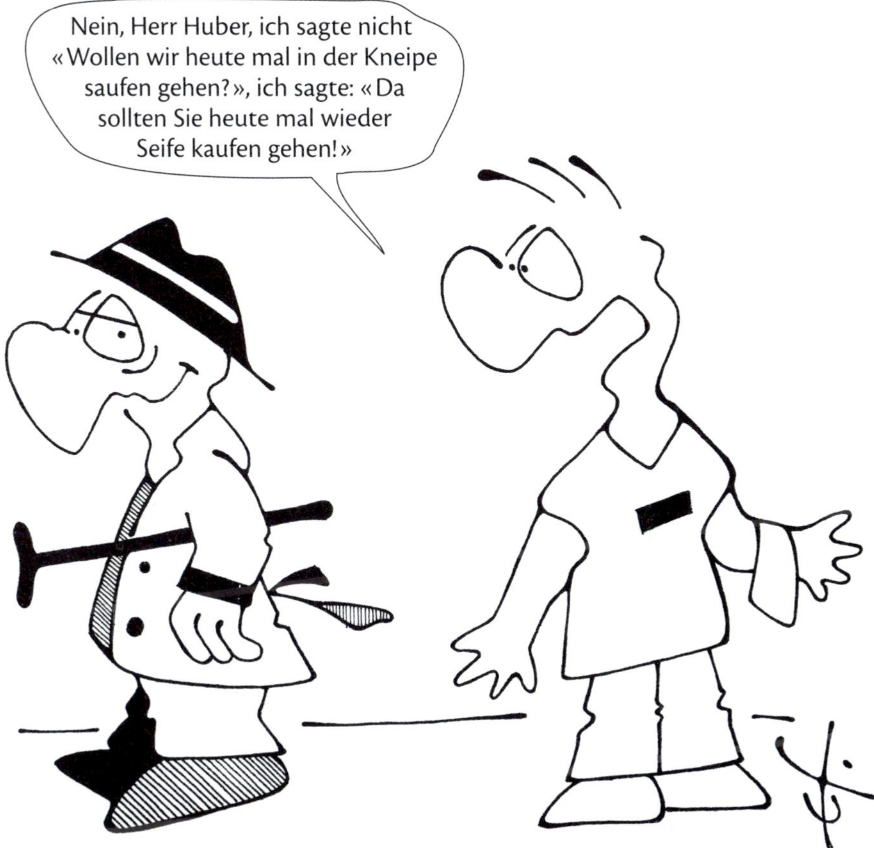

Abbildung 10-4: Altersschwerhörige Fehlinterpretation des Gehörten. (© E. Frink)

- Warten Sie die Antworten von Schwerhörigen auf Ihre Fragen oder Kommentare unbedingt ab. Damit bezeugen Sie Respekt und verdeutlichen, dass Ihnen an ihrer Meinung und an einem gleichberechtigten Gedankenaustausch gelegen ist.
- Überlassen Sie wenn möglich den Schwerhörigen auch einmal die Initiative! Wenn sie das Thema selbst gewählt haben, ist es sehr viel wahrscheinlicher, dass sie Ihre Worte verstehen.
- Die meisten Altersschwerhörigen sind hochtonschwerhörig. Sie haben also Probleme, helle Stimmen zu verstehen. Verwenden Sie deshalb eine kräftige Stimme und eine eher dunkle Tonlage, und keinesfalls das mit der Babysprache häufig einhergehende hohe Piepsstimmchen!

Was es zu beachten gibt, wenn Schwerhörige sich in Gesellschaft anderer Menschen befinden:

- Leider wird in unserer Gesellschaft Schwerhörigkeit immer noch schnell mit Dummheit oder Begriffsstutzigkeit gleichgesetzt. Machen Sie deshalb Zimmergenossen und andere MitbewohnerInnen auf die Art der Verständnisprobleme von hörgeschädigten BewohnerInnen aufmerksam. Verdeutlichen Sie Ihnen, dass Hörbehinderte nicht (zwingend) dement oder «blöd» sind, bloß weil ihre Sprachverarbeitung nur langsam vonstatten geht.

Was Sie beim Sprechen mit schwerhörigen Menschen unbedingt vermeiden sollten:

- Sprechen Sie nicht lauter als normal, vor allem dann nicht, wenn der betroffene Bewohner mit Hörgerät(en) einigermaßen hören kann. Schreien Sie schwerhörige Menschen keinesfalls an. Das kann (vor allem von Menschen, die Hörgeräte tragen) als äußerst schmerzhaft empfunden werden und bewirkt, dass Sprache unklar und verzerrt gehört wird. Gerade bei älteren Hörgeschädigten ist der Übergang zwischen für sie noch nicht hörbarer (zu leiser) und nicht mehr verständlicher (zu lauter) Sprache ausgesprochen klein. Daher kommt es auch, dass viele ältere Menschen manche Mitteilungen bei normaler Lautstärke noch nicht verstehen, und einen auffordern, man möge sie nicht anbrüllen, wenn man es mit etwas lauterer Stimme noch einmal versucht.
- Sprechen Sie mit schwerhörigen Menschen nicht schneller und nuscheln Sie nicht.
- Sparen Sie sich die Mühe, aus einer Entfernung von mehr als einem Meter mit schwerhörigen Menschen kommunizieren zu wollen – das funktioniert in der Regel nicht einmal, wenn Sie ihnen das Gesicht zuwenden, und schafft auf beiden Seiten Frustrationen. Es hat also keinen Zweck, aus einem Nebenraum, zum Beispiel dem Bad, nach hörgeschädigten BewohnerInnen zu rufen.
- Sprechen Sie BewohnerInnen nicht von hinten an, um sie nicht zu erschrecken.
- Sprechen Sie nicht an Stelle von Schwerhörigen, wenn diese beispielsweise auf eine Frage nicht sofort reagieren. Wer meint, er müsse für die Betroffenen sprechen und wisse besser als sie selbst, was sie sagen möchten, der entmündigt sie.
- Vermeiden Sie die Verwendung verkindlichender Sprache im Umgang mit ihnen. Sie bekommen sehr wohl mit, wenn man sie nicht für voll nimmt.
- Lachen Sie die BewohnerInnen nicht aus, wenn sie etwas falsch verstehen oder falsche Antworten geben. Erklären Sie ihnen stattdessen, was an ihren Worten so komisch war; meist reagieren sie dann selbst auch humorvoll.

«Wenn Sie es schwierig finden, mit einem Hörgeschädigten umzugehen, so bedenken Sie bitte, dass er es noch schwerer hat als Sie.» (DSB-Ratgeber)

Weiterführende Literatur

Bircher-Müller, U.: Der schwerhörige Patient. MMV Medizin Verlag, München 1997.

Decker-Maruska, M.; Kratz, B.: Der hörgeschädigte ältere Mensch im Pflegealltag. Die Schwester/Der Pfleger (2008) 1: 32–35.

Decker-Maruska, M.; Hofmann, R.; Lerch, M.: «Wenn der Pfleger zum ‹Flegel› wird». Demenz und Schwerhörigkeit im Alter. Pflegen: Demenz (2008) 8: 46–49.

Dörrie-Sell, A.: «Die anderen hören, ich nicht». Psychosoziale Betreuung und Pflege von Patienten mit einer Hörbehinderung, 1. Teil. Die Schwester/Der Pfleger (1999) 12: 1000–1002.

Dörrie-Sell, A.: «Die anderen hören, ich nicht». Psychosoziale Betreuung und Pflege von Patienten mit einer Hörbehinderung, 2. Teil. Die Schwester/Der Pfleger (2000) 1: 40–43.

Hartwanger, A.: Auf taube Ohren stoßen. Altenpflege (2000) 5: 26–28.

Huhn, S.: Von sich hören lassen. Pflegerisches Vorgehen bei altersbedingter Schwerhörigkeit. Forum Sozialstation (1999) 101: 48–51.

Huhn, S.: Kommunizieren trotz Hörproblem. Heilberufe (2008) 12: 22–24.

Jupiter, T.; Spivey, V.: Perception of hearing loss and hearing handicap on hearing aid use by nursing home residents. Geriatric Nursing (1997) 18: 201–207.

KDA (Hrsg.): dazugeHÖREN. Türen öffnen zu hörgeschädigten Menschen mit Demenz. Kuratorium Deutsche Altershilfe, Köln 2008.

Lindner, G.: Absehen – der andere Weg zum Sprachverstehen. 2. Auflage. Luchterhand, Neuwied/Berlin 2002.

Tannich, H.: Leben in der Stille. Heilberufe (2005) 10: 38–39.

Tesch-Römer, C.: Schwerhörigkeit im Alter: Ist die Bewältigung von Kommunikationsbehinderung möglich? In: Kruse, A.: Psychosoziale Gerontologie, Band 2. Hogrefe, Göttingen 1998.

Tesch-Römer, U.; Nowak, M.: Wie bewältigen ältere Menschen Hör- und Verständnisprobleme? Zschr. f. Klinische Psychologie (1998) 27: 105–110.

Wisotzki, K.-H.: Altersschwerhörigkeit. Grundlagen – Symptome – Hilfen. Kohlhammer, Stuttgart 1996.

Internetadressen

http://www.fgh-besserhoeren.de
http://www.schwerhoerigen-netz.de

11. Kommunikation mit blinden Menschen

In diesem Kapitel werden zunächst die häufigsten zur Erblindung führenden Augenerkrankungen älterer Menschen (Abschnitt 11.1) sowie ihre möglichen Auswirkungen auf die Kommunikation beschrieben (Abschnitt 11.2). Nach der Vorstellung typischer Beispiele für vorbildliche und weniger gelungene Kommunikation mit blinden Menschen (Abschnitt 11.3) werden einige Tipps zum angemessenen sprachlichen Umgang mit ihnen gegeben (Abschnitt 11.4).

11.1 Krankheitsbilder

Die meisten Erkrankungen des Auges treten typischerweise erst im späteren Erwachsenen- beziehungsweise Rentenalter auf: Gut 90 Prozent aller blinden und sehbehinderten Menschen sind erst als ältere Menschen erkrankt. Die häufigsten

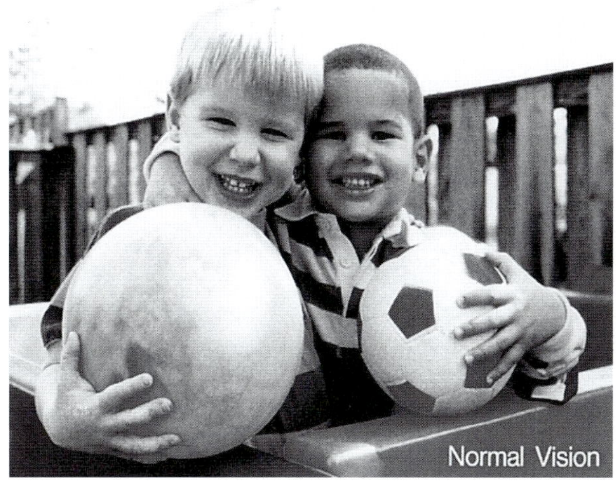

Abbildung 11-1: Normale Sehschärfe. (Quelle: National Eye Institute, National Institutes of Health, USA)

Augenerkrankungen von SeniorInnen sind die senile Katarakt, die Makuladegeneration, das Glaukom und die diabetische Retinopathie.

Senile Katarakt

Die senile Katarakt wird auch als grauer Star bezeichnet. Damit ist die fortschreitende Eintrübung der ursprünglich klaren Augenlinse gemeint. Die Linsentrübung ist deutlich sichtbar: Die sonst schwarze Pupille erscheint als milchig weiß bis grau. Die Katarakt kann, muss aber nicht zwingend beide Augen gleichermaßen betreffen. Sie ist eine typische (und heutzutage ambulant operable) Alterserscheinung, die aus medizinischer Perspektive betrachtet keine Krankheit darstellt und deshalb auch nicht gefährlich ist. Sie ist auf die Verlangsamung der Stoffwechselprozesse zurückzuführen. In manchen Berichten wird davon ausgegangen, dass 99 Prozent der Menschen über 65 in mehr oder weniger ausgeprägter Form vom grauen Star betroffen sind.

Die Katarakt bewirkt, dass die Betroffenen immer verschwommener oder verzerrter sehen und die Welt wie durch einen leichten, mit der Zeit immer dichter werdenden Schleier wahrnehmen (vgl. **Abb. 11-2**). Kontraste werden unschärfer, die Leuchtkraft der Farben wird geringer. Im Endstadium kann nur noch zwischen Hell und Dunkel unterschieden werden. Bei vielen nimmt auch die Blendungsempfindlichkeit zu, sodass sie bei schwachem Licht weitaus besser sehen können als bei hellem Licht. Grelles Sonnenlicht bereitet ihnen ebensolche Probleme wie die Scheinwerfer entgegenkommender Autos bei Dunkelheit.

Makuladegeneration

Die Makuladegeneration, die ebenfalls nicht zwingend bei beiden Augen gleichzeitig in Erscheinung treten muss, betrifft die im Durchmesser nur 2 Millimeter

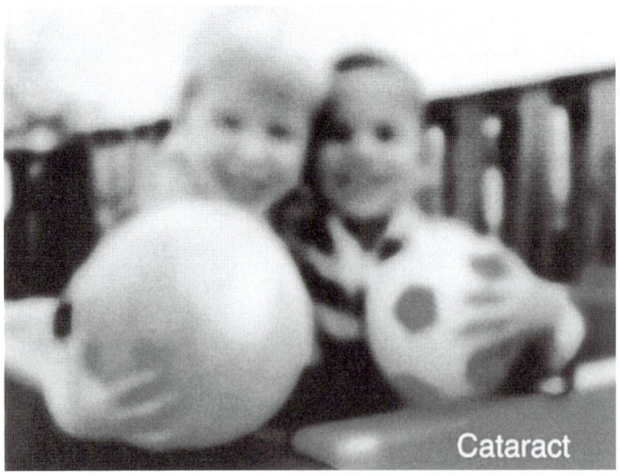

Abbildung 11-2: Simulation der Sehbeeinträchtigung beim grauen Star. (Quelle: National Eye Institute, National Institutes of Health, USA)

große Stelle des schärfsten Sehens auf der Netzhautmitte. Die Netzhaut wird an dieser Stelle durch Blutgefäße zerstört, die sich bilden, um eine schlechte Nähr- und Sauerstoffversorgung auszugleichen. Die zentrale Sehschärfe geht dabei ganz oder teilweise verloren. Allerdings führt die Makuladegeneration anders als die meisten anderen Augenerkrankungen nicht zur völligen Erblindung. Die Betroffenen können sich weiterhin orientieren, weil die seitliche Sehfähigkeit, das heißt das periphere Gesichtsfeld erhalten bleibt (vgl. **Abb. 11-3**). Die Mitte des Gesichtsfeldes, also das, was sie direkt fixieren, sehen die Erkrankten jedoch entweder verschwommen, verzerrt oder als dunklen, als grauen oder als weißen Fleck. Dadurch können sie zwar die Umrisse einer Uhr erkennen und die Schrift in einer Zeitung als Schrift wahrnehmen. Sie sind jedoch in vielen Fällen nicht mehr in der Lage, die Uhrzeit abzulesen und Texte zu lesen, weil alles, was sie fixieren, wegen der beschädigten Makula verschwimmt. Auch Farben werden erst blasser, später zum Teil gar nicht mehr wahrgenommen. Ferner nimmt die Blendungsempfindlichkeit zu.

Glaukom

Das Glaukom wird auch als grüner Star bezeichnet. Diese Erkrankung beruht auf einem krankhaft erhöhten Augeninnendruck, der das Absterben von Nervenfasern zur Folge hat: Der übermäßige Druck zerquetscht den Sehnerv regelrecht. Das Glaukom tritt meist ab dem 40. Lebensjahr auf und ist in den allermeisten Fällen völlig schmerzfrei. Das Tückische daran ist, dass es eine langsame, schleichende Gesichtsfeldeinschränkung bewirkt. Die Erkrankten bemerken die Sehverschlechterung, also die immer größer werdenden blinden Flecke, meist erst im fortgeschrittenen Stadium, weil das Gehirn nicht gesehene Anteile eines Bildes bis zu einem gewissen Grad einfach ergänzt. Am Ende können Betroffene die Welt nur noch wie durch eine enge Röhre oder wie durch einen Tunnel sehen

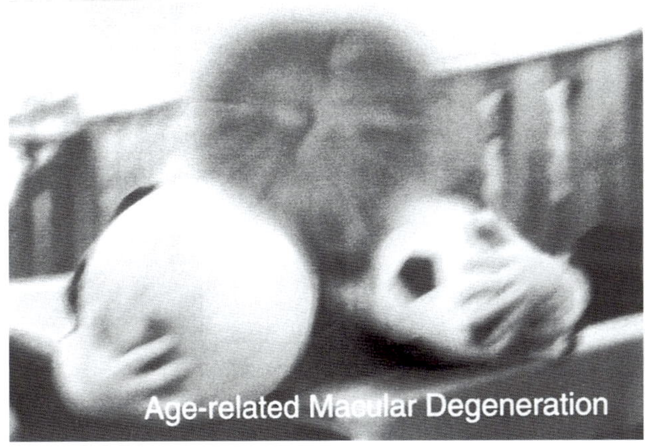

Abbildung 11-3: Simulation der Sehbeeinträchtigung bei einer Makuladegeneration.
(Quelle: National Eye Institute, National Institutes of Health, USA)

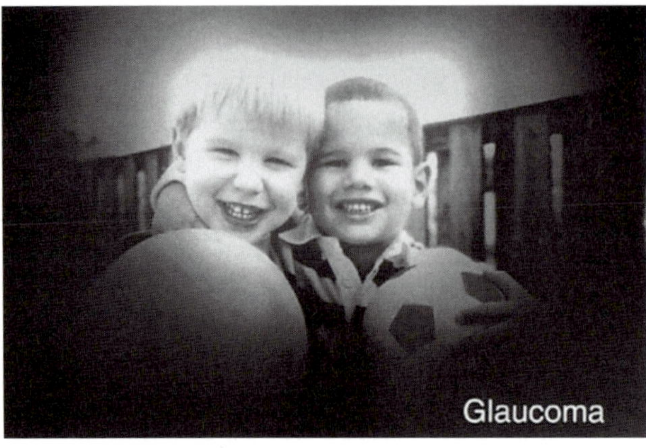

Abbildung 11-4: Simulation der Sehbeeinträchtigung beim Glaukom. (Quelle: National Eye Institute, National Institutes of Health, USA)

(vgl. **Abb. 11-4**). Wird das Glaukom nicht beizeiten erkannt und medikamentös behandelt, führt es unweigerlich zur Erblindung.

Diabetische Retinopathie

Bei der diabetischen Retinopathie handelt es sich um eine Netzhautveränderung (Durchblutungsstörung), die eine Spätfolge der Zuckerkrankheit ist. Bei dieser ebenfalls (unbehandelt) zur völligen Erblindung führenden Krankheit bewirken u. a. Ablagerungen in und das Platzen von kleineren Blutgefäßen pathologische Gefäßwucherungen, welche auf Grund der mangelnden Robustheit dieser neuen Gefäße weitere Blutungen und die Ablösung der Netzhaut vom Untergrund zur Folge haben. Dies kann dazu führen, dass die Betroffenen die Welt zunehmend verschwommen und wie durch einen dunklen Vorhang sehen. Sie werden nicht nur blendungsempfindlich, sondern auch nachtblind. Vor allem aber geht die Schädigung der Netzhaut damit einher, dass sie immer mehr gräuliche oder schwarze Flecken sehen (vgl. **Abb. 11-5**).

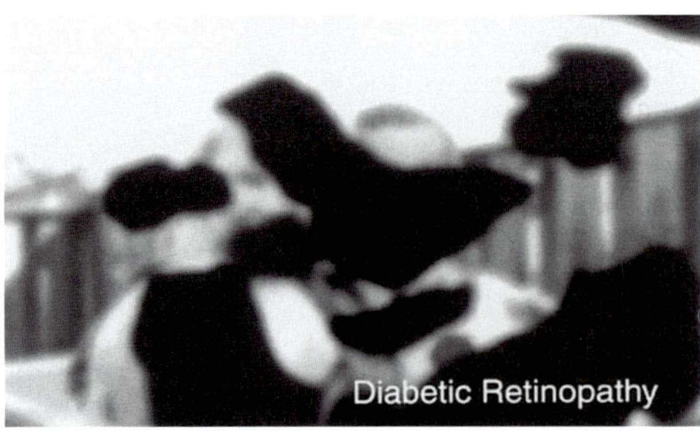

Abbildung 11-5: Simulation der Sehbeeinträchtigung bei diabetischer Retinopathie. (Quelle: National Eye Institute, National Institutes of Health, USA)

Unabhängig von der Art der Augenerkrankung verursacht das Abnehmen der Sehfähigkeit bei den meisten Betroffenen erhebliche Einschränkungen im Alltag, vor allem, wenn weitere gesundheitliche Beeinträchtigungen (z. B. Höreinbußen, Verschlechterung des Tastsinns) vorliegen. Problematisch ist nicht nur, dass das Erblinden zur (meist angstauslösenden) räumlichen Desorientierung führt. Schwierig ist auch, dass Sehende manchmal aus Gedankenlosigkeit unpassend oder diskriminierend mit blinden Menschen umgehen, was selbst ehemals lebenslustige und kontaktfreudige Erkrankte verunsichern, sozial isolieren und zuweilen auch depressiv, misstrauisch oder aggressiv machen kann. Deshalb ist es unabdingbar, dass in den Räumen, in denen Sehbehinderte sich bewegen, jeder Gegenstand seinen festen Platz hat. Hilfreich ist auch, bei der Durchführung der Pflegemaßnahmen jeden Handgriff in immer gleicher Reihenfolge auszuführen und genauestens zu beschreiben – denn Routine bedeutet für erblindete Menschen Sicherheit.

Denkanstoß

Überlegen Sie, inwiefern Blindheit Kommunikation erschweren oder gar verhindern kann!

11.2 Auswirkungen der Erblindung auf die Kommunikation

Durch den Verlust des Augenlichts wird die Unterhaltung mit anderen für manche Altersblinde die einzige Beschäftigungsmöglichkeit. Es gibt aber eine ganze Reihe von Faktoren, die das Gelingen von Gesprächen und damit das Anknüpfen und Aufrechterhalten sozialer Kontakte deutlich erschweren:

- Erstens bleiben auch viele sehbehinderte Menschen nicht von Höreinbußen verschont. Zunehmende Schwerhörigkeit macht es ihnen nicht nur schwerer, sich räumlich zurechtzufinden – sie verkompliziert auch die Kommunikation mit MitbewohnerInnen und Pflegenden.
- Zweitens ist blinden Menschen die Möglichkeit genommen, die nonverbale Kommunikation im Gespräch mit anderen zu nutzen. Insbesondere der fehlende Blickkontakt führt nicht selten zu Missverständnissen und Konflikten. Darüber hinaus behindert er die allen Gesprächen Sehender vorausgehende visuelle Kontaktaufnahme zu anderen. Blinde können deshalb beispielsweise nicht vorab herausfinden, ob Ihr Gegenüber überhaupt gesprächsbereit ist. Ihnen sind die körpersprachlichen Signale, welche Auskunft über die Befindlichkeit des anderen geben, nicht zugänglich.

- Drittens haben blinde Menschen oft Schwierigkeiten, ihr Gegenüber zu identifizieren, wenn dieses sich nicht mit Namen vorstellt. Die oftmals verknappte Alltagssprache und insbesondere kurze Grußsequenzen (die ja in Altenheimen häufig zu hören sind) verhindern nicht selten, dass blinde BewohnerInnen die vor ihnen stehende oder sie im Vorbeigehen grüßende Person an der Stimme erkennen können.
- Viertens beziehen sich Sehende in jedem Gespräch mehr oder minder stark auf die Umgebung und visuelle Informationen. Wenn niemand Erblindeten erklärt, worüber gerade gesprochen wird, oder das Gesehene detailliert beschreibt, passiert es schnell, dass sehbehinderte Menschen dem Gespräch nicht folgen können und sich obendrein ausgeschlossen fühlen.
- Fünftens schließlich beeinflusst das Verhalten der sehenden Umgebung das Selbstwertgefühl altersblinder Menschen nicht unerheblich. Wenn blinde BewohnerInnen auf Grund ihrer Sehschwäche von MitbewohnerInnen diskriminierend behandelt und beurteilt werden, und wenn das Pflegepersonal sie verunselbstständigt und infantilisiert (wie kleine Kinder behandelt), dann werden blinde Menschen im Kontakt beziehungsweise Gespräch mit anderen immer befangener. Sie bekommen Schwierigkeiten, ihre Wünsche und Ansichten zu formulieren und durchzusetzen. Einige von ihnen verhalten sich auch überangepasst, um nur ja nicht anzuecken und nicht noch mehr unliebsame oder kritische Rückmeldungen von ihrer Umwelt zu bekommen.

11.3 Beispiele

Ein erstes Beispiel zeigt, wie angstauslösend das bei der im Bett durchgeführten Körper- und Intimpflege notwendige Hin- und Herdrehen für erblindete BewohnerInnen selbst dann sein kann, wenn sie schon seit vielen Jahren nicht mehr sehen können. In diesem Ausschnitt versucht eine Pflegerin, eine noch jüngere Bewohnerin dazu zu bewegen, sich auf die Seite und später wieder auf den Rücken zu drehen. Die Bewohnerin ist nach einem Hirnschlag in frühester Jugend nicht nur weitgehend gelähmt und sprachgestört (u. a. stottert sie), sondern auch blind:

Beispiel 73

01 P: ZU S Tust du dich grad mal auf die andre Seite stelln Svenja?
02 S: Logisch. **
03 B: #Ha.# SEUFZER
04 P: So. Brigitte jetz darfst du dich mal/ *
05 B: Halt.
06 P: ZU S Oh, mach vielleicht grad den Seitenschutz hoch.

Dann fühlt se sich wohler.
S: Ja.
B: **Halt mich.** *
P: Ja du hältst dich jetz selber Brigitte.
Und die Svenja steht auch noch da.
Es kann also gar nix passieren.
Bist dreifach abgesichert, gell?
B: <SCHMERZENSSCHREI>
P: Un der Seitenschutz is au oben.
B: <Halt.>
P: Jetz greif ma nach dem Seitenschutz, komm.
B: Meine
→bebebaba← Beine.
P: Deine Beine da hab ich'n Kissen davor gemacht.
Da kann gar nix passiern heut, gell?
B: #Ja ja.# SKEPTISCH
P: ZU S >Gibst ihr grad mal den Seitenschutz daher.<
B: <Sagst du so.>
P: >Un damit se sich da festhält.< *
…
B: Ja. * **W-w-wo be-be-biste?**
P: Komm/ Ich bin hier. *
Komm lass dich fallen.
B: Ja. Ich k-kann nich.
P: Du kannst. ** Komm. **
Komm lass dich plumpsen. ** Jawoll.
Un jetz die Hand mal hier in den Ärmel rein. **
Un jetz die Hand strecken.
Den Arm strecken. * Ja. In die R/ Richtung. *
B: >LACHT<

Die Pflegerin gibt sich große Mühe, der Bewohnerin die Angst zu nehmen und ihr ein Gefühl von Sicherheit zu schaffen. Das tut sie erstens, indem sie mich in das Geschehen mit einbezieht: Sie bittet mich nicht nur, das Schutzgitter nach oben zu machen (Z. 06/07), sondern auch, mich auf die andere Seite des Bettes zu stellen (Z. 01). Zweitens weist sie die immer noch unsichere Bewohnerin *(Halt mich*, Z. 09) darauf hin, dass sie außer durch ihre eigene Anwesenheit an diesem Tag sogar dreifach abgesichert sei: durch ihre in geringem Umfang noch vorhandene Fähigkeit, sich selbst abzustützen (Z. 10), durch meine Anwesenheit auf der anderen Bettseite (Z. 11) und durch den *Seitenschutz* (Z. 15). Die Bedenken der Bewohnerin, dass sich ihre Beine beim Herumrollen verdrehen und schmerzen könnten, versucht die Pflegerin ebenfalls zu zerstreuen: Sie erklärt ihr, dass sie die Beine extra mit einem Kissen abgesichert habe (Z. 20), und dass wirklich nichts passieren könne (Z. 21). Diese Strategie des exakten Benennens ihrer Handlungen und der getroffenen Maßnahmen ist eigentlich sehr positiv. Dass die Erblindete ängstlich bleibt *(sagst du so,* Z. 24), zeigt jedoch, dass ihr Worte allein nicht ausreichen. Um sich sicher zu fühlen, benötigt sie vermutlich auch eine ununterbrochene, sie über die Anwesenheit der Pflegeperson orientierende Berührung. Dies wird daran sichtbar, dass die Bewohnerin im Folgenden (auch in hier nicht wiedergegebenen Abschnitten des Gesprächs) immer wieder danach fragt, wo denn die Pflegerin sei *(Wo biste,* Z. 26). Die Pflegerin antwortet ihr darauf prompt *(Ich bin hier,* Z. 27). Nicht klar ist allerdings, ob diese verbale Botschaft von einer Berührung begleitet wird.

Etwas ungeschickt sind die Aufforderungen *(Un jetz die Hand mal hier in den Ärmel rein*, Z. 32) und die Richtungsangaben *(In die Richtung*, Z. 34) im letzten Teil dieses Ausschnitts: Da die Bewohnerin weder den Ärmel noch die mit der Hand gezeigte Richtung sehen kann, wird aus den Äußerungen der Pflegenden nicht sofort klar, welche Bewegungen sie von der blinden Frau wünscht.

Problematisch an diesem Beispiel ist ferner, dass die Pflegeperson nicht nur mit, sondern unnötigerweise auch in deren Anwesenheit über die Bewohnerin spricht (z. B. Z. 07), und dass einige ihrer vermutlich beruhigend (Z. 12, 21) oder aufmunternd (Z. 30) gemeinten Bemerkungen auch als Hinweggehen über die Gefühle (Schmerzen, Angst) der Bewohnerin verstanden werden können.

Insgesamt wird deutlich, dass bei der Kommunikation mit blinden Menschen Nonverbales einerseits mehr und andererseits weniger Bedeutung gewinnt: Während Berührungen Orientierung über die Anwesenheit der Pflegenden geben und Sicherheit vermitteln können, werden Mimik und zum Beispiel Zeigegesten überflüssig. Die mit ihnen ausgedrückten Botschaften müssen wieder in Sprache übersetzt werden, wenn sie bei blinden BewohnerInnen «ankommen» sollen.

Vorbildlich wegen der rechtzeitigen und ausführlichen Vorbereitung auf Handlungen, Berührungen und bei der Arbeit entstehende Geräusche ist Beispiel 74. Hier spricht eine Pflegerin mit einer blinden Bewohnerin, während sie sie abends aus dem Rollstuhl ins Bett befördert:

Beispiel 74

01 P: So. Ich drehe Sie ein bisschen.
02 B : Ja?
03 P: ←Und→ Sie setzen sich hin. **
04 Sitzen Sie gut?
05 B: Ja.

06 P: Ja. * Das is ja gut.
07 Jetz muss ich den Rollstuhl wegschieben, **
08 dass der uns nich stört. **
09 Frau P.? Sie halten mich weiter schön fest.
10 B: Ja?
11 P: Ich muss Sie jetzt in'n Kniekehlen festhalten.
12 Und auf drei leg ich Sie hin.
13 B: Ja.
14 P: Eins, zwei, und drei. **
15 B: Drei.
16 P: War schlimm?
17 B: Nein.
18 P: Nein. ** Jetz zieh ich die Puschen aus. ***
19 Jetz muss ich Sie ein bisschen in die Mitte schieben, ja?
20 B: Ja. **
21 P: Ja? Und da muss ich unterm Po anfassen.
22 Und jetz schieb ich Sie in die Mitte. ***
23 Muss ich hier en Knopf aufmachen.
24 B: Mhm. **
25 P: Ich mach hier die Gardinen zu. ***
26 Frau P. ich muss eine frische Einlage holen. ***
27 Bin wieder da.

Bevor die Pflegerin die vor ihr stehende, auch halbseitig gelähmte Frau P. in Richtung Bett dreht, kündigt sie dies an (Z. 01). Erst als die alte Dame darauf zustimmend reagiert hat (Z. 02), beginnt sie mit dem Drehen. An der darauf folgenden Aufforderung wird deutlich, dass ihr daran gelegen ist, die Bewohnerin nicht unnötig unselbstständig zu machen; sie fordert eine aktive Mithilfe ein (*Und Sie setzen sich hin*, Z. 03). Die anfängliche Ankündigung in Verbindung mit dieser Aufforderung signalisiert der blinden Frau, dass das Pflegegeschehen eine gemeinsame Leistung beider Beteiligter ist, für die beide etwas tun müssen. Nachdem die Pflegende sich versichert hat, dass die Bewohnerin gut sitzt (Z. 04), geschieht noch etwas Bemerkenswertes: Sie erklärt ihr nämlich, dass sie sie für einen Moment loslassen muss, um den im Weg stehenden Rollstuhl woanders hinzustellen (Z. 07/08). Dies ist eine vertrauensbildende, Sicherheit vermittelnde Maßnahme. Gleichzeitig bewirkt sie, dass die Bewohnerin sich einen Reim auf die nachfolgenden Geräusche machen kann. Anschließend wendet sich die Pflegerin der erblindeten Bewohnerin wieder zu. Durch die direkte namentliche Anrede (*Frau P.?*, Z. 09) vergewissert sie sich ihrer Aufmerksamkeit. Die Bewohnerin reagiert wie gewünscht (Z. 10), und die Pflegerin fordert sie zur Vorbereitung des Übergangs von der sitzenden in eine liegende Position auf, sich gut an ihr festzuhalten (Z. 09). Danach teilt die Pflegerin ihr mit, dass sie sie hinlegen wird. Sie verschafft

Frau P. überdies die Gewissheit, wann genau das geschehen wird *(auf drei,* Z. 12). Zudem kündigt sie auch in diesem Fall nicht nur an, dass sie die Bewohnerin berühren wird, sondern auch, wo *(in'n Kniekehlen,* Z. 11). Nachdem die Bewohnerin durch ihr *ja* (Z. 13) verdeutlicht hat, dass sie diese Erklärung verstanden hat und zur Umsetzung des Angekündigten bereit ist, erfolgt das pflegetypische und Ihnen sicher auch bekannte Anzählen der nachfolgenden Aktion (*eins, zwei, und drei,* Z. 14). Das von der Bewohnerin gleichzeitig gesprochene Wort *drei* (Z. 15) zeigt, dass sie konzentriert bei der Sache und bemüht ist, der Pflegerin so weit wie möglich zu helfen. Wieder vergewissert sich die Pflegende, ob die Bewohnerin den Positionswechsel gut überstanden hat (*War schlimm?*, Z. 16). Als das geklärt ist, erläutert sie, dass sie der alten Dame nun die Hausschuhe ausziehen wird (Z. 18). Auch die anschließende Ankündigung, dass die Lage der Bewohnerin im Bett noch optimiert werden müsse (Z. 19), geht wieder damit einher, dass die Pflegende die blinde Frau auf eine dafür notwendige Berührung vorbereitet (*Und da muss ich unterm Po anfassen,* Z. 21). Insgesamt verhindert sie also nicht nur, dass die Gepflegte bei Berührungen erschrickt – sie signalisiert auch, dass das Eindringen in den persönlichen Raum der Bewohnerin für sie nicht selbstverständlich ist und deshalb einer Vorwarnung bedarf. Ihre Wertschätzung und das Bemühen, die blinde Frau als denkenden und fühlenden Menschen zu behandeln, sieht man auch daran, dass sie vor Beginn der eigentlichen Pflegehandlungen dafür sorgt, dass diese in einem (sicht-) geschützten Raum stattfinden *(Ich mach hier die Gardinen zu,* Z. 25). Auch am Ende des hier wiedergegebenen Ausschnitts verhält sich die Pflegende vorbildlich: Sie teilt der Bewohnerin nämlich mit, dass und warum sie für einen Augenblick den Raum verlassen muss (Z. 26), und sie macht sie auch auf ihre Rückkehr aufmerksam *(Bin wieder da,* Z. 27).

Ein letztes Beispiel veranschaulicht, wie eine Pflegerin einer erblindeten Bewohnerin, die gerade dabei ist, sich anzuziehen, bei der Suche nach einem Kleidungsstück hilft:

Beispiel 75

01 B: Is das ne blaue Schürze oder ne rote? **
02 P: He? *
03 B: Die Schürze?
04 P: Is ne rote. *
05 B: Ah.
06 P: Ah können Sie's nich feststellen.
07 Ne rote seidene is es. **
08 B: Mhm. ** Das is/
09 P: <Moment. Da is ne Schürze.>
…

10 B: Aber das is ne schwarze. **
11 P: Ja? Dies is ne schwarze Frau S.
12 Was für eine wollen Sie? *
13 B: Ich hab eine da
14 die hatte so lange Bändchen.
15 Aber die/ die war's nich die ich jetz/
16 P: Ja wenn ich jetz da bin
17 B: >.. .. ..<
18 P: dürfen Sie fragen.
19 Dann kuck ich mal wo sie/
20 B: Wo/
21 P: Was für eine wollen Sie? *
22 B: .. ..?
23 P: Da sin/
24 B: Da wär grad/ also die seidene nich da. **
25 P: Das sin lauter seidene da. **
26 Das is ne blaue. *
27 B: .. ..
28 P: Die hat lange schwarze Bändchen.
29 B: Ah ja, die wollte ich haben.
30 P: Also. ** <Ich leg Sie Ihnen grad auf den Rock beim Bettrand.>
31 B: Ja.
32 Das is Recht. *
33 Die wollte ich haben.

Es dauert eine Weile, bis die Pflegerin auf die Frage der vermutlich an einem Glaukom (vgl. Abschnitt 11.1) leidenden Frau eingeht (*Is das ne blaue Schürze oder ne rote?*, Z. 01). Das liegt daran, dass sie eigentlich vollauf mit der dementen Zimmernachbarin der blinden Bewohnerin beschäftigt ist. Als sie erkennt, dass die noch vorhandene Sehfähigkeit von Frau S. nicht ausreicht, um die gewünschte Schürze selbst zu identifizieren, zeigt sie sich jedoch hilfsbereit (*Ah können Sie's nich feststellen*, Z. 06). Sie tritt zu ihr an den Kleiderschrank und beschreibt die Farben und sonstigen Eigenschaften von zwei Schürzen, die sie sieht (Z. 07, 11). Anschließend erkundigt sie sich danach, welche Schürze die Bewohnerin eigentlich sucht (Z. 12). Ihre Reaktion auf die etwas zögerliche und unklare Antwort (Z. 13–15) ist ambivalent, das heißt sie enthält zwei widersprüchliche Botschaften: Einerseits ist die Pflegerin nicht geduldig genug, um das Ende der Äußerung abzuwarten (sie unterbricht sie), andererseits versichert sie ihr jedoch ihre Hilfsbereitschaft (*Ja wenn ich jetz da bin dürfen Sie fragen*, Z. 16/18). Nach der erneuten Ankündigung, dass sie das gewünschte Kleidungsstück suchen will, wiederholt sie ihre

Frage nach dem genauen Wunsch der Bewohnerin (Z. 21). Die antwortet jedoch (nach einigen leider unverständlichen Silben) mit einer Gegenfrage (Z. 24): ob denn die *seidene* Schürze nicht im Schrank liege. Diese Frage scheint die Pflegerin zu verwirren, denn alle Schürzen, die sie sieht, sind aus diesem Material. Auf dieses Problem reagiert sie, indem sie versuchsweise eine weitere Schürze im Detail beschreibt *(Da is ne blaue.*, Z. 26, *Die hat lange schwarze Bändchen*, Z. 28). Glücklicherweise handelt es sich dabei wohl um das gesuchte Teil (zumindest behauptet die Bewohnerin das, Z. 29, 33).

Sinnvoll und angemessen ist die am Ende verwendete kommunikative Strategie der Pflegenden: Sie erklärt der Bewohnerin genau, wo sie die Schürze hinlegt *(Ich leg Sie Ihnen grad auf den Rock beim Bettrand*, Z. 30).

11.4 Zusammenfassung und Tipps

Denkanstoß

Stellen Sie sich vor, Sie würden nicht nur plötzlich Ihr Augenlicht verlieren, sondern müssten deswegen auch noch aus Ihrer vertrauten Umgebung in ein Pflegeheim umziehen. Welche Maßnahmen und Verhaltensweisen des Pflegepersonals würden Ihnen die Neuorientierung und das Einleben erleichtern?

Für die Kommunikation mit blinden BewohnerInnen haben sich die folgenden Regeln als sinnvoll und hilfreich erwiesen:

- Machen Sie sich bemerkbar, wenn Sie sich blinden BewohnerInnen nähern: Sprechen Sie sie an!
- Um einen ersten Kontakt herzustellen und Ihren Gesprächswunsch mitzuteilen, ist es am besten, wenn Sie sie persönlich, also mit ihrem Namen anreden.
- Auch sollten Sie blinden BewohnerInnen in dieser Situation das Wiedererkennen erleichtern, indem Sie selbst immer Ihren Namen nennen.
- Um Irritationen und Unsicherheiten zu vermeiden, sollten Sie sehbehinderte Menschen darauf hinweisen, wenn Sie das Gespräch aus irgendeinem Grund unterbrechen müssen. Kündigen Sie auch jedes Weggehen an – selbst dann, wenn Sie nur kurz den Raum verlassen!
- Während der Durchführung der Pflegeaktivitäten sollten Sie, um Misstrauen vorzubeugen, blinde BewohnerInnen möglichst in alles mit einbeziehen, was Sie tun. Beschreiben Sie alles und erklären Sie jeden Handgriff. Bitten Sie um Erlaubnis, wenn Sie etwas im Nacht- oder Kleiderschrank suchen müssen.
- Rituale bedeuten für sehbehinderte Menschen Sicherheit. Gewöhnen Sie sich deshalb an, alle notwendigen Hilfeleistungen in immer derselben Reihenfolge

durchzuführen beziehungsweise anzubieten. Nur so kann sich ein Nichtsehender eine Vorstellung vom weiteren Geschehen machen und sich entsprechend darauf einstellen. Wer weiß, welcher Schritt als Nächstes kommt, kann sich auf die Mithilfe konzentrieren, anstatt seine ganze Energie dafür aufzuwenden, die Aktivitäten der Pflegepersonen zu begreifen.

- Machen Sie sich klar, dass blinde BewohnerInnen Ihre Mimik und Gestik nicht sehen können: Sie nehmen weder ein Kopfnicken noch ein Lächeln wahr. Sie sollten deshalb alles, was Sie sonst vielleicht mit einem Blick oder mit einer Handbewegung kommunizieren, wie beim Telefonieren in Worte fassen.
- Der kommunikative Alltag Sehender ist aus Gründen der Zeitersparnis von Begriffen geprägt, die eine Zeige- oder Verweisfunktion haben. Äußerungen wie *Hier vorne stehen die Schuhe* oder *Da hinten liegt Ihre Uhr*, die noch dazu in einigen Fällen mit Zeigegesten einhergehen, sind jedoch im Umgang mit Blinden nutzlos. Gewöhnen Sie sich deshalb an, beim Sprechen mit sehbehinderten BewohnerInnen präzise und ausführlich zu formulieren. Daher sollten Sie besser auch mehr Zeit für die Pflege sehbehinderter BewohnerInnen einkalkulieren. Vermeiden Sie unvollständige Äußerungen wie *jetzt den Arm hier rein* (Welchen Arm? Wo hinein? In welcher Höhe befindet sich der Ärmel?). Sagen Sie besser: *Können Sie Ihren linken Arm jetzt bitte nach oben strecken? Ich komme Ihnen dann mit dem Ärmel entgegen.* Ergänzend können Sie in dieser Situation das Kleidungsstück auch fühlen lassen.
- Manche Menschen glauben, sie müssten im Umgang mit blinden Menschen Wörter wie *sehen*, *betrachten* oder *blind* vermeiden – weil sie befürchten, den Betroffenen ihre Behinderung schmerzlich bewusst zu machen. Die meisten sehbehinderten Menschen sind in dieser Hinsicht jedoch gar nicht empfindlich. Im Gegenteil, viele von ihnen verwenden diese Wörter selbst!
- Wenn die BewohnerInnen dies wünschen, können Berührungen nach Ansprache Ersatz für den Blickkontakt sein. Das bedeutet, dass Ihre Hände sowohl Zugewandtsein als auch Zuwendung signalisieren und Sicherheit vermitteln können.
- Denken Sie nicht, blinden BewohnerInnen sei ihr Äußeres unwichtig, bloß, weil sie selbst nicht mehr sehen können. Lassen Sie deshalb auch sehbehinderte BewohnerInnen ganz nach Lust und Laune zwischen unterschiedlichen und verschiedenfarbigen Kleidern wählen. Geben Sie ihnen außerdem Rückmeldung über ihr Aussehen, über Farbzusammenstellungen und über die Sauberkeit der gewünschten Kleidung.
- Nichts ist schlimmer, als ignoriert oder nicht für voll genommen zu werden. Sprechen Sie deshalb immer die BewohnerInnen selbst und nicht etwa Angehörige an, wenn es um die Belange des/der Erblindeten geht. Vermeiden Sie also an andere gerichtete Äußerungen wie *Was isst er denn gerne zum Frühstück?*, wenn der Gemeinte Fragen wie diese selbst beantworten kann.

- Und vor allem: Sprechen Sie *mit* den Blinden, nicht *über* sie! Sie spitzen ihre Ohren mehr als sehende MitbewohnerInnen, weil sie ja das verlorene Augenlicht so gut wie möglich ausgleichen müssen…, und sie werden schneller misstrauisch, wenn sie merken, dass sie aus Unterhaltungen ausgeschlossen werden. Es ist deshalb unbedingt zu vermeiden, mit KollegInnen in Anwesenheit erblindeter BewohnerInnen über diese zu tuscheln. Es kann sie kränken und verunsichern.
- Manche MitbewohnerInnen reagieren empört oder verständnislos auf blindenspezifische Verhaltensweisen wie Anfassen und Ertasten. Erklären Sie ihnen wenn möglich, warum sehbehinderte Menschen sich so verhalten, und bitten Sie um Rücksichtnahme beziehungsweise Toleranz. Dazu gehört auch, dass MitbewohnerInnen ihr Kommen und Gehen ankündigen und den Erblindeten mitteilen, wer sie sind.
- Bemühen Sie sich, blinde alte Menschen nicht vor lauter Hilfsbereitschaft überzuversorgen und sie damit unselbstständig zu machen. Geistig gesunde Sehbehinderte wollen genau wie Sie und ich für sich selbst sorgen. Ermutigen Sie sie deshalb nicht nur zur selbstständigen Durchführung der Körper- und Intimpflege, sondern auch zur selbstständigen Bewegung im Heim.
- Letzteres gelingt blinden BewohnerInnen auch mit einiger, im Grunde genommen unaufwändiger Unterstützung von außen. Für das Wiedererkennen des eigenen Bettes und Zimmers ist es beispielsweise hilfreich, wenn diese durch tastbare Gegenstände oder Namensschilder an Bettgestell und Tür markiert sind.
- Hat das Zimmer einer blinden Person (was in vielen Pflegeheimen ja wahrscheinlich ist) verschiedene Türen, so sollten diese zum Beispiel mit Klebeband oder an den Türklinken angebrachten Tüchern unterschiedlich gekennzeichnet werden.
- Auch Handtuchhaken, Zahnputzbecher und andere, für die Körperpflege nötige Gegenstände können individuell markiert werden.
- Das selbstständige Anziehen wird entscheidend erleichtert, wenn Vorder- und Rückseiten von Kleidungsstücken etwa durch einen kleinen Knopf voneinander unterscheidbar gemacht werden.
- Damit auch blinde BewohnerInnen selbstständig essen können, empfiehlt es sich, eine feste Anordnung der Nahrungsmittel auf dem Teller zu verabreden. Bewährt hat sich hierbei, sich den Teller wie eine Uhr vorzustellen (vgl. **Abb. 11-6**). Dann kann beispielsweise das Gemüse stets zwischen drei und sechs Uhr liegen, Kartoffeln, Reis oder Nudeln zwischen zwölf und drei Uhr, und das Fleisch zwischen sechs und neun Uhr.

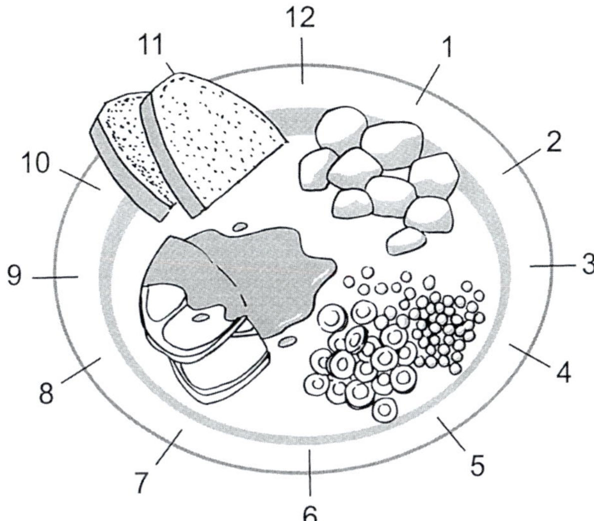

Abbildung 11-6: Die «Nahrungsuhr»: Teller mit im Uhrzeigersinn angeordnetem Essen. (Illustration: Norbert Baasner)

Weiterführende Literatur

Faeger, O. C.: Grauer Star & Co. Books on Demand GmbH, Norderstedt 2009.

Flammer, J.: Glaukom. Ein Handbuch für Betroffene. Eine Einführung für Interessierte. Ein Nachschlagewerk für Eilige. 3. Auflage. Verlag Hans Huber, Bern 2009.

Hartwanger, A.: Mit den Händen sehen. Altenpflege (2001) 4: 31–33.

Jenrich, H.: Reden ist Gold. Altenpflege (1996) 10: 660–666.

Saerberg, S.: Blinde Hilfe und verpasste Augenblicke. Pflegezeitschrift (2004) 3: 157–160.

Schäfer, K.-M.: Erblindung im Alter. Kuratorium Dt. Altershilfe, Köln 1997.

Schäfer, K.-M.: Umgang mit SeniorInnen mit schweren Sehbeeinträchtigungen. Pflege Aktuell (1997) 3: 183–187.

Schmahlfeldt, T.: Im Blick haben. Altenpflege (2008) 3: 38–39.

Tesch-Römer, C.; Wahl, H.-W.: Seh- und Höreinbußen. In: Wahl, H.-W.; Tesch-Römer, C.: Angewandte Gerontologie in Schlüsselbegriffen. Kohlhammer, Stuttgart 2000.

Wagner, D.: So weit das Auge reicht. Altenpflege (2004) 1: 46–47.

Internetadressen

http://www.augen.de
http://www.augeninfo.de
http://www.auge-online.de
http://www.blindenanstalt-nuernberg.de
http://www.dvbs-online.de/cmsadmin/download/infos11.htm
http://www.dbsv.org
http://www.lippischer-blindenverein.de

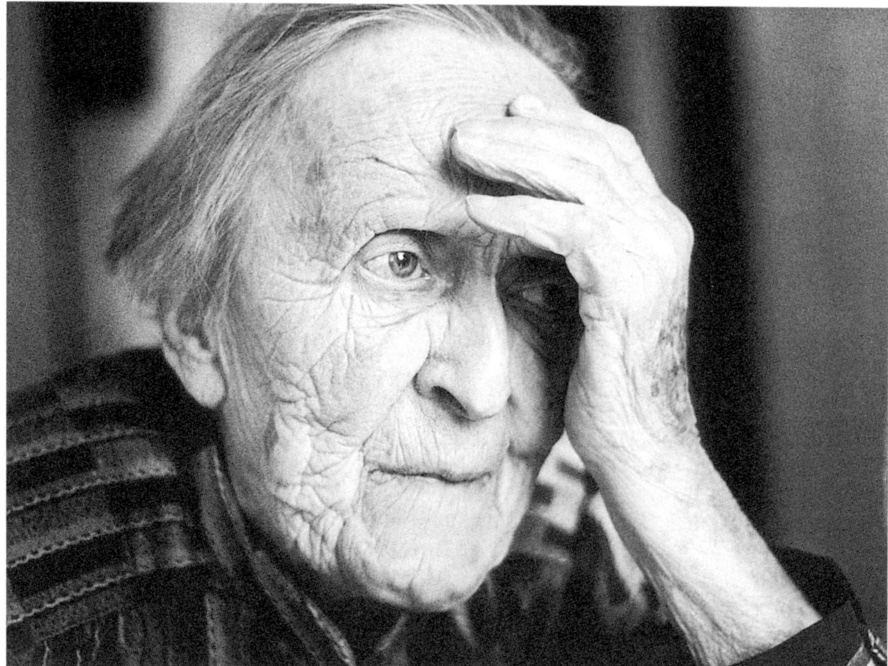

Abbildung 12-1: Übermäßiges Grübeln und große Niedergeschlagenheit können Anzeichen für eine Depression sein. (Foto: Lubomir Tükör)

12. Kommunikation mit depressiven Menschen

Die Depression ist wahrscheinlich die häufigste psychische Erkrankung überhaupt: Berichten der WHO zufolge leiden weltweit elfmal mehr Menschen an Depressionen als beispielsweise an der Alzheimer-Krankheit und anderen Formen der Demenz. In diesem Kapitel werden deshalb nach einer Beschreibung des Krankheitsbildes (Abschnitt 12.1) und der Auswirkungen von Depressionen auf die Kommunikationsfähigkeit (Abschnitt 12.2) Beispiele (Abschnitt 12.3) von und Tipps für die Kommunikation mit depressiven BewohnerInnen (Abschnitt 12.4) gegeben.

12.1 Krankheitsbild

Zur Abgrenzung von anderen Erkrankungen

Jeder glaubt zu wissen, was Depressionen sind. Dabei ist eine exakte Diagnose auch für Ärzte beziehungsweise Psychologen auf Grund der vielen verschiedenen Formen und Erscheinungsbilder von Depressionen alles andere als leicht. Außerdem sind einerseits einige Symptome der Depression leicht mit denen anderer, in der Altenpflege häufig anzutreffender Erkrankungen zu verwechseln. Andererseits gehen aber auch viele der degenerativen Alterserkrankungen (meist im Anfangsstadium von Demenz, Schlaganfall und Parkinson-Krankheit) mit Depressionen einher.

Denkanstoß

Überlegen Sie, was für eine Vorstellung Sie von Trauer haben! Was könnte der Unterschied zwischen Trauer und Depression sein?

Verwechslungsgefahr besteht in Bezug auf Trauerreaktionen, in Bezug auf Demenzen und in Bezug auf die Parkinson-Krankheit, und zwar in folgender Hinsicht:

- Erstens werden Trauerreaktionen oft fälschlicherweise für Depressionen gehalten. Trauer ist jedoch eine positiv zu wertende, notwendige Reaktion auf eine Verlusterfahrung, während die Depression eine schwere, manchmal gar lebensbedrohliche Krankheit ist. Trauer ist nötig, um mit einem bevorstehenden oder bereits eingetretenen Verlust fertig werden zu können. Anders als viele Menschen meinen, hat Trauer nicht nur mit dem Tod nahe stehender Menschen zu tun. Trauer kann auch durch den Verlust von Aufgaben, Rollen und Kompetenzen (z. B. beim Ausscheiden aus dem Berufsleben) sowie durch schwere Erkrankungen und die daraus resultierende Pflegebedürftigkeit ausgelöst werden und bei der Auseinandersetzung mit dem eigenen Tod entstehen.
  Trauer und Depressionen unterscheiden sich dadurch, dass für Trauer meistens ein plausibler, nachvollziehbarer Grund benannt werden kann, für die Depression jedoch nicht. Trauer ist ein Prozess, den man durchläuft, der aber im Normalfall irgendwann abgeschlossen ist. Eine Depression ist demgegenüber meist nur durch therapeutische und medikamentöse Behandlung in den Griff zu bekommen. Trotz der Unterschiede zwischen beiden Phänomenen kann unbewältigte Trauer jedoch in einigen Fällen in Depressionen münden.
- Zweitens besteht die Gefahr, Depressionen mit Demenzen zu verwechseln, weil es durchaus einige Ähnlichkeiten im Krankheitsbild gibt: Beide Erkrankungen können mit Gedächtnisstörungen und zeitweiliger Desorientierung einhergehen. Während jedoch depressive Menschen ihr Versagen detailliert schildern, neigen demenzkranke dazu, es zu bagatellisieren, zu verleugnen und zu verbergen.
- Drittens schließlich gibt es auch äußerliche Ähnlichkeiten mit der Parkinson-Krankheit: Eine gebeugte Haltung, eine Verlangsamung sowie eine wenig lebhafte Mimik sind für beide Krankheiten charakteristisch. Medikamente gegen die Parkinson-Krankheit können zudem depressive Symptome auslösen oder verstärken.

Weil die meisten der in Altenpflegeheimen lebenden BewohnerInnen an unheilbaren, degenerativen Krankheiten leiden und sich deshalb mit einem Lebensende in Hilflosigkeit und Abhängigkeit abfinden müssen, geht man davon aus, dass bis zu 50 Prozent von ihnen depressiv sein könnten.

Zu den Ursachen von Depressionen

Depressionen können durch verschiedene krisenhafte Erfahrungen und unbewältigte Trauerarbeit ausgelöst werden. Zu nennen wäre hier im Fall von PflegeheimbewohnerInnen beispielsweise die Entwurzelung, als die der Umzug ins Heim erlebt wird: Das vertraute soziale Umfeld ist verloren, das Heim erscheint als Endstation vor dem Tod. Auch die Vereinsamung von BewohnerInnen, etwa wenn Familie und Freunde entweder tot oder weit weg sind, kann Depressionen auslösen. Daneben zählen schwelende Konflikte mit der Familie, Behinderungen, das Nachlassen geistiger Kräfte und das Fehlen von Aufgaben sowie beispielsweise die Scham wegen Inkontinenz zu den häufigsten Ursachen von Depressionen.

Manch eine depressive Erkrankung beruht allerdings auch auf unerwünschten Nebenwirkungen gewisser Medikamente (wie der oben erwähnten Anti-Parkinson-Präparate) oder auf organischen Störungen.

Zur Anfälligkeit für Depressionen

Man könnte meinen, dass alle Menschen gleichermaßen von Depressionen betroffen sein können. Dem ist aber nicht so: Am häufigsten und am härtesten scheint es (zumindest bei den heute pflegebedürftigen alten Menschen) die unteren Schichten zu treffen. Damit sind vor allem diejenigen gemeint, die in Bezug auf Bildungsgrad, finanzielle Absicherung und Gesundheit deutlich schlechter gestellt sind als andere. Überdies sind ältere Frauen etwa doppelt so häufig betroffen wie ältere Männer.

Zu den Kennzeichen von Depressionen

BewohnerInnen, die an einer Depression leiden, weisen zum einen eine Affektstörung, also eine Störung ihres Gefühlslebens auf: Sie sind nicht nur traurig oder melancholisch, sondern meist völlig niedergeschlagen. Depressive Menschen sind resigniert, ihnen fehlt jegliche Hoffnung. Sie werden von Gefühlen der Sinnlosigkeit und Leere geplagt. Einige von ihnen verspüren eine überwältigende Lustlosigkeit, andere eine vollkommene innerliche Versteinerung. Manche reagieren misstrauisch, reizbar und (an)klagend auf ihre Umwelt, andere richtiggehend aggressiv. Viele werden von Ängsten, von Selbstvorwürfen und von Schuldgefühlen und Scham gequält. Ausgesprochen typisch für depressive Menschen ist, dass ihre Wahrnehmung auf die eigenen Misserfolge konzentriert ist, während sie Erfolge ausblenden oder dem Zufall zuschreiben. Dementsprechend «übersehen» sie positive Rückmeldungen; auch neigen sie dazu, sich im Fall von Frustrationen oder tatsächlichen Misserfolgen selbst zu bestrafen. In vielen Fällen besteht deshalb auch Suizidgefahr.

Zum anderen leiden depressive Menschen auch an einer Antriebsstörung, die sehr gegensätzliche Ausprägungen haben kann. Viele von ihnen sind antriebslos, apathisch und abgespannt; ihnen fehlt jegliche Energie. Dieses Phänomen geht häufig mit einer ausgeprägten Entscheidungsschwäche einher. Manche weisen Hemmungen und eine Adynamie (Kraftlosigkeit, Muskelschwäche) auf; sie be-

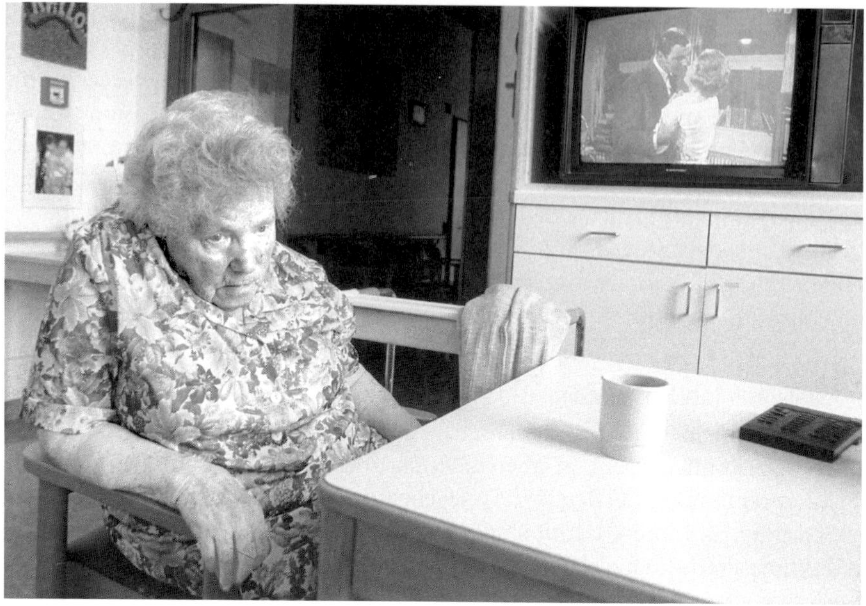

Abbildung 12-2: Depressive Menschen können auch an Antriebsstörungen und Apathie leiden. (Foto: Lubomir Tükör)

wegen sich wenn, dann mit gesenktem Kopf, kleinen Schritten und hängenden Schultern vorwärts. Andere wiederum erscheinen ganz im Gegenteil agitiert: Sie sind unruhig, erregt oder nervös, und sie laufen unentwegt rastlos umher.

Schließlich ist an depressiven Menschen auch eine Denkstörung festzustellen. Ihre Gedanken kreisen unentwegt und sind vorwiegend, zum Teil sogar ausschließlich, negativer Natur. Sie betrachten dabei nicht nur die eigene Person, sondern auch ihre Vergangenheit, Gegenwart und Zukunft als wertlos. Depressive Menschen werden unfähig, sich auf etwas zu konzentrieren. Die Denkstörung geht manchmal so weit, dass zeitweilig umfassende Gedächtnisstörungen (Pseudodemenz) und sogar Wahnvorstellungen auftreten.

Depressionen gehen in der Regel mit einer ganzen Reihe von körperlichen Begleitsymptomen einher. So leiden die Erkrankten oft unter Schlafstörungen und unter einer Störung des Tag-Nacht-Rhythmus. Depressive verlieren ihren Appetit, sie bekommen Magen- und Verdauungsprobleme (begleitet von Obstipation, also Verstopfung) und verlieren an Gewicht. Sie klagen nicht selten über Kopfschmerzen sowie undefinierbare Schmerzen. Einerseits beeinträchtigt die Depression ihre Hör- und Sehfähigkeit; andererseits erfolgt auch eine Wirkung in umgekehrter Richtung, da die verschlechterten Sinnesleistungen ihrerseits die Depression ungünstig beeinflussen.

Weil körperliche Beschwerden gerade unter älteren Menschen als weniger anrüchig gelten und weniger tabubehaftet sind als psychische, kommt es häufig zu einer Somatisierung: Depressive Menschen stellen oftmals ihre Körperbeschwerden in den Vordergrund und wollen nicht wahrhaben, dass sie vorrangig unter einer psychischen Krankheit leiden. Ihre übermäßige Konzentration auf sich selbst führt daher teilweise nicht nur zu ängstlicher Selbstbeobachtung, sondern auch zu Hypochondrie.

Pflegende sollten unbedingt wissen, dass depressive Menschen zur Regression (Rückfall in kindliche Verhaltensweisen) neigen und sich von anderen, das heißt von Angehörigen und Pflegepersonen vollkommen abhängig machen. Am liebsten möchten sie, dass jemand anderes alles für sie erledigt und alle Entscheidungen trifft. Damit ist ihnen jedoch in keiner Weise geholfen: Das Abnehmen jeglicher Verantwortung sowie das Bemuttern, das die meisten depressiven Menschen provozieren und wünschen, hilft ihnen nicht, auch wenn es kurzfristig so scheinen mag – es verstärkt ihre Depressionen eher!

12.2 Auswirkungen auf die Kommunikationsfähigkeit

Die Antriebsstörung bewirkt, dass gehemmte Depressive eine leise und monotone Stimme bekommen. Ihre Mimik und Gestik wird ausgesprochen spärlich. Viele von ihnen vermeiden den Blickkontakt mit anderen Menschen (vgl. **Tab. 12-1** zu den bei gehemmten und agitiert-ängstlichen Depressiven unterschiedlichen nonverbalen Signalen). Nicht nur ihre Bewegungen, sondern auch ihre Sprechweise

Tabelle 12-1: Nonverbale Signale von Menschen mit Depression.
(Quelle: Erich Grond: Altersschwermut. © Ernst Reinhardt Verlag, München/Basel 2001, S. 16)

nonverbal	gehemmt Depressive	agitiert-ängstliche Depressive
Gesicht	kaum Blickkontakt, blicken auf den Boden	fixieren nicht, weinen viel, unruhig hin und her blickend
Mimik	müde, abwesend, schlaff	erregt, gereizt, ängstlich, gespannt, unsicher
Sprechen	stockend, leise, wortkarg, klagsam, anklagend	laut, jammernd, klagend, erregt
Bewegung	verlangsamt	getrieben, fahrig, zittrig
Gang	schleppend	ruhelos
Haltung	schlaff gebeugt, in sich gekehrt	verkrampft
Händedruck	kraftlos	anklammernd
Gestik	erstarrt	händeringend, Beine unruhig, kratzen, reiben sich

ist verlangsamt, stockend und pausenreich. Bei einigen fallen die reduzierte und vereinfachte Wortwahl und die Kürze der Äußerungen auf, bei anderen das Vorherrschen von Worten der Hilflosigkeit und von Klagen.

Depressionen bewirken, dass sich das Sozialverhalten der Betroffenen radikal ändert: Sie haben keinerlei Interesse mehr an anderen Menschen und ziehen sich zurück. Weil sie ihrem Äußeren immer weniger Bedeutung beimessen, entsteht für andere alsbald der Eindruck der Ungepflegtheit. Spätestens das bewirkt, dass auch die BewohnerInnen beginnen, depressive MitbewohnerInnen von sich aus zu meiden (was deren negative Selbstwahrnehmung im Sinne einer sich selbst erfüllenden Prophezeiung verstärkt). Die Folge davon ist letztlich das Verlernen von sozialem Verhalten und von Kommunikation: Depressiven Menschen kommt die Fähigkeit abhanden, andere anzusprechen und ihnen zuzuhören. Sie werden unfähig, die Gefühle anderer wahrzunehmen oder Mitgefühl mit anderen zu empfinden und auszudrücken. Sie sind nicht mehr in der Lage, auf andere Menschen einzugehen, und sie verlieren oft jeden Sinn für Humor. Auch ihre eigenen Gefühle, Bedürfnisse und Wünsche können sie nicht direkt, angemessen und konkret mitteilen; stattdessen stellen sie Forderungen, die von anderen als überzogen erlebt werden. Viele ihrer Äußerungen kommen überdies als indirekte Kritik oder Vorwurf beim Gesprächspartner an. Depressionen können die Betroffenen also ebenso nachhaltig isolieren wie Schwerhörigkeit und Blindheit.

12.3 Beispiele

Am folgenden, dialektal geprägten Gesprächsausschnitt ist zu sehen, dass depressive BewohnerInnen häufig von Ängsten geplagt werden. Die Nähe und Zuwendung, die die Pflegenden den Betroffenen in diesen Fällen anbieten, kann diese jedoch kaum jemals trösten:

Beispiel 76

01 B: Ich hab Angst.
02 P: Habt Ihr Angst vor mir?
03 B: Vorm hier reinzugehen. **
04 P: Hier seid Ihr doch schon öfter gewesen.
05 B: Aber trotzdem hab ich Angst.
06 P: Trotzdem. * Ich bin aber bei Euch, ne? *
07 B: Dat is was anderes.

Der Pfleger wird von dem emotionalen Hilferuf der gleichermaßen depressiven wie demenziell erkrankten Bewohnerin überrascht, nachdem er sie ins Bad geführt hat. Zunächst klärt er ab, ob er selbst der Grund für die Angst sein könnte (Z. 02). Nachdem sie jedoch den Gang ins Badezimmer als Ursache für ihre Gefühle angibt (oder vorschiebt?), verdeutlicht er, dass die Bewohnerin auf Grund früherer Erfahrungen wissen müsste, dass der Raum ungefährlich ist und von daher auch ihre Angst unbegründet ist (Z. 04). Die Bewohnerin verdeutlicht ihm jedoch, dass seine rationale Argumentation an ihrer Angst nichts ändere (Z. 05). Etwas ratlos versichert er ihr nach kurzem Zögern, dass er ja bei ihr sei (Z. 06). Aber auch diesen Tröstungsversuch weist sie als unangemessen zurück (Z. 07).

Beispiel 77 zeigt, dass es depressiven Menschen nicht möglich ist, Gründe für ihre Niedergeschlagenheit zu nennen und auf gut gemeinte Bemühungen von anderen einzugehen. In diesem Ausschnitt versucht eine Pflegerin herauszufinden, was der Grund für die Besorgnis erregende Verhaltensänderung einer Bewohnerin ist:

Beispiel 77

01 P: #Hallo.# BABYSINGSANG ** #Immer noch nich glücklich.# BESORGT
02 ** Tut Ihnen eigentlich auch was weh Frau K.?
03 B: Hm?
04 P: Tut Ihnen was weh?
05 B: <Nein.>
06 P: Nich. ** Sie sind einfach so traurig, hm?
07 B: Eben.
08 P: Jo. ** Das find ich so schade. *
09 B: Hm?
10 P: dass Sie so traurig geworden sind. **
11 B: Hm. ***
...
12 P: Ich würd Ihnen so gerne helfen. ** Hm?
13 B: Ja.
14 P: dass es Ihnen wieder bisschen * besser geht. **
15 Tut mir so leid dass Sie so traurig sind. ***
16 Kann ich Sie gar nich aufmuntern? *
17 B: (Hm.)

Die Pflegerin erkundigt sich zunächst, ob das ebenso bedrückte wie bedrückende Schweigen der alten Dame organische Ursachen haben könnte beziehungsweise ob es schmerzbedingt ist (Z. 02, 04). Als die Bewohnerin das verneint, formuliert sie ihre Vermutung, dass das Befinden eher psychische Ursachen hat *(Sie sind einfach so traurig, hm?*, Z. 06). Dem stimmt Frau K. mit einem knappen *eben* (Z. 07) zu. Sie geht weder auf das von der Pflegerin ausgedrückte Mitgefühl (Z. 15) und

Bedauern (Z. 08/10), noch auf das (allerdings unspezifische) Hilfsangebot (Z. 12, 16) mit mehr als den einsilbigen Reaktionen *hm* (Z. 11, 17) und *ja* (Z. 13) ein. Gut gemeint, aber im Umgang mit depressiven Menschen eher sinnlos ist die Frage *Kann ich Sie gar nich aufmuntern?* (Z. 16): Zu solch rationalen, analytischen Überlegungen sind die Erkrankten nicht in der Lage. Sie dürften außerdem keinerlei Hoffnung haben, dass ihnen irgendjemand wirklich helfen kann. Besser wäre es vermutlich, die Betroffenen stattdessen immer wieder zu Aktivitäten zu animieren, die ihnen früher Spaß gemacht haben und ihr Selbstbewusstsein stärken können.

Das ist natürlich leichter gesagt als getan, denn oftmals scheint es keinen Weg zu geben, die Interesselosigkeit, Passivität und emotionale Erstarrung der Erkrankten zu durchbrechen. Das wird an Beispiel 78 sichtbar. In diesem Ausschnitt bemüht sich eine Pflegende, während der Morgentoilette eine Unterhaltung mit einer depressiven Bewohnerin in Gang zu bringen:

Beispiel 78

01 P: RÄUSPERN ** Nächste Woche ham Sie Geburtstag.
02 B: Hm?
03 P: Nächste Woche ham Sie Geburtstag. * Hm? *
04 B: Also ich bin nich für Geburtstag.
05 P: LACHT Halten Sie da nich viel davon?
06 B: Nee.
07 P: Nee? *** Ich glaub die #Susi# TOCHTER kommt dann am Wochenende.
08 B: >Hm.<

Diese Pflegerin sucht nach einem Thema, das die Bewohnerin interessieren und sie deshalb zum Reden anregen könnte. Zunächst spricht sie den bevorstehenden Geburtstag der alten Dame an (Z. 01/03). Die reagiert zwar mit einem für ihre Verhältnisse erstaunlich langen, aber abweisenden Satz (*Also ich bin nich für Geburtstag*, Z. 04). Das bringt die Pflegerin zum Lachen; sie nimmt die Abfuhr also nicht persönlich. Dennoch hat sie keinen Erfolg mit ihren zu weiteren Erklärungen oder Begründungen einladenden Nachfragen (Z. 05, 07). Nach sehr langem Schweigen, das heißt nach geduldigem Warten auf eine Antwort, versucht sie abschließend, der Bewohnerin wenigstens ein bisschen Vorfreude auf das Fest zu vermitteln, indem sie auf den bevorstehenden Besuch ihrer Tochter hinweist. Die einsilbige Antwort lässt jedoch vermuten, dass ihr auch das misslingt. Dieses Beispiel zeigt nicht nur, wie minimal und abweisend das Gesprächsverhalten von depressiven Menschen in vielen Fällen ist – es vermittelt auch eine Ahnung davon, wie unendlich schwierig es für Pflegende sein kann, mit den Erkrankten umzugehen und sich durch deren Pessimismus nicht selbst «runterziehen» zu lassen.

Ähnlich schwer sind auch die Gereiztheit und plötzliche Aggressivität depressiver Menschen auszuhalten, wenn man sich Mühe gibt, die Welt nicht so negativ zu sehen oder darzustellen wie die Kranken selbst. Im folgenden Beispiel 79 macht eine Pflegerin derselben Bewohnerin an ihrem Geburtstag ein Kompliment. Wenngleich man ihre Sprechweise als unangemessen babyhaft kritisieren kann, ist doch die Reaktion der alten Dame darauf ausgesprochen krass:

Beispiel 79

P: Ganz fein. Ein richtiges Geburtstagskind. **
B: Da <scheiß> ich drauf.

Anhand von Beispiel 80 möchte ich die alles umfassende negative Selbstwahrnehmung depressiver BewohnerInnen demonstrieren. In diesem Ausschnitt spricht eine Krankengymnastin (K) während der physiotherapeutischen Behandlung mit einer sich selbst beschimpfenden depressiven Bewohnerin:

Beispiel 80

B: Is eben arg wenn man so blöd is.
K: Des is arg wenn man blöd is.
Hat jemand gesagt Sie sind blöd? *
B: Ich denk mir's.
K: #HOHER PROTESTLAUT# Jetz/
Was <möchten Sie jetz hören?> *
Was möchten Sie jetz gern hören? *
B: Dass ich mal bisschen besser... *
K: <LACHT> Sie sind gut genug.
<Sie sind gut genug Frau M.>
B: Nein nein.
K: Doch.
B: >Oh nein.<
K: Sie dürfen nur nich schlechter werden. **
So sind Sie gut genug. Nur nich schlechter werden.

Nach einer erstaunten Wiederholung der abschätzigen Bemerkung (Z. 02) fragt die Krankengymnastin nach, wie Frau M. darauf komme (*Hat jemand gesagt Sie sind blöd?* Z. 03). Es zeigt sich, dass die Bewohnerin wie selbstverständlich annimmt, alle hielten sie für blöd (Z. 04). Nach spontan geäußertem Protest durchschaut die Physiotherapeutin jedoch die Double-bind-Situation: Zustimmung würde die negative Selbstwahrnehmung der alten Dame ebenso unterstützen wie Widerspruch, da sie gegenteiligen, wertschätzenden Äußerungen ohnehin keinen Glauben schenken könnte. Deshalb fragt sie die Bewohnerin, was sie eigentlich von ihr hören möchte (Z. 06/07). Frau M. antwortet, sie erwarte Kritik und Aufforderungen zum Zusammenreißen oder Arbeit an sich selbst (*Dass ich mal bisschen besser…*, Z. 08). Darauf reagiert die Krankengymnastin mit einem unbekümmerten Lachen und mehrfachem, diese Erwartung nicht bestätigendem *Sie sind gut genug* (Z. 09, 10). Davon will die Bewohnerin jedoch, wie schon eingangs von ihr befürchtet, gar nichts wissen (Z. 11, 13). Die Physiotherapeutin relativiert ihre Äußerung deshalb zu *Sie dürfen nur nich schlechter werden* (Z. 14, 15). Ausgesprochen typisch an diesem Beispiel ist, dass die Kranke das auf sich als Person bezieht, während die Krankengymnastin (vor allem mit ihrer letzten Bemerkung) vorrangig ihre schiefe Körperhaltung und die Unlust auf beziehungsweise das Verlernen von Bewegung meint.

Angesichts des geringen Selbstwertgefühls depressiver Menschen halte ich es für ausgesprochen ungeschickt, ihnen wie im folgenden Beispiel 81 indirekt zu bestätigen, dass keiner sie liebt, beziehungsweise ihnen unabsichtlich vor Augen zu führen, dass sich kaum jemand um sie kümmert :

Beispiel 81

01 P: Wann ham Sie letztes Mal Besuch gehabt Frau F.?
02 B: Jooo das is schon *
03 P: Mhm.
04 B: Is schon länger her.
05 P: Wer kommt öfter zu Ihnen? *
06 B: Wer?
07 P: Jaha. Ihre Nichte, ne?
08 B: Nee, das glaub ich nich.
09 P: Die kommt nich öfter, oder?
10 B: Nee.

Abschließend möchte ich einige positive Beispiele dafür geben, wie man mit depressiven BewohnerInnen umgehen kann oder sollte.

Zum einen ist es sinnvoll, depressives Jammern und Klagen zu ignorieren, um diese Verhaltensweisen nicht noch in ihrer Intensität und Häufigkeit durch Zuwendung zu verstärken. Die Bewohnerin im folgenden Beispiel formuliert beim Zu-Bett-Gehen ihre Sorge, wieder einmal nicht schlafen zu können. Darauf reagiert der sie betreuende Pfleger jedoch unbekümmert und unverbindlich:

Beispiel 82

01 P: Dann schlafen Sie gut. **
02 B: Wenn ich schlafe. ** Ich kann bestimmt nich schlafen.
03 P: Nee? Dann stehn Sie noch mal auf. *
04 B: >BRUMMELT<
05 P: Ja? *
06 B: Alles stört mich.
07 P: >Mhm.<
06 B: Fliegen an der Wand.
07 P: Ja?

Zum anderen empfiehlt es sich, nicht depressives Verhalten gebührend zu loben. Im folgenden Gesprächsausschnitt macht die Pflegende der agitiert-depressiven Bewohnerin, die sich ausnahmsweise schon am frühen Morgen fit und humorvoll zeigt, ein entsprechendes Kompliment:

Beispiel 83

01 P: Sie sind heute morgen fit * stell ich fest.
02 B: Ja?
03 #Ehrlich?# LACHEND, GESCHMEICHELT
04 P: #Ja, richtig fit.# MIT NACHDRUCK
05 B: Ich bin/ Ich bin nich am schlafen.
06 P: Nein. Aber wirklich, äußerst aktiv. Also das macht mir richtig Freude.
07 B: LACHT
08 Ja siehste. **
09 P: Wenn der Tag so weitergeht, bin ich zufrieden.
10 B: Heidewitzka.

In diesem Fall kann die Bewohnerin ehrliche Freude über die positive Mitteilung empfinden: Die lobende Bemerkung ist ein wirklicher Lichtblick für sie. Entsprechend gut gelaunt und kooperativ gibt sie sich bei der weiteren Erledigung der Morgentoilette.

Ähnlich positive Folgen kann es haben, wenn depressive Pflegebedürftige vor anderen wie etwa ihren MitbewohnerInnen für ihre Selbstüberwindung gelobt werden. Der hier wiedergegebene Ausschnitt folgt auf den in Beispiel 62 vorgeführten Streit oder Konflikt um den Unwillen einer Bewohnerin (B1), auf eigenen Beinen zu stehen und selbst zu laufen. Die Pflegerin hat es mit ihrer resoluten und keinen Widerspruch duldenden Art tatsächlich geschafft, Frau K. dazu zu bewegen, mit unserer Hilfe selbstständig von ihrem Zimmer bis zum Frühstückstisch im Gemeinschaftsraum zu gehen:

Beispiel 84

01 P: Den Rest müssen Sie/ muss auch noch gehn. Komm. ** So. **
...
02 B2: Oh, sie is auch schon da.
03 P: Sie is auch schon da.
04 Un sie is selber gelaufen.
05 Un festhalten Frau K.
06 Hältst du sie noch'n Moment?
07 S: Mhm. *
08 P: So. ** So. #Toll# HÖHER Frau K.
09 Jetz warn Sie aber wirklich tapfer. *
10 War nämlich nich einfach.

Noch auf dem Weg zum Tisch weigert die Schwester sich, den Versuch beim ersten Anzeichen von Schwäche aufzugeben und der Bewohnerin doch wieder ihren Rollstuhl zu holen. Stattdessen verdeutlicht sie ihr, dass sie fest davon überzeugt ist, dass die alte Dame es trotz ihrer Zweifel bis zum Tisch schaffen wird (Z. 01). Das Staunen einer anderen Bewohnerin über das selbstständige Laufen der Depressiven nimmt sie zum Anlass, alle Anwesenden (mehrere Mitbewohnerinnen und eine Praktikantin) auf diese Leistung hinzuweisen: *Un sie is selber gelaufen.* (Z. 04). Als die Bewohnerin endlich an ihrem Platz sitzt, lobt sie sie nicht nur vor versammelter Mannschaft (*Jetz warn Sie aber wirklich tapfer*, Z. 09); sie gibt im Nachhinein auch zu erkennen, dass sie sich gar nicht so sicher war, dass die Bewohnerin die Strecke wirklich schaffen würde. Außerdem signalisiert sie Frau K. mit *War nämlich nich einfach* (Z.10) auch, dass sie durchaus um die Überwindung und die physische Anstrengung weiß, die sie ihr abverlangt hat. Zusammenfassend kann man also sagen, dass sie das krankheitstypische Jammern und die Neigung zur Selbstaufgabe einfach ignoriert, während sie selbstständiges Handeln und das Überwinden von Passivität und Ängstlichkeit lobt und positiv verstärkt.

Angesichts der bei depressiven Menschen krankheitsbedingten Unfähigkeit, sich zu freuen und Pläne für eine positive(re) Zukunft zu schmieden, kann es schließlich auch hilfreich sein, die Betroffenen schon lange im Voraus bei der Vorbereitung auf für sie wichtige Ereignisse wie beispielsweise Familienfeste zu unterstützen und ihnen alle mögliche pflegerische Hilfestellung zuzusichern. Genau das tut die Pflegende im folgenden Gesprächsausschnitt: Sie spricht die Hochzeit der Nichte einer Bewohnerin an, auf die die Betroffene sich zwar freut, die sie aber in ihren eigenen Augen vor schier unüberwindliche logistische Hürden stellt:

Beispiel 85

P: Un ham Se sich denn schon mal überlegt *
was Sie denn mitnehmen wollen wenn Sie zu der Hochzeit fahren?
Hier vom Anziehen oder nich.
B: Nee. Das gibt was!
P: <Nöö das gibt nichts.>
B: Und sich/
Und ich habe .. .. .. Da krieg ich überhaupt nichts rein.
P: (>Das is ja<)
bestimmt kein Problem, * wenn Sie ne Extratasche ** gepackt kriegen.
Die Sie dann irgendwo
B: Ja.
P: deponieren. Sie * sprechen mit Ihrer Tochter. ** Ja?
B: Na die/
Die kann mir nich helfen.
P: Wer is denn Ihre Begleitperson. *
B: Der Herr K.
P: Ja hören Sie mal, dem können Se doch * en Täschchen?
B: Ja aber der war/
Ja en #Täschchen# ABFÄLLIG LACHEND oder was.
P: Ja hier/ Die kann der doch im Auto behalten.
B: Ach so.
P: Ja. Braucht er doch nich mitzuschleppen.
B: Das is schon (ganz egal.)
P: Alles was Sie brauchen.
B: Wenn ich ma einen Tag ode nen halben Tag Binden probier,
das war mein Gedanke.
P: Sie können dann alles probieren, was Sie möchten. Ich hab im Eifer/
B: Wann hab ich denn Zeit?
P: Ja Sie brauchen mir nur Bescheid zu sagen
was da für Sie am günstigsten is das machen wir, ja?
B: Mhm.
Ja.

Die Pflegerin spielt eigentlich nur auf die gewünschte Festtagskleidung an. Die krankheitstypisch negativen Gedanken der Bewohnerin kreisen jedoch erst indirekt (Z. 07) und dann explizit um das Problem ihrer Inkontinenz (Z. 25): Sie befürchtet, dass in ihre Reisetasche nicht genügend Kleidung zum Wechseln und auch nicht genug Inkontinenzmaterialien passen. Die Pflegerin reagiert darauf, indem sie ihr konsequent widerspricht (Z. 05, 08/09, 17, 20, 22) und alle Bedenken sowohl durch pragmatische Lösungsvorschläge als auch durch das Angebot, ihr höchstpersönlich zu helfen (Z. 29/30), als unnötig ausräumt. Obwohl man diesem Gesprächsausschnitt noch nicht ansieht, ob die Intervention der Pflegenden erfolgreich war, spricht der Fortgang des Geschehens stark dafür: Nachdem nämlich der Bewohnerin die Argumente ausgegangen sind und sie sich eine Weile recht einsilbig verhalten hat, beginnt sie (sicher im Gedanken an die Hochzeit), das Lied «Viel Glück und viel Segen…» zu summen.

12.4 Zusammenfassung und Tipps

Obwohl es unzählige Bücher und Zeitschriftenartikel über Depressionen gibt, kann man nach wie vor nirgends detailliert nachlesen, wie man angemessen mit den Erkrankten kommunizieren kann oder soll. Deshalb sind die Tipps, die ich zu diesem Thema geben kann, leider eher spärlich und wenig konkret. Oftmals erschöpfen sich die Ratgeber mit Hinweisen auf die Dinge, die man im Umgang mit depressiven Menschen *nicht* tun sollte. Im Grunde genommen wäre deshalb eine eigene gesprächsanalytische Untersuchung nötig, um guten Gewissens Ratschläge zu positiven kommunikativen Strategien geben zu können.

Was Sie für sich selbst tun sollten

- Es ist ausgesprochen schwierig, mit depressiven Menschen zu arbeiten. Es besteht ein großer Ansteckungseffekt. Das heißt, dass sich die Niedergeschlagenheit der Betroffenen auf die Pflegepersonen übertragen kann. Das kann schnell dazu führen, dass sensible MitarbeiterInnen nach Möglichkeit Gespräche mit depressiven BewohnerInnen zu meiden versuchen. Vielleicht können Sie selbst aus eigener Erfahrung ein Lied davon singen. Um sich selbst zu schützen und Ihre eigenen Grenzen kennen und akzeptieren zu lernen, aber auch, um die Kranken angemessen unterstützen zu können, sollten Sie deshalb Möglichkeiten zur Supervision unbedingt nutzen und wenn möglich auch Fortbildungen zum Thema Depressionen machen.
- Sorgen Sie für Entspannung und Stressabbau – kurzum dafür, dass es Ihnen selbst gut geht! Nur dann können Sie das Leiden depressiver Menschen auch auf längere Sicht ertragen und Ihre Geduld bewahren.

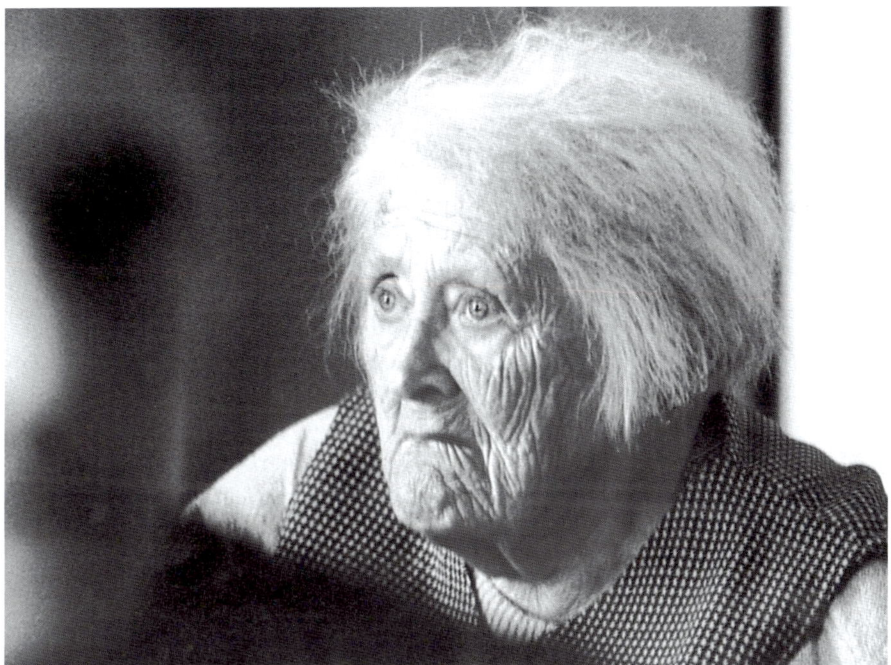

Abbildung 12-3: Verzweiflung und Hoffnungslosigkeit haben sich in der Mimik niedergeschlagen. (Foto: Lubomir Tükör)

Was Sie im Umgang mit depressiven Menschen beachten beziehungsweise tun sollten

- Im Umgang mit depressiven Pflegebedürftigen sind Wertschätzung, Akzeptanz und Empathie gefragt. Das Vortäuschen von Mitleid ist unangemessen.
- Gehen Sie wenn möglich stets freundlich mit den Betroffenen um.
- Machen Sie sie auf jeden noch so kleinen Erfolg aufmerksam und ermuntern Sie sie, sich weitere, erreichbare Ziele zu setzen.
- Vermitteln Sie den Betroffenen (ohne sich aufzudrängen), dass Sie für sie da sind, wenn sie Sie brauchen. Machen Sie deutlich, inwieweit Sie für sie verfügbar und ansprechbar sind.
- Zeigen Sie, dass Sie stellvertretend für die PatientInnen die berechtigte Hoffnung haben, dass Medikamente und psychotherapeutische Bemühungen eine Verbesserung ihres Befindens bewirken werden.
- Seien Sie den Erkrankten gegenüber aber unbedingt ehrlich und zeigen Sie ihnen auch die eigenen Grenzen in Bezug auf Ihr Verständnis und Ihre Hilfsmöglichkeiten auf.

- Menschen, die an Depressionen leiden, reden wenn, dann oftmals nur über ein einziges Thema: über sich selbst und ihre Krankheit(en). Die meisten ExpertInnen sind sich darin einig, dass man das bis zu einem gewissen Grad aushalten muss.
- Dasselbe gilt für ihre Ängste, Klagen, negativen Gefühle (z. B. Schuldgefühle) und Wahnideen. Versuchen Sie nicht, sie wegzudiskutieren oder auszureden. Manchen Betroffenen hilft es, wenn Sie diese Gedanken und Gefühle, ja sogar die Suizidgefahr von selbst immer wieder ansprechen. Damit signalisieren Sie ihnen nämlich, dass Sie sie so annehmen, wie sie sind – und vor allem, dass sie ihr wahres Befinden nicht verheimlichen müssen.
- Es empfiehlt sich, depressive Verhaltensweisen zu ignorieren, die Betroffenen jedoch für selbstständiges, selbstverantwortliches und nichtdepressives Verhalten zu loben, etwa indem Sie sich ihnen mit einem Lächeln, einer Berührung oder gar Umarmung zuwenden.
- Mehr noch als viele andere sind depressive BewohnerInnen empfänglich für nonverbale Botschaften. Nutzen Sie diese Chance und signalisieren Sie den Betroffenen deshalb durch Blicke, Gesten und die Art, wie Sie sie berühren, dass Sie sie annehmen und ihnen wohl wollen. Manchen depressiven BewohnerInnen tut es (oft nach anfänglicher Ablehnung) ausgesprochen gut, liebevoll berührt oder umarmt zu werden.
- Sie können depressiven BewohnerInnen helfen, ihr Zeitgefühl wiederzugewinnen, indem Sie gemeinsam mit ihnen ihren Tagesablauf planen und strukturieren. Schaffen Sie dabei eine Atmosphäre, die die Eigeninitiative der Betroffenen fördert und sie zur Übung brachliegender Fähigkeiten einlädt. Kleine Aufgaben wie die Pflege einer Pflanze oder die Übernahme kleinerer Wäschereparaturen (Knöpfe annähen etc.) können das Selbstwertgefühl depressiver BewohnerInnen stärken.
- Es ist wichtig, depressive Menschen immer wieder zu motivieren, aus sich herauszukommen und sich auf die Umwelt einzulassen. Das Motto hierbei lautet «Fördern durch Fordern»: Machen Sie ihnen Beschäftigungsangebote und gemeinsame Unternehmungen schmackhaft. Damit können Sie in vielen Fällen erreichen, dass die Erkrankten sich nicht total zurückziehen. Zwingen Sie sie jedoch nicht, sich in die Gesellschaft ausgelassener, fröhlicher Menschen zu begeben.
- Sorgen Sie nach Möglichkeit dafür, dass depressive BewohnerInnen nicht tagelang reglos in ihren Zimmern sitzen. Gymnastik und Sitztanz, aber auch jede andere Form von Bewegung (mit und ohne Musik) sind in vielerlei Hinsicht für Körper und Seele förderlich. Bewegung kann eine Hinwendung zu anderen Menschen wieder erleichtern.
- Gibt es in Ihrer Einrichtung Haustiere, oder bringen manche Angehörige regelmäßig ihren Hund zu Besuchen mit? Dann sollten Sie tierliebe depressive Be-

wohnerInnen unbedingt mit ihnen zusammenbringen. Zahlreiche Untersuchungen haben nämlich ergeben, dass der Umgang mit Haustieren ihnen nicht nur ausgesprochen gut tut, sondern auch ihre kommunikativen Fähigkeiten fördert und die Bereitschaft zur Auseinandersetzung mit anderen vergrößern kann.
- Schließlich und endlich: Vielleicht schaffen Sie es mit Humor, die depressiven BewohnerInnen wenigstens für einen kurzen Moment aus ihren quälenden Grübeleien zu reißen (vgl. hierzu Kap. 5). Beispiel 19, S. 81, beweist, dass das gemeinsame Lachen trotz der scheinbaren Humorlosigkeit mancher Erkrankter helfen kann, ihre Isolation zu überwinden.

Was Sie im Umgang mit depressiven Menschen nicht tun sollten

- Auch wenn Sie als Pflegefachperson eine Depression als solche erkennen können – heilen können Sie alleine sie nicht. Depressionen müssen medikamentös und therapeutisch behandelt werden. Versuchen Sie bitte auf keinen Fall, einen Arzt oder Psychologen zu ersetzen!
- Vermeiden Sie es, falsche Versprechungen zu machen oder zu viel (unrealistischen) Optimismus auszustrahlen.
- Aufmunterungsversuche sind sicher gut gemeint, aber leider eher schädlich: Sie bestärken damit nämlich nur das Gefühl der Betroffenen, versagt zu haben, ihr Leben nicht mehr alleine meistern zu können und von anderen nicht mehr «für voll» genommen zu werden.
- Wenig hilfreich ist ferner alles, was bei den Erkrankten Schuldgefühle auslösen kann beziehungsweise sie daran zweifeln lässt, in ihrem individuellen Leiden ernst genommen zu werden: Vermeiden Sie Provokationen, rechthaberische Streitereien und «schlaue Sprüche». Behaupten Sie nicht, Sie wüssten, wie es ist, deprimiert zu sein – erstens hilft es nicht weiter, und zweitens wird es Ihnen in der Regel ohnehin nicht geglaubt.
- Sagen Sie nicht, es fehle den Betroffenen doch gar nichts. Fordern Sie depressive BewohnerInnen vor allem nicht dazu auf, sich zusammenzureißen. Es ist nicht so, dass sie das nicht wollen – sie können es krankheitsbedingt einfach nicht! Deshalb sollte man ihnen das Gefühl vermitteln, dass man sie auch mit diesem «Nichtkönnen» bedingungslos annimmt beziehungsweise akzeptiert.
- Gänzlich unangemessen sind auch Vorwürfe oder abfällige Kommentare wie *Die macht immer als ob's der Weltuntergang wär.*
- Depressive Menschen neigen auch dazu, sich abhängig und hilflos zu verhalten – nicht zuletzt, um die Pflegenden dahingehend zu manipulieren, sich mehr um sie zu kümmern. Es tut ihnen jedoch nicht gut, wenn man sie andauernd bemuttert und sprachlich infantilisiert, im Gegenteil: Es macht sie noch abhängiger, hilfloser und wütender. Vermeiden Sie also verkindlichendes und überfürsorgliches Verhalten. Auch zu viel Nähe schadet.

- Duzen Sie depressive Menschen nicht ungefragt, und sprechen Sie sie nicht unpersönlich an. Verwenden Sie stattdessen die respektvolle, an die erwachsene Identität der Kranken appellierende Anrede mit dem Nachnamen.

Weiterführende Literatur

Falk, J.; Kerres, A.: «Jetzt reißen Sie sich mal zusammen...». Altenpflege (1997) 12: 34–37.

Grond, E.: Die Pflege und Begleitung depressiver alter Menschen. Schlütersche Verlagsanstalt, Hannover 1993.

Grond, E.: Altersschwermut. Ernst Reinhardt Verlag, München 2001.

Hautzinger, M.: Patientenbroschüre Depression. Hogrefe, Göttingen 1999.

Hegerl, U.; Zaudig, M.; Möller, H.-J.: Depression und Demenz im Alter. Abgrenzung, Wechselwirkungen, Diagnose, Therapie. Springer Verlag, Wien 2001.

Hell, D.: Die Depressionen des alten Menschen. R. Asanger, Heidelberg 1993.

Hirsch, R. D.: Altern und Depressivität. Verlag Hans Huber, Bern 1992.

Kaufmann, H.: Depressionen – was tun? Ein kleiner Leitfaden für Angehörige. 3. Auflage. Brunnen-Verlag, Gießen 2005.

Kortus, R.: Enttäuscht und ratlos? Altenpflege (1995) 3: 165–170.

Lehmann, A.; Lehle, B.: Depressionen und was man dagegen tun kann. Ein Ratgeber für Angehörige und Betroffene. Lambertus, Freiburg 1993.

Nübel, G.; Kuhlmann, H.-P. (Hrsg.): Alter Tage schwere Last. Trauer und Depression im Alter. Mabuse, Frankfurt 2008.

Pfau, B.: Körpersprache der Depression. Schattauer, Stuttgart 1998.

Radebold, H.; Hirsch, R. D.; Kipp, J.; Kortus, R.; Stoppe, G.; Struwe, B.; Wächtler, C.: Depressionen im Alter. Steinkopff, Darmstadt 1997.

Rudolf, G. A. E.: Depressionen und höheres Lebensalter. Wissenschaftliche Buchgesellschaft, Darmstadt 1993.

Woggon, B.: Ich kann nicht wollen! Berichte depressiver Patienten. 3. Auflage. Verlag Hans Huber, Bern 2002.

Wolfersdorf, M.: Krankheit Depression erkennen, verstehen, behandeln. Psychiatrie-Verlag, Bonn 2000.

Wolfersdorf, M.; Schüler, M.: Depressionen im Alter. Kohlhammer, Stuttgart 2005.

Internetadressen

http://www.kompetenznetz-depression.de

13. Kommunikation mit Parkinson-kranken Menschen

In diesem Kapitel wird gezeigt, wie sich die Parkinson-Krankheit auf die Betroffenen und insbesondere auf ihre Fähigkeit auswirkt, mit anderen Menschen zu kommunizieren (Abschnitt 13.1 und 13.2). An einige Beispiele von Kommunikation mit Parkinson-PatientInnen (Abschnitt 13.3) schließen sich wieder einige Ratschläge zum effektiven Kommunizieren mit dieser Gruppe von BewohnerInnen an (Abschnitt 13.4).

13.1 Krankheitsbild

Die Parkinson-Krankheit beginnt oft schon zwischen dem 50. und 60. Lebensjahr. Bei ihr handelt es sich nicht nur um eine Bewegungsstörung, wie man früher glaubte, sondern um eine komplexe neurologische Erkrankung.

Die typischen Kennzeichen der lange auch «Schüttellähmung» genannten Krankheit sind das Zittern im Ruhezustand (Ruhetremor), das bei gezielten Bewegungen deutlich nachlässt, die Steifheit der Muskeln (Muskelrigor) und die Bewegungsverlangsamung (Bradykinese) beziehungsweise Bewegungsarmut (Akinese).

Bei den Betroffenen ist sowohl die Grobmotorik als auch die Feinmotorik zunehmend gestört: Ab einem bestimmten Zeitpunkt können sie sich weder alleine im Bett umdrehen oder aufstehen, noch können sie selbstständig Knöpfe schließen, Schnürsenkel binden oder mit einer Zahnbürste umgehen.

An Parkinson-kranken Menschen fällt neben dem fehlenden Schwingen der Arme der kleinschrittige, gleichzeitig trippelnd und schlurfend wirkende und vornübergebeugte Gang auf (vgl. **Abb. 13-1**, S. 216). Da sie große Schwierigkeiten haben, die Füße zu heben und noch dazu oftmals unter Gleichgewichtsstörungen leiden, laufen sie ständig Gefahr, zu stolpern und hinzufallen. Ihre Bewegungsabläufe erfolgen bedingt durch die unentwegte Anspannung ihrer Muskeln teilweise ruck-

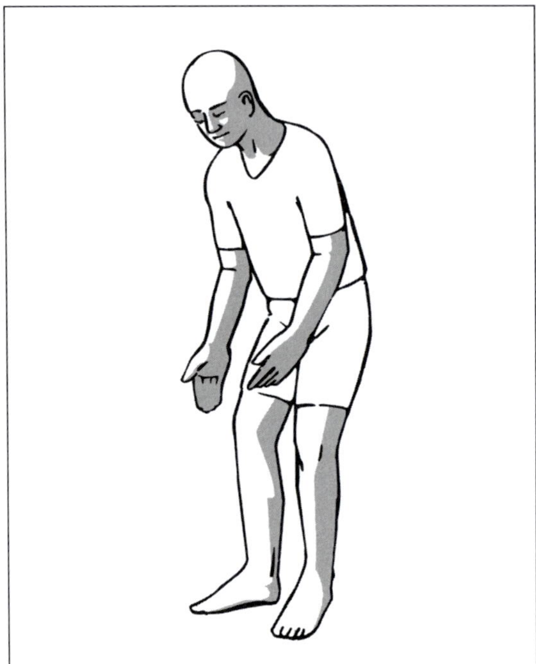

Abbildung 13-1: Gangbildveränderung/typische Haltung bei M. Parkinson. (Illustration: Norbert Baasner)

artig («Zahnradphänomen»). Bei Stress und in engen Räumen kann es passieren, dass die PatientInnen plötzlich wie am Boden festgeklebt wirken («Freezing»), das heißt für eine Weile zu keiner Bewegung fähig sind.

Handlungen, die bei gesunden Menschen normalerweise automatisch ablaufen (z. B. eine gezielte Greifbewegung), funktionieren nur noch willentlich. Krankheitstypisch ist auch, dass die Betroffenen die Fähigkeit verlieren, mehrere Dinge (z. B. sprechen, essen und umherschauen) gleichzeitig zu tun: Parkinson-kranke Menschen können nur noch eine Tätigkeit nach der anderen ausführen. Auch büßen sie durch die kognitive und physische Verlangsamung sowie durch die Anstrengung, die jede kleinste Bewegung für sie darstellt, ihre Spontaneität ein. Das bedeutet, dass die Betroffenen auf Umweltreize, wenn überhaupt, nur langsam und auf Grund von Überlegung reagieren können.

Aber Parkinson-Kranke haben nicht nur in Bezug auf Bewegungen Probleme; auch ihre Wahrnehmung ist gestört. Das Erkennen und Äußern von Gefühlsregungen fällt ihnen immer schwerer. Die Fähigkeit, sich konzentrieren und aufmerksam sein zu können, lässt nach. Das Fällen selbst alltäglicher Entscheidungen bereitet ihnen immer mehr Schwierigkeiten.

Die Parkinson-Krankheit geht oft mit einer Reihe anderer schwerer Erkrankungen einher. Zum einen leiden bis zu 50 Prozent der Betroffenen auch unter

Depressionen. Man vermutet, dass dies vor allem durch die Auswirkungen der Krankheit im zwischenmenschlichen Bereich sowie durch die Tatsache bedingt ist, dass ein eiserner Wille und ein konsequentes Training das Voranschreiten der Krankheit zwar verlangsamen, letztlich aber nicht aufhalten können. Die Parkinson-Krankheit ist nämlich nach wie vor nicht heilbar. Sie führt unweigerlich zur Pflegebedürftigkeit. Zudem haben die meisten Anti-Parkinson-Medikamente schwere Nebenwirkungen: Die Erkrankten leiden nicht selten unter Schlaflosigkeit, Albträumen, leichten Halluzinationen und teilweise sogar Verwirrtheitszuständen und Psychosen.

Zum anderen wird bei bis zu 30 Prozent der Erkrankten irgendwann (meist auf Grund von ersten Merk-, Gedächtnis- und Orientierungsstörungen; vgl. Kap. 15) auch eine Demenz festgestellt. Pflegepersonen in der Altenpflege sollten jedoch unbedingt eines wissen: Obwohl das auf Grund der Körperhaltung und der sprachlichen Probleme (s. u.) so aussehen mag, sind zumindest zu Beginn der Krankheit weder die Intelligenz noch das Gedächtnis oder die Persönlichkeit von der Parkinson-Krankheit betroffen.

Denkanstoß

Stellen Sie sich vor, Sie wären bei klarem Verstand in einem Körper gefangen, der Ihnen einfach nicht mehr gehorchen will... und der Ihre Mitmenschen glauben macht, Sie wären nicht mehr als eine seelen- und gefühllose Hülle...

13.2 Auswirkungen auf die Kommunikationsfähigkeit

Im Gegensatz zu aphasischen (vgl. Kap. 14) haben Parkinson-kranke Menschen keine Sprach-, sondern eine Sprechstörung. Die verminderte Beweglichkeit aller an der Sprachproduktion beteiligten Muskeln beeinträchtigt also vorwiegend die motorischen Abläufe beim Sprechen; die Fähigkeit zum Denken ist jedoch (zumindest anfangs) nicht betroffen. Im späteren Stadium der Erkrankung kann es allerdings zu Wortfindungsschwierigkeiten kommen.

Weil ihnen rasche Mundbewegungen irgendwann nicht mehr gelingen, sind Artikulation, Sprechtempo und Lautstärke von der Krankheit betroffen. Dieses Phänomen nennt man auch hypokinetische Dysarthrie.

Artikulation

Die Betroffenen haben Startschwierigkeiten beim Sprechbeginn und sprechen insgesamt immer undeutlicher. Ihre Stimme klingt verwaschen, in den späteren Krankheitsstadien unter Umständen auch rau oder gehaucht. Ihre Sprechweise wird immer monotoner, was schnell den falschen Eindruck entstehen lässt, dass die Patienten teilnahmslos oder deprimiert sind. Die angemessene Betonung von Silben und Wörtern wird schwierig bis unmöglich. Aus diesem Grund ist die Satzmelodie zunehmend gestört. Ihre Äußerungen wirken abgehackt und wenig zusammenhängend.

Sprechtempo

Parkinson-kranke Menschen reden (meist) zu langsam oder (seltener) zu schnell. Auffällig ist außerdem, dass sie beim Sprechen manchmal unvermittelt beschleunigen oder langsamer werden. Einige wiederholen zum Teil unwillkürlich einzelne Silben, Wörter oder ganze Sätze in steigender Geschwindigkeit (Palilalie). Es gibt Anzeichen dafür, dass dieses Phänomen ähnlich wie das Freezing auf eine motorische Blockade zurückzuführen ist.

Lautstärke

Die Betroffenen sprechen entweder zu laut oder – meist – zu leise, murmelnd. Auch dabei sind starke Schwankungen möglich. Eine normale Lautstärke können sie nicht ohne besondere Notwendigkeit beibehalten.

Nonverbale Kommunikation

Die Erkrankten verlieren nach und nach die Fähigkeit, nonverbal zu kommunizieren. Charakteristisch für die Parkinson-Krankheit ist ein Mangel an Gestik und Mimik (Hypomimie): Ihr Gesichtsausdruck wirkt, vor allem wegen der Unfähigkeit zu lächeln, zunehmend leer, sodass man auch von einem krankheitstypischen «Maskengesicht» spricht. Ihre Gefühle (Glück, Aufregung, Angst, Traurigkeit) sowie Interesse oder Desinteresse am Gesprächsthema kann man ihnen irgendwann nicht mehr ansehen.

Andere Menschen kann es verunsichern, wenn Parkinson-PatientInnen sie scheinbar über Gebühr anstarren. Dieser Eindruck entsteht auf Grund der Verlangsamung von Augenbewegung und Blinzelfrequenz. Zusammen mit dem ebenfalls manchmal mit der Krankheit einhergehenden Offenstehen des Mundes sowie mit dem oft vergrößerten Speichelfluss kann das dazu führen, dass solche BewohnerInnen desinteressiert, deprimiert, ängstlich, apathisch oder gar dement erscheinen – und deshalb von ihren MitbewohnerInnen gemieden werden.

Sprachliches Reaktionsvermögen

Viele Betroffene sind in späteren Stadien der Erkrankung relativ schnell von normaler Alltagskommunikation überfordert, weil ihre verlangsamte Reaktionszeit es unmöglich macht, mehreren Kommunikationskanälen (verbal-nonverbal beziehungsweise akustisch-visuell) gleichzeitig Aufmerksamkeit zu schenken: Manche Signale können sie einfach nicht verarbeiten.

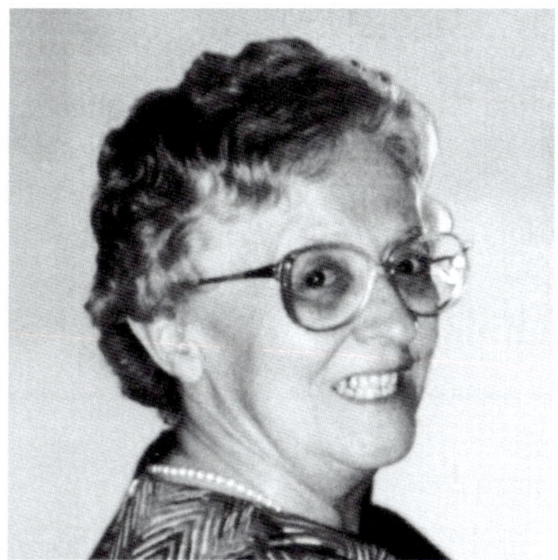

Abbildung 13-2: Das strahlende Lächeln meiner Großmutter vor Krankheitsbeginn …

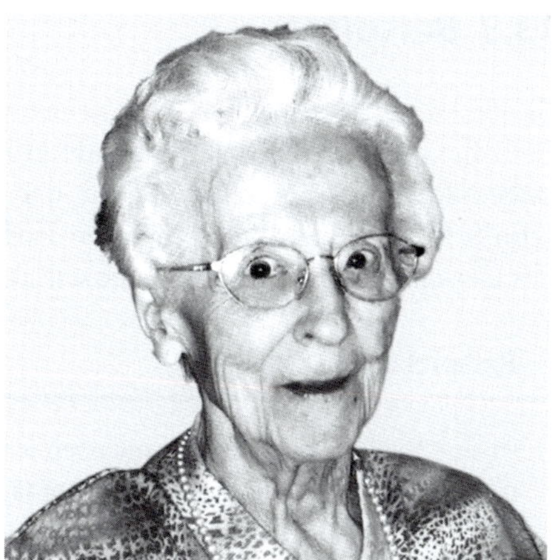

Abbildung 13-3: … und was M. Parkinson davon übrig ließ. (Fotos: Helga Sachweh)

Trotz ihrer intakten Denkfähigkeit (d. h. wenn nicht zusätzlich eine Demenz vorliegt) brauchen sie zum Verstehen viel mehr Zeit. Zudem leiden einige von ihnen im fortgeschrittenen Krankheitsstadium nicht nur an motorischem, sondern auch an einem gelegentlichen gedanklichen Freezing, welches zu Wortfindungsproblemen und Satzabbrüchen führen kann. Das hat natürlich Folgen für ihre Bereitschaft und Fähigkeit zu antworten: Ihre Reaktionen oder Signale werden notgedrungen immer kümmerlicher, ihre Äußerungen immer sparsamer. Manche verstummen schließlich ganz (vgl. Kap. 16). Ihre Möglichkeiten, Kontakt mit der Umwelt aufzunehmen, werden somit immer geringer.

Alternative Kommunikationsstrategien

Geschriebenes kann bei der Parkinson-Krankheit die Kommunikation mit anderen Menschen schon im frühen Stadium nicht mehr erleichtern, weil die Handschrift durch die Schwierigkeiten bei den Schreibbewegungen winzig klein und unleserlich wird (Mikrografie). Einige Betroffene wissen sich jedoch mit einer Schreibmaschine oder einem Computer zu helfen.

> *«Alles an dir und in dir ist jetzt schon langsamer geworden. Der Verstand ist scharf geschliffen – oho keiner soll uns zum Idioten stempeln –, aber das Verstehen, der Denkvorgang macht dich zur Schnecke. Und wenn du im Gespräch dem Anderen zuhörst, versuchst, seine Lippenbewegungen zu erraten, der Sprachklang wohl Dein Ohr erreicht, der Sinngehalt der Worte aber dämmernderweise nur verspätet klar wird, bist du allemal zweiter Gewinner.»* Manfred Hilbig, ein Betroffener

13.3 Beispiele

Beispiel 4 (vgl. Kap. 1, S. 29) illustriert, wie ungünstig sich gut gemeinte, aber die Betroffenen verunselbstständigende Hilfsangebote in Verbindung mit einem zu ungeduldigen Gesprächsverhalten der Pflegenden auswirken. In diesem Ausschnitt fordert eine Pflegerin einen Parkinson-kranken Bewohner dazu auf, sich das Gesicht selbst zu waschen. Sie will ihn also aktivieren:

Beispiel 4

01 P: Wolln Sie Ihr Gesicht ma eben waschen? *
02 Das Gesicht mal eben waschen Herr * L. Ja? *
03 #Gesicht waschen.# SEHR DEUTLICH * Hm? **
04 Soll ich das machen? *
05 B: Ja.

Problematisch am Verhalten der Pflegenden ist nicht nur, dass sie dem Kranken überhaupt keine Zeit lässt, auf ihre Äußerungen zu reagieren. Problematisch ist auch, dass sie für ihre Aufforderung die Form einer Frage wählt *(Wolln Sie Ihr Gesicht ma eben waschen?*, Z. 01). Wie oben beschrieben sind an M. Parkinson erkrankte Menschen nicht in der Lage, mehrere Dinge gleichzeitig zu tun; sie können also nicht gleichzeitig eine Entscheidung treffen, sich eine Antwort zurechtlegen und nach einem hingehaltenen Waschlappen greifen. Weil dieser Bewohner sich vermutlich auf die Beantwortung der Frage konzentriert und im Übrigen reglos dasitzt, ist ihm nicht anzusehen, ob er die Äußerung verstanden hat und ob er sich für oder gegen die Befolgung der Aufforderung entschieden hat. Die Schwester scheint seine Stummheit und Bewegungslosigkeit als Unverständnis zu interpretieren. Da sie etwas ungeduldig ist, vereinfacht und vereindeutigt sie ihre Aufforderung *(Das Gesicht mal eben waschen Herr * L.? Ja?*, Z. 02), anstatt dem alten Herrn eine Chance und vor allem die nötige Zeit zu geben, um auf ihre Äußerung zu reagieren. Mit dem drängelnden *Ja?* am Ende dieser Äußerung verdeutlicht sie, dass sie möglichst bald irgendeine Reaktion des Bewohners wünscht. Damit setzt sie den Parkinson-kranken Mann erheblich unter Druck. Wieder wartet sie nur Sekundenbruchteile ab, bevor sie ihre Aufforderung noch mehr vereinfacht *(Gesicht waschen*, Z. 03). Wieder folgt ein fragendes, eine Reaktion einklagendes *Hm?*, und wieder schafft Herr L. es nicht, zu antworten. Schließlich erträgt sie die Tatenlosigkeit nicht länger und bietet ihm an, ihm das Gesicht zu waschen (*Soll ich das machen?*, Z. 04). Nach einem kurzen Zögern stimmt er dem scheinbar resigniert mit *ja* (Z. 05) zu. Es wäre allerdings auch möglich, dass dieses *Ja* noch die verspätete Reaktion auf die aktivierende Aufforderung ist und er eigentlich durchaus bereit war, sich selbst zu waschen. Mit anderen Worten:

Durch die zunächst als Frage formulierte Aufforderung und durch das unangemessene Drängeln der Pflegerin wird ihm die Chance genommen, im Rahmen der ihm verbliebenen Möglichkeiten für sich selbst zu sorgen – was ja eigentlich das Ziel der Pflegenden war.

An Beispiel 86 ist zu sehen, wie man es besser machen kann. Auch in diesem Ausschnitt fordert ein Pfleger einen Parkinson-Patienten auf, sich das Gesicht zu waschen. Die dabei an den Tag gelegte Geduld sowie der vor diesem Ausschnitt erfolgende Hinweise darauf, dass Eile unnötig ist, machen diese Aktivierung jedoch erfolgreich:

Beispiel 86

01 P: So. Waschen Sie mal bitte das Gesicht?
02 B: Ja.
03 P: Ja? Waschlappen * auch die Ohren. *
04 das Gesicht ** und vor allem den Mund Herr * G. **
05 Mhm. *** Die Ohren. **
06 Das macht nix. **
07 B: >So.< ***
08 P: >So.< *** In Ordnung?
09 B: In Ordnung.
10 P: So. ** Alles klar. Danke.

Nachdem der Bewohner seine Bereitschaft zur Mitarbeit gezeigt hat (Z. 02), lässt der Pfleger ihn machen. Er benennt lediglich die Bereiche, die seiner Meinung nach noch gewaschen werden sollten (Z. 03–05). Das tut er vermutlich, weil bei Herrn G. erste Anzeichen einer demenzbedingten Apraxie festzustellen sind. Die dabei entstehenden längeren Pausen beweisen, dass es ihm ernst damit ist, dem Bewohner die für das selbstständige Waschen nötige Zeit zu lassen. Zudem gibt er ihm positives Feed-back: Er geht zustimmend oder lobend auf bewältigte Aktivitäten ein *(Mhm*, Z. 05), und er versichert ihm, dass es nichts macht, wenn manche Dinge nicht auf Anhieb klappen (Z. 06). Als Herr G. den Waschlappen weglegt, vergewissert der Pflegende sich höflich, ob das das Signal für das Ende des eigenständigen Waschens ist *(In Ordnung?*, Z. 08). Abschließend dankt er ihm sogar für die Mithilfe (Z. 10).

Beispiel 87 zeigt einen an sich lobenswerten Versuch, bei der Morgentoilette mit einem Parkinson-kranken Mann zu plaudern: Es ist nämlich sinnvoll, das verständliche Sprechen täglich zu üben. Motivierend sind allerdings nur Themen, die die Betroffenen wirklich interessieren. Frustrierend ist es hingegen, wenn

Pflegende ihnen auch dabei nicht genug Zeit lassen, wenn sie sich besserwisserisch verhalten und wenn obendrein deutlich wird, dass sie die Antworten auf die an die BewohnerInnen gerichteten Fragen schon kennen und kein wirkliches Interesse an einem Gedankenaustausch besteht:

Beispiel 87

P: Ham Sie denn Besuch gehabt gestern Herr B.? * Ja?
B: (Ge * duscht?)
P: Nee. Ob Sie Besuch gehabt haben.
B: Ach so Besuch.
P: Ja. Hatten Sie Besuch?
B: Nein.
P: Nein?
B: Nein. * #Nein. Oh.# STÖHNEND **
P: Kriegen Sie denn öfters mal Besuch? *
Kommt dann ma ab und zu ma jemand?
B: Nnn/
#>Nee.<# TRAURIG **
P: Ich hab aber jemanden schon gesehn der hier zu Ihnen kam.
Ihre Nachbarin, ne? *
B: (Weiß ich nich.)
P: Nee? ** Die kommt öfters mal.
Hab ich gesehn. *
Bringt Ihnen was zum Naschen, hm? * Paar Zeitungen.
B: >Ja.<
P: #Jo.# MÜTTERLICH ** Das's doch nett, ne? Hm? **
Ham Sie doch ne nette Nachbarin, ne? Hm?
B: Ja.

In diesem Ausschnitt fragt eine Pflegerin, ob der Bewohner am Vortag Besuch hatte (Z. 01). Schon nach nur kurzem Abwarten schiebt sie ein nachhakendes, auf eine Antwort drängendes *Ja* nach. Da sie der Bewohner missverstanden hat, wiederholt sie ihre Frage nochmals (Z. 03). Auch seine deutlich gesprochene Antwort wiederholt sie, und zwar fragend und skeptisch (Z. 07). Möglicherweise ist sie überhaupt nur auf die Frage nach Besuchern gekommen, weil sie selbst jemanden bei Herrn B. gesehen hat. Wenn dem so wäre, würde das schlechte Kurzzeitgedächtnis von Herrn B. auf das zusätzliche Vorliegen einer Demenz schließen lassen. Nachdem er erneut verneint hat (Z. 08), erkundigt sie sich, ob er denn generell öfter Besuch bekommt (Z. 09). Als er hierauf nicht wie aus der Pistole geschossen antworten kann, stellt sie dieselbe Frage noch einmal mit anderen

Worten (Z. 10). Deshalb ist seine dann doch erfolgende Reaktion wegen des gleichzeitigen Sprechens beider nicht zu verstehen (Z. 11). Nach Meinung des Bewohners lassen sich eher selten Besucher blicken (Z. 12). Auf diese traurig klingende Äußerung weiß die Pflegerin kurzfristig nichts zu sagen. Anstatt ihn aber genauer zu seiner Wahrnehmung zu befragen oder Mitgefühl auszudrücken, widerspricht sie ihm im Folgenden (wenn auch sicher mit guter Absicht): Ihres Wissens bekomme er durchaus öfter Besuch (Z. 13), nämlich von seiner Nachbarin (Z. 14). An dieser Äußerung wird sichtbar, dass die ursprünglich gestellte Frage nicht wirklich ernst gemeint war: Die Pflegerin wusste schon vorher, wie die richtige Antwort darauf zu lauten hat. Der alte Herr verdeutlicht jedoch, dass er sich daran nicht erinnern kann (Z. 15). Demzufolge muss ihn das Widersprechen der Pflegenden beunruhigen oder an seinem Verstand zweifeln lassen. Besser wäre es also vermutlich, an dieser Stelle das Thema zu wechseln. Genau das tut die Pflegerin aber nicht: Sie versichert ihm nicht nur, dass die Nachbarin ihres Wissens tatsächlich öfter kommt (Z. 16), sondern sie zählt auch auf, welche Geschenke sie dabei mitbringt (Z. 18). Außerdem sagt sie, dass sie selbst den Besuch gesehen habe (Z. 17). Dem wagt Herr B. nicht mehr zu widersprechen (Z. 19). Nach einem babyhaft tröstenden *Jo* (Z. 20) versucht die Pflegende schließlich, ihn dazu zu bewegen, die Bemühungen seiner Nachbarin zu würdigen *(Das's doch nett, ne? Hm?*, Z. 20; *Ham Sie doch ne nette Nachbarin, ne? Hm?*, Z. 21). Dabei klagt sie seine Zustimmung durch das zweimalige *ne? Hm?* am Ende erfolgreich ein. Im Zentrum ihrer Bemühungen scheint also weniger der sich einsam fühlende Bewohner zu stehen, als vielmehr eine «objektive» oder «gerechte» Beurteilung der Bemühungen anderer um Herrn B. Anstatt ihn zum Reden zu bringen, hat sie ihn damit eher mundtot gemacht.

Beispiel 88 veranschaulicht demgegenüber ein in mancher Hinsicht gelungenes Gespräch mit einer Parkinson-kranken Frau, die sehr verwaschen und sehr langsam spricht. Eine Pflegerin hilft ihr nach dem Toilettengang auf ihren Wunsch hin wieder ins Bett:

Beispiel 88[3]

01 P: Frau S. möchten Sie denn nochmal ins Bett?
02 Oder soll ich Sie gleich waschen un anziehn?
03 B: (Nochmal * ins * Bett.)
04 P: Sie wolln ins Bett. FÜHRT SIE ZURÜCK ZUM BETT
05 Wann solln wir dann kommen? Um acht?
06 B: Um acht.
07 P: Oder wann oder früher oder später, hm? * Frau S. *
08 B: Um ←acht.→

09 P: Um acht.
10 B: Is mir recht.
11 P: Is das recht?
12 B: Ja.
13 P: Ja? ***
…
14 B: (Könn Sie mir * mal hel/)
15 P: Hm?
16 B: .. .. .. * .. .. und offen machen. * (mal hoch)
17 P: Aufmachen oder was? #Hm?# HOCH
18 B: Ja. * Auf. * Aufmachen * (grade mal.)
19 P: Was raufmachen? <Ne Decke.>
20 B: Nein. Ro/ *
21 P: Den/ den Rollladen?
22 B: Ro/
23 Den Rollladen.
24 P: Raufmachen?
25 B: Ja.
26 P: Ja? * >Also< gut.

Zu Beginn dieses Ausschnitts fragt die Pflegerin die für ihre Verhältnisse ungewöhnlich schwache und müde aussehende Frau S., ob sie angezogen oder lieber wieder ins Bett gebracht werden möchte (Z. 01). Die Bewohnerin entscheidet sich für ihr Bett (Z. 03). Um sicherzugehen, dass sie die alte Dame richtig verstanden hat, wiederholt sie deren schwer verständliche Äußerung noch einmal (*Sie wolln ins Bett.*, Z. 04) und führt sie dann wunschgemäß zum Bett zurück. Anschließend erkundigt sie sich, wann sie ihr dann beim Aufstehen behilflich sein soll (Z. 05). Nachdem Frau S. ihrem ersten Vorschlag, um acht Uhr wiederzukommen, bereits zugestimmt hat (Z. 06), scheint sie ihr verdeutlichen zu wollen, dass sie sich nach ihren Wünschen richten kann (*Oder wann oder früher oder später, hm?*, Z. 07). Die Kette von Alternativfragen, die sie zu diesem Zweck formuliert, ist eigentlich für die Kommunikation mit Parkinson-kranken Menschen weniger geeignet, weil zu lang: Sie kann die Verarbeitungsmöglichkeiten vieler Kranker überfordern. Die Bewohnerin scheint damit an dieser Stelle jedoch keine Schwierigkeiten zu haben, sie bleibt bei der schon zuvor genannten Zeit (Z. 08). Vermutlich in verständnissichernder Absicht wiederholt die Pflegerin nicht nur diese Äußerung, sondern auch die nachfolgende Versicherung von Frau S., acht Uhr sei ihr recht (Z. 09, 11). Nachdem sie der alten Dame den Bademantel ausgezogen und ihr ins Bett geholfen hat, sagt Frau S. etwas Unverständliches (Z. 14). Mit dem fragenden *Hm?* (Z. 15) macht die Pflegende ihr klar, dass sie sie nicht verstanden hat. Die Bewohnerin gibt sich daraufhin Mühe, das Gesagte in verständlicher Form zu wiederholen (Z. 16), was ihr jedoch nur in Ansätzen gelingt. Die Pflegerin reagiert darauf, indem sie durch eine Wiederholung dessen, was sie gehört zu haben glaubt, ihr Interesse am Gelingen der Kommunikation signalisiert *(Aufmachen oder was?*, Z. 17). Als klar ist, dass immerhin das eine Wort *aufmachen* richtig verstanden wurde, überlegt die Schwester laut, worauf es sich beziehen könnte *(Was raufmachen? Ne Decke.*, Z. 19). Ihre erste Idee erweist sich als falsch. Deshalb nimmt Frau S. einen weiteren Anlauf, das Zielwort deutlich auszusprechen (Z. 20). Weil sie jedoch scheinbar nach der ersten Silbe hängen bleibt, kommt die Pflegerin ihr (wohlmeinend, aber definitiv etwas zu schnell) mit dem richtigen Begriff *Rollladen* zu Hilfe (Z. 21). Die Bewohnerin nimmt ihr das aber nicht krumm, sie wiederholt das Wort zustimmend (Z. 23). Die Pflegerin vergewissert sich zunächst, ob es wirklich der Wunsch der alten Dame war, dass sie den Rollladen hochzieht (Z. 24). Erst dann schreitet sie zur Tat.

Insgesamt lässt die Pflegende der Bewohnerin also meist die nötige Zeit zum Antworten, sie wiederholt ihre Äußerungen verständnissichernd und sie macht auch deutlich, wenn sie sie nicht verstanden hat. Die Wahl deutlich gesprochener und insgesamt eher kurzer Äußerungen kommt der verlangsamten Sprachverarbeitung der Parkinson-Patientin sehr entgegen. Allein die Alternativfragen (Wollen Sie X oder Y?) sowie das zu schnelle Beenden von Äußerungen für die Betroffene sind etwas problematisch.

13.4 Zusammenfassung und Tipps

Allgemeines

- Um angemessen mit Parkinson-PatientInnen umgehen zu können, ist es wichtig, sich gründliche Kenntnisse über die Erkrankung als solche zu verschaffen und alle verfügbaren medizinischen und biografischen Informationen über jede/n Einzelne/n von ihnen zu nutzen. Finden Sie unbedingt heraus, ob die BewohnerInnen «nur» an der Parkinson-Krankheit leiden oder zusätzlich auch Depressionen beziehungsweise eine Demenz aufweisen.
- Wenn zusätzlich eine Demenz vorliegt, ist Routine hilfreich: Erledigen Sie die Pflegeaktivitäten möglichst Tag für Tag in derselben Reihenfolge, weil dies Verstehen und Orientierung erleichtert (vgl. Kap. 15).
- An M. Parkinson erkrankte rufen genau wie aphasische (vgl. Kap. 14) und demenzkranke Menschen (vgl. Kap. 15) bei Pflegenden oft ein Übermaß an Mitleid oder Hilfsbereitschaft hervor. Zu viel Hilfe macht sie aber schnell passiv und abhängig. Sie bewirkt, dass noch vorhandene Fähigkeiten ungenutzt bleiben und schließlich verlernt werden. Deshalb wird dringend empfohlen, ihnen nicht übereifrig alles abzunehmen, sondern ganz im Gegenteil zu versuchen, ihre Autonomie und Selbstständigkeit zu unterstützen. Zeigen Sie

den Betroffenen, dass Sie ihnen noch etwas zutrauen, indem Sie ihnen kleine Aufgaben übertragen und sie diese selbstständig ausführen lassen. Machen Sie ihnen immer wieder deutlich, dass es nicht darauf ankommt, wie schnell sie dabei sind.

- Das gilt auch für das Kommunizieren: Warten Sie verbale Reaktionen auf Ihre Äußerungen unbedingt ab und helfen Sie nicht vorschnell mit Worten aus, wenn die Betroffenen ihre Sätze scheinbar nicht selbst beenden können. Beweisen Sie durch Geduld, dass Sie wirklich an ihren Mitteilungen interessiert sind.
- Vor allem: Behandeln Sie Parkinson-PatientInnen nicht wie Kleinkinder! Sie können ihr Selbstvertrauen und ihren Lebenswillen verlieren, wenn sie unentwegt von anderen signalisiert bekommen, dass man sie nicht mehr als Erwachsene respektiert.

Wie Sie Parkinson-kranke Menschen unterstützen können

- Die beste Übung für Parkinson-Kranke ist, soviel wie möglich zu reden. Dazu können Sie sie durch Fragen nach Familie, Hobbys, Lebenserfahrungen etc. immer wieder anregen. Eine gute und noch dazu für alle vergnügliche Übung ist auch das gemeinsame Singen.
- Vermeiden Sie es jedoch, den Betroffenen gleichzeitig das Verstehen von Sprache und die Ausführung anderer Tätigkeiten abzuverlangen. Wenn Sie ihnen beispielsweise beim Essen helfen müssen, sollten Sie ihnen nach einer kommunikationsorientierten Kontaktphase Gelegenheit geben, sich auf die Nahrungsaufnahme zu konzentrieren, indem Sie gleichzeitige Kommunikation vermeiden. Andernfalls kommen Parkinson-kranke Menschen nämlich wegen der Unmöglichkeit gleichzeitiger Handlungen und den höflichen Versuchen, Ihre Gesprächsangebote zu würdigen, nicht mehr zum Essen!
- Versuchen Sie, die behandelnden Ärzte zur Verschreibung einer Sprachtherapie zu bewegen. Eine logopädische Betreuung ist in jedem Krankheitsstadium sinnvoll. Sie kann helfen, die Muskelfunktionen zu verbessern, den Muskelabbau durch Übungen zu verlangsamen und Kompensationsstrategien zu erlernen. Manche Therapeuten sind sogar davon überzeugt, dass Sprachtherapie Reparaturvorgänge im Gehirn bewirken kann.
- Lassen Sie sich wenn möglich von Sprachtherapeuten zeigen, mit welchen Übungen Sie die Gesichtsmuskeln (z. B. ein Lächeln, das Spitzen der Lippen, die Zungenbeweglichkeit, das weite Öffnen des Mundes) im Pflegealltag spielerisch und wie nebenbei trainieren können.
- Auch das Üben von lautem beziehungsweise verständlichem Sprechen kann beim Singen oder beim Vorlesen in den Alltag integriert werden. Durch gemeinsames Singen und Bewegung mit Musik können Sie überdies nicht nur die an der Sprachproduktion beteiligten Muskeln, sondern den ganzen Menschen «durch Forderung fördern».

- Geben Sie den Betroffenen Feed-back zu ihren Äußerungen. Sagen Sie es ihnen ehrlich und umgehend, wenn Sie sie nicht verstanden haben. Loben Sie jedes erkennbare Bemühen um Verständlichkeit und gleich bleibende Lautstärke.
- Obwohl die meisten Erkrankten sich große Mühe geben, verständlich zu sprechen, gelingt das nicht immer. Seien Sie deswegen mit Ihrer ganzen Aufmerksamkeit bei den BewohnerInnen und versuchen Sie, sich in sie hineinzuversetzen. Damit signalisieren Sie nicht nur, dass Sie bereit sind, alles Ihnen Mögliche für ein Gelingen der Kommunikation zu tun. Das kann auch helfen, um unverständlichen Äußerungen Sinn zuschreiben und gezielter nachfragen zu können. Überprüfen Sie (durch Wiederholen) zudem, ob das, was Sie glauben, gehört zu haben, auch wirklich das ist, was der/die Betroffene sagen wollte.

Wie Sie mit Parkinson-kranken Menschen sprechen sollten

- Auch beim Sprechen mit Parkinson-kranken Menschen sollte man Hintergrundgeräusche (Radio, Fernseher) möglichst ausschalten, um einer Überforderung beziehungsweise Ablenkung durch zu viele auditive Reize vorzubeugen.
- Es wird empfohlen, die Erkrankten ähnlich wie schwerhörige Menschen beim Sprechen anzuschauen, weil das Lippenlesen oder wenigstens doch das Beobachten der Mundbewegungen einigen das Verständnis erleichtern kann.
- Sprechen Sie deutlich.
- Gewöhnen Sie sich an, kürzere, klar strukturierte Sätze zu verwenden.
- Das oberste Gebot beim Kommunizieren ist Geduld. Lassen Sie den Betroffenen immer sehr viel Zeit zum Verstehen und Antworten, und vermeiden Sie es, sie in kürzester Zeit mit mehreren Fragen zu «bombardieren».
- Es kommt dem verlangsamten und erschwerten Sprachverständnis Parkinson-kranker Menschen entgegen, wenn Sie Eigennamen und konkrete Bezeichnungen statt Fürwörter (er, sie, es, das, ...) für Menschen und Dinge verwenden. Sagen Sie also besser «Ihr Mann hat mir das Bild gegeben» statt «Er hat es mir gegeben».
- Ein Großteil der pflegerischen Äußerungen besteht in der Regel aus Aufforderungen. Wenn Sie die Betroffenen aktivieren wollen, sich selbst zu waschen, müssen Sie dreierlei bedenken: Erstens benötigen sie für jede Bewegung eine extrem lange Vorlaufzeit; zweitens sind sie nicht in der Lage, gleichzeitig zu sprechen und andere Dinge zu tun; und drittens fallen ihnen selbst alltägliche Entscheidungen schwer. Deshalb sollten Sie Aufforderungen direkt und eindeutig formulieren.
- Vor allem sollten Sie Aufforderungen in Frageform vermeiden *(Wollen Sie sich das Gesicht waschen?)*. Solche Aufforderungen verlangen den Erkrankten nämlich nicht nur eine Entscheidung, sondern auch eine Antwort ab. Das führt oft dazu, dass sie rein äußerlich betrachtet gar nicht reagieren und ihnen die Pflegenden das Waschen schließlich abnehmen (vgl. Beispiel 4, S. 29 und 220).

- Auf Grund der wachsenden Unfähigkeit, selbst alltäglichste Entscheidungen zu treffen, sollte man den Betroffenen auch nur eingeschränkte Wahlmöglichkeiten anbieten. Fragen Sie sie also besser nicht, was sie trinken möchten, sondern fragen Sie, ob sie Tee wünschen. Wird das verneint, können andere Getränke (immer eines nach dem anderen) angeboten werden.
- Bedenken Sie beim Stellen von Fragen, wie schwierig längere Äußerungen für die Betroffenen sind. Verwenden Sie also am besten Fragen, die man entweder mit ja resp. nein, oder aber mit einem einzigen Wort beantworten kann.
- Im Bereich der nonverbalen Kommunikation ist eine «warme», emotionale Nähe signalisierende (nicht infantilisierende!) Sprechweise zu empfehlen. Hautkontakt beziehungsweise die Wärme der Hände gelten als wichtige Ergänzung.
- Auf Grund der reduzierten Mimik Parkinson-kranker Menschen sollten Sie sich wenn möglich abgewöhnen, Verständnis oder Zustimmung am Gesicht ablesen zu wollen. Fragen Sie sie stattdessen nach ihrem Befinden oder danach, ob sie mit den vorgeschlagenen Aktivitäten einverstanden sind.

Weiterführende Literatur

Benke, A.; Hohenstein, C.; Poewe, W.; Butterworth, B.: Repetitive speech phenomena in Parkinson's disease. Journal of Neurological & Neurosurgical Psychiatry (2000) 69: 319–325.

Hartwanger, A.: Zögern und Zittern. Altenpflege (1998) 11: 34–38.

Henneberg, A.: Parkinson, zu neuem Gleichgewicht finden. Ein Ratgeber für Betroffene und Angehörige. Herder, Freiburg 2000.

Ludwig, E.; Annecke, R.; Löbring, E.; Fritsch, I.: Der große TRIAS-Ratgeber zur Parkinson-Krankheit. Trias, Stuttgart 2007.

McNamara, P.; Durso, R.: Pragmatic communication skills in patients with Parkinson's disease. Brain & Language (2003) 84: 414–423.

Meisner, M.: Training für das Sprechen im Alltag. Parkinson-Klinik Bad Nauheim 2000.

Miller, N.; Noble, E.; Jones, D.; Burn, D.: Life with communication changes in Parkinson's disease. Age and Ageing (2006) 35: 235–239.

Norberg, A.; Athlin, E.: Interaktion zwischen dem Parkinson-Patienten und seiner Pflegeperson während des Essens: ein theoretisches Modell. Pflege (1994) 7: 211–218.

Seggelen, P.H. van: Parkinson. Professionelle Pflege und Therapie. Verlag Hans Huber, Bern 2001.

Steinwachs, Klaus C.: Der Parkinson-Patient. Verlag Hans Huber, Bern 1994.

Thümler, R.: Die Parkinson-Krankheit. Antworten auf die 152 häufigsten Fragen. Trias, Stuttgart 2001.

Erfahrungsberichte Betroffener

Dubiel. H.: Tief im Hirn. Mein Leben mit Parkinson. Goldmann, München 2008.

Lange, W.: Wenn Parkinson kommt. Gütersloher Verlagshaus, Gütersloh 2007.

Lange, W.: Mein Freund Parkinson. Piper, München 2009.

Weitenhagen, P.: Lieber Schneid als Mitleid. Eine Auseinandersetzung mit dem Morbus Parkinson. 2. Auflage. SCALA, Velbert 1999.

Internetadressen

http://www.kompetenznetz-parkinson.de/
http://www.Parkinson.org
http://www.parkinson-ratgeber.de

Lehrvideos

Über den Bundesverband der Deutschen Parkinson Vereinigung, (Moselstr. 31, 41464 Neuss) sind zwei instruktive und obendrein kostengünstige Videos zu beziehen: Wissenswertes über die Krankheit (Teil 1); Alltagsprobleme und ihre Bewältigung (Teil 2).

14. Kommunikation mit aphasischen Menschen

«Falsche Wortwahl, falscher, sogar unsinniger Inhalt der Sätze dürfen bei Aphasie nicht als Störung des Wissens oder des Verstandes angesehen werden, sondern zeigen eine Entgleisung beziehungsweise Hemmung der Sprachprozesse an.» Luise Lutz

14.1 Allgemeines

Von einem Schlaganfall spricht man, wenn die Sauerstoff- und Nährstoffzufuhr im Gehirn durch einen Gefäßverschluss oder eine Blutung so lange unterbrochen war, dass die unterversorgten Zellen unwiderruflich abgestorben sind. Ein Schlaganfall hat gravierende Folgen für das weitere Leben der betroffenen Menschen: Oft geht die Erkrankung nicht nur mit der Lähmung einer Körperseite, sondern auch mit einem mehr oder minder vollständigen Verlust der Sprachfähigkeit und daraus resultierenden Ängsten und Depressionen einher. Viele Erkrankte leiden unter heftigen Gefühlsschwankungen und sind nicht nur körperlich, sondern vor allem auch psychisch ausgesprochen wenig belastbar.

Zum Thema Lähmung

Die Halbseitenlähmung ist die für Außenstehende sichtbarste Folge des Schlaganfalls (vgl. **Abb. 14-1** auf S. 232). Je nachdem, in welchem Bereich des Gehirns es zum Zelltod kam, sind die Betroffenen entweder rechts- oder linksseitig gelähmt. Die meisten Sprachfunktionen werden von der linken Hirnhälfte gesteuert. Da die linke Hirnhälfte auch die rechte Körperseite koordiniert, bedeutet ein Ausfall in diesem Bereich nicht nur eine rechtsseitige Lähmung, sondern meist auch eine Aphasie. SchlaganfallpatientInnen mit einer linksseitigen Lähmung erleiden hingegen in der Regel keinen Sprachverlust.

Auch die Gesichtsmuskulatur ist auf der gelähmten Seite häufig betroffen (sichtbar zum Beispiel am hängenden Mundwinkel oder Augenlid). Ferner kann es zu Schluck- und Sehfeldstörungen kommen.

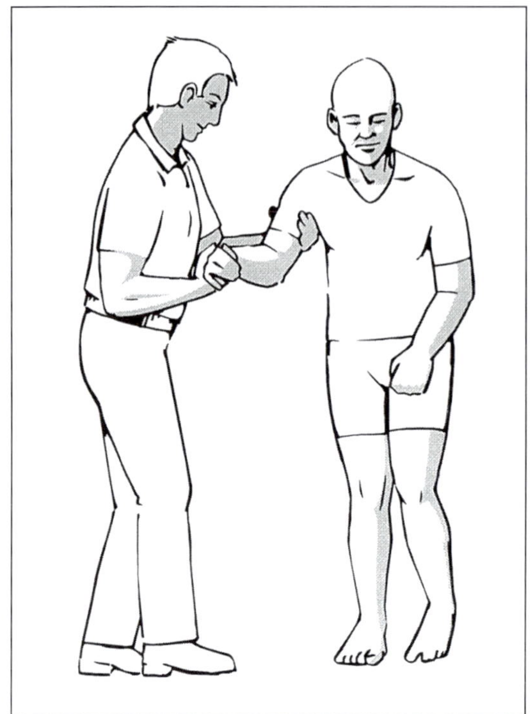

Abbildung 14-1: Gangbildveränderung/typische Haltung bei Halbseitenlähmung. (Illustration: Norbert Baasner)

Obwohl die Halbseitenlähmung bei einigen PatientInnen reversibel ist, bleibt sie doch bei einem großen Teil für den Rest des Lebens fortbestehen. Bei ihnen führt die lähmungsbedingte Fehlhaltung zum Teil zu großen Schmerzen.

Unabhängig von der Körperseite geht die Lähmung in einigen Fällen mit dem so genannten «Neglect-Syndrom» einher: Die PatientInnen fühlen sich wie halbiert, sie können die gelähmte Körperseite nicht mehr wahrnehmen. Sie haben das Gefühl, der gelähmte Arm gehöre nicht mehr zu ihnen. Das Neglect-Syndrom führt in einigen Fällen sogar dazu, dass sie nicht reagieren können, wenn sie von der falschen Seite her angesprochen werden – und das, obwohl sie durchaus hören können!

Zu weiteren Krankheitsfolgen

Auch die Apraxie kann Folge eines Schlaganfalls sein. Apraxie bedeutet, dass man von heute auf morgen weder in der Lage ist, Bewegungsabläufe gezielt auszuführen, noch ihren Sinn zu verstehen. Bei Apraxie sind also gespeicherte, automatisierte Bewegungsmuster verloren gegangen und müssen mühsam wieder erlernt werden: Die Betroffenen wissen beispielsweise nicht mehr, wie man mit einem Schlüssel eine Tür öffnet, oder dass man Suppe mit einem Löffel (und nicht mit einem Messer) isst. Weil sie die Fähigkeit verloren haben, alltäglichste Gegenstände korrekt zu benutzen, kann es passieren, dass sie versuchen, sich mit der Zahnbürste die Haare zu kämmen oder das ihnen gereichte Rasierwasser zu trinken.

Im Fall einer Sprechapraxie ist die koordinierte Bewegung der Sprechmuskulatur betroffen: Die Erkrankten müssen mühsam wieder lernen, wie man die verschiedenen Sprachlaute produziert.

Zur Aphasie generell

Aphasien entstehen meist durch Schlaganfälle, können aber auch durch Tumore, Unfälle oder Operationen verursacht werden.

Eine Aphasie ist eine Sprachstörung, die das Verstehen, das Sprechen, das Schreiben, das Lesen und die Gestik in unterschiedlichem Ausmaß betreffen kann. Der uns vertraute und natürlich erscheinende Sprech- und Pausenrhythmus ist bei aphasischen Menschen gestört. Zudem haben sie mit den verschiedenen Wortarten unterschiedliche Schwierigkeiten: Grundsätzlich verstehen sie bildlich vorstellbare Hauptwörter (Substantive, z. B. «Haus») besser als Tätigkeitswörter (Verben, z. B. «bauen»), und Verben besser als Eigenschaftswörter (Adjektive, z. B. «schön»). Große Probleme bereiten ihnen jedoch Personalpronomen wie er oder sie, Vor- oder Nachsilben wie ge-, un-, -haft, -lich und auch die uns so einfach erscheinenden Wörtchen ja und nein.

Der Schweregrad einer Aphasie kann durch intensive Sprachtherapie in den meisten Fällen verringert werden. Anders als bei der Parkinson-Krankheit ist die Funktionsfähigkeit der zum Sprechen nötigen Muskulatur erhalten; durch die Ausfälle in den verschiedenen Sprachzentren kann sie jedoch nicht mehr angemessen koordiniert werden. Allerdings haben aphasische Menschen genau wie Parkinson-PatientInnen Schwierigkeiten mit der gleichzeitigen Ausführung mehrerer Tätigkeiten: Sie können nicht gut beim Laufen sprechen. Deshalb bleiben viele von ihnen stehen, wenn sie etwas sagen wollen.

Eine Aphasie ist keine Störung von Intelligenz, Denken oder Bewusstsein – das ist schon daran gut zu erkennen, dass die Betroffenen in der Regel ihre sprachlichen Schwierigkeiten auf äußerst kreative Art und Weise nonverbal angehen und Wörter, die sie nicht sagen können, sowohl gestisch als auch (panto-) mimisch darstellen. Allerdings bewirkt sie auf Grund des drohenden Identitätsverlusts und der erheblichen Minderung des Selbstwertgefühls (mitbedingt durch die verletzenden Reaktionen der Umwelt auf die Sprachprobleme) meist massive psychische Veränderungen bei den Betroffenen. Viele aphasische Menschen sind deshalb stark suizidgefährdet.

Wer einmal nachempfinden möchte, was in aphasischen Menschen vorgeht, sollte unbedingt die am Ende des Kapitels, S. 264 empfohlenen Bücher von Clahsen (2003), Grefe (1996), Lutz (2004) und Tropp Erblad (1997) lesen.

In den nachfolgenden Abschnitten 14.2 bis 14.5 werden die vier hauptsächlichen und in **Tabelle 14-1** überblicksartig dargestellten Aphasieformen und ihre Auswirkungen auf die Kommunikation anhand von Gesprächsbeispielen beschrieben. Neben aphasieformspezifischen werden abschließend auch allgemeinere Tipps zur effektiven Kommunikation mit aphasischen Menschen gegeben (Abschnitt 14.6).

Tabelle 14-1: Übersicht über die wichtigsten aphasischen Störungsbilder.

	Amnestische Aphasie	Broca-Aphasie	Wernicke-Aphasie	Globalaphasie
Lesen/ Schreiben:	meist kein Problem	stark gestört	kaum möglich	nicht möglich
Artikulation:	flüssig, unauffällig	unflüssig, verlangsamt, Sprechanstrengung	weitgehend erhalten, schneller	Sprachreste natürlich, aber kaum sprechfähig
Satzbildung:	unauffällig	stark gestört, nur kurze Sätze möglich	lange, strukturlose, verschachtelte Sätze	stark gestört; oft Einzelwörter, Sprachautomatismen
Wortfindung:	Hauptproblem; passende Begriffe oft nicht abrufbar; deshalb Umschreibungen, Floskeln, Stellvertreterworte	gestört; Wortschatz reduziert auf häufigste und einfachste Alltagswörter	gestört; zusätzlich Laut- und Wortvertauschungen	stark gestört
Verständnis:	meist kein Problem	teilweise gestört	meist stark gestört	sehr stark gestört
Fehlerbewusstsein:	vorhanden	vorhanden, deshalb oft sehr frustriert	*nicht* vorhanden	vorhanden!??
Heilungschance:	recht groß	bestenfalls Richtung amnestische Aphasie	bestenfalls Richtung amnestische Aphasie	Besserung in Richtung Broca- oder Wernicke-Aphasie möglich
Sonstiges:	–	–	zwanghaftes Sprechen (Logorrhöe)	zum Teil mimische/ gestische Apraxien

14.2 Amnestische Aphasie

«Wer seine Sprache nicht kontrollieren kann, hat das Gefühl, auf einer Maschine zu schreiben, deren Tasten die Plätze gewechselt haben.» Ingrid Tropp Erblad

14.2.1 Krankheitsbild

Die amnestische Aphasie ist die leichteste Form einer Aphasie. Man rechnet sie zu den so genannten «flüssigen» Aphasien, weil die Betroffenen flüssig sprechen können und die Artikulation (also die Aussprache) und die Prosodie (also die Satzmelodie und Betonungsmuster) unauffällig sind. Menschen mit einer amnestischen Aphasie haben mit dem Sprachverständnis und dem Lesen meist keine Probleme. Das charakteristische Merkmal für eine amnestische Aphasie ist allerdings, dass den Betroffenen immer wieder die Worte für das fehlen, was sie sagen wollen. Sie können die passenden Begriffe einfach nicht aus ihrem inneren Lexikon abrufen, obwohl sie sie problemlos verstehen, wenn andere sie verwenden. Das führt dazu, dass sie sehr oft Umschreibungen, Floskeln oder Stellvertreterwörter (z. B. das *Dingsda*) verwenden. Manchmal beschreiben sie auch die Eigenschaften der Dinge, für die sie die richtigen Worte nicht finden können. In anderen Fällen behelfen sie sich mit Wörtern aus dem engeren Bedeutungsfeld des Zielwortes, obwohl sie wissen, dass sie «falsch» sind (z. B. *Sessel* statt *Stuhl*; vgl. auch Abschnitt 14.2.2). Auf Grund dieser Schwierigkeiten, den Dingen die richtigen Namen zu geben, erscheinen die Äußerungen der Betroffenen umständlich, inhaltsarm und voller Wiederholungen zu sein.

Menschen mit einer amnestischen Aphasie wissen, dass sie ständig Fehler machen. Ihre Versuche, sich selbst zu korrigieren, und ihre Hoffnung, doch noch alleine auf den benötigten Begriff zu kommen, führen nicht selten dazu, dass ihr Redefluss stockt und sie einmal begonnene Sätze abbrechen.

14.2.2 Beispiele

Die Bewohnerin, von der die Beispiele in diesem Abschnitt stammen, weist die für amnestische AphasikerInnen typischen Wortfindungsstörungen auf. Sie geht mit dieser Schwierigkeit um, indem sie mehr oder minder bedeutungsähnliche Wörter verwendet *(in meinen Papieren grabbeln* statt *nachdenken*; vgl. auch Beispiel 89). Auch gibt sie entweder ausweichende (*Das ist eine schwierige Frage*) oder vage, nichts sagende Antworten (*ja und nein*, vgl. Beispiel 91), deren Zweck es vermutlich ist, zunächst Zeit für eine passende Erwiderung zu gewinnen. Während sie in einigen Fällen verdeutlicht, dass sie selbst auf die fehlenden Worte kommen will, dafür aber etwas mehr Zeit braucht *(Dauert noch'n Weilchen bis ich das raus habe*, vgl. Beispiel 90), bittet sie in anderen Fällen um Begriffsvorschläge (*wie sagt man schon*).

In Beispiel 89 fragt ein Pfleger sie, ob sie mit den Sprachaufnahmen einverstanden ist. Dieser Ausschnitt zeigt, wie sehr sie nach den richtigen Worten sucht. Dennoch kommt sie auch nach längerem Nachdenken bestenfalls auf bedeutungsähnliche Begriffe:

Beispiel 89[3]

01 P: <Haben Sie etwas dagegen?> **
02 B: Nein. Ich habe kein/ keinen **Dagegen** * **stoß**.
03 P: >LACHT<
04 B: Aber ich habe auch keine ** ←äh→/ keine **Gegenbegründung**.
05 P: Aha.
06 B: Sondern ich müsste Sie ** mal mit dem/ ** **mit dem** äh **
07 **Kopf** … (lästigen.)/ **belästigen** können. **
08 P: <Wollen wir's mal probiern,> * <mal versuchen?> *
09 B: Ja das können wir machen.
10 P: <Gut.>

Die Bewohnerin nimmt drei Anläufe, kann aber dennoch und trotz längerer Sprechpausen nicht genau das ausdrücken, was sie zu sagen beabsichtigt: Sie gebraucht die fantasievollen Wörter *Dagegenstoß* (Z. 02), *Gegenbegründung* (Z. 04) und *mit dem Kopf belästigen* (Z. 06/07).

Der Pfleger spricht meist etwas lauter und deutlicher, weil die Bewohnerin auch schwerhörig ist. Auf ihre Kommunikationsbemühungen reagiert er in der Regel sehr interessiert und verständnisvoll. Dennoch kommt es hin und wieder dazu, dass er wegen der unfreiwilligen Komik der von ihr gewählten Ausdrücke leise lachen muss (Z. 03). Das ist zwar menschlich und sicher nicht böse gemeint, kann aber gerade aphasische Menschen erheblich verunsichern oder kränken (vgl. Kap. 5). Mit der Äußerung *Aha* (Z. 05) gibt er ihr jedoch das positive Feedback, dass er glaubt, die Grundidee ihrer Worte verstanden zu haben. Er lässt sich im weiteren Verlauf der Unterhaltung nicht mehr anmerken, dass er ihre Wortwahl eigenartig findet, und er korrigiert sie nicht. Um sicherzugehen, dass sie den Aufnahmen (wie er glaubt) zustimmt, formuliert er seine Frage stattdessen um (Z. 08). So unterstützend verhält er sich auch im Rest dieser Unterhaltung: Er achtet weniger auf die Form als auf den Inhalt; er versucht stets, das Gemeinte indirekt, durch Nachfragen zu erschließen.

Wie verhält er sich aber, wenn sie gar nicht weiterweiß? Beispiel 90 zeigt, dass er vor allem Geduld signalisiert und ihr viel Zeit lässt:

Beispiel 90[3]

01 B: Können Sie aussagen * was/ ** Na. ** Na. **
02 Dauert noch en Weilchen bis ich das raus habe.
03 P: <Lassen Sie sich Zeit.>
04 B: RINGT 18 SEKUNDEN ERFOLGLOS NACH WORTEN
05 P: <Was soll ich Ihnen sagen?> **
06 B: Das ist ne schwierigere * Frage.

An den längeren Pausen sowie dem zweifachen *Na* (Z. 01) ist zu sehen, wie sehr die Bewohnerin sich bemüht. Auf ihre entschuldigende Bemerkung hin, dass sie noch etwas Zeit benötige (Z. 02), fordert er sie explizit auf, sich nicht unter Druck zu setzen (Z. 03). Weil sie sehr lange und dennoch vergeblich nach Worten sucht, wiederholt er schließlich fragend den schon verstandenen Teil ihrer ursprünglichen Äußerung (Z. 05). Die ausweichende Antwort *Das ist ne schwierigere Frage* (Z. 06) zeigt, dass ihr das nicht weiter hilft. Besser wäre es vermutlich gewesen, ihr vorzuschlagen, es später noch einmal zu versuchen.

Beispiel 91 verdeutlicht, dass der Pfleger sehr bemüht ist, die Bewohnerin über die pflegenotwendigen Erklärungen und Aufforderungen hinaus zum Sprechen zu bringen:

Beispiel 91[3]

01 P: <Hat Ihnen das Frühstück geschmeckt?> **
02 B: Ja. ** Ja und nein.
03 Es war ** etwas ** na ** wie sagt man schon. **
04 P: Ja wie war's denn? **
05 <Etwas frisch? * Oder?> **
06 Was wollten Sie sagen? *
07 B: Ja des wär auch nich das Richtige.
08 P: Auch nich das Richtige. * NIEST LAUTSTARK
09 S: Gesundheit!
10 P: Danke schön. ** Ja wie war's denn?
11 Hat es Ihnen nich geschmeckt? *
12 B: Hatten wir * ne/ ne Nichte? *
13 P: Nein, er hatte keine Nichte.

14 B: Er hatte keine Nichte.
15 P: Nein. *** <Frau R.> *
16 B: Ja?
17 P: <Bei dem Frühstück sind wir stehn geblieben.> ***
18 <War es Ihnen zu trocken, ** das Frühstück?> **
19 B: Nein. Das kann man nich sagen. **
20 P: <Oder zu wenig?> *
21 B: **Zu wenig Feuchtigkeit** eher.
22 P: Zu wenig Feuchtigkeit. Aha.
23 **Ja so kann man's auch ausdrücken, ne?**

Auf die so einfach erscheinende Frage nach dem Frühstück weiß Frau R. zunächst nur eine vage Antwort zu geben (Z. 02). Nach einigem, von längeren Sprechpausen unterbrochenem Suchen scheint sie um einen Wortvorschlag zu bitten *(wie sagt man schon*, Z. 03). Als der Pfleger merkt, dass ihr eine Umformulierung der Frage nicht hilft, kommt er dieser Bitte mit einem etwas seltsamen Vorschlag *(Etwas frisch?*, Z. 05) nach. Anschließend fordert er sie erneut auf, eine eigene Antwort zu formulieren *(Was wollten Sie sagen?* Z. 06). Die Reaktion der Bewohnerin zeigt, dass sie immerhin weiß, welche Begriffe nicht zu ihren Gedanken passen *(des wär auch nich das Richtige*, Z. 07). Daraufhin unterbreitet er ihr mit *Hat es Ihnen nich geschmeckt?* (Z. 11) einen weiteren Vorschlag, den sie jedoch auf Grund ihrer Schwerhörigkeit vollkommen falsch versteht. Anstatt auf das Missverständnis weiter einzugehen, bemüht der Pfleger sich, sie nach der Aufmerksamkeit heischenden namentlichen Anrede (Z. 15) wieder zu dem ursprünglichen Thema zurückzubringen *(Bei dem Frühstück sind wir stehn geblieben*, Z. 17). Nach längerem Schweigen bietet er ihr die Worte *zu trocken* (Z. 18) als dritten Vorschlag an, aber auch die lehnt sie ab *(Nein. Das kann man nich sagen*, Z. 19). Wieder wartet er eine ganze Weile, bevor er den vierten und letzten Vorschlag *zu wenig* (Z. 20) macht. Endlich scheint die Bewohnerin etwas mit seinen Bemühungen anfangen zu können, denn sie bringt auf ihre Art zum Ausdruck, dass sie nach ihrem Geschmack zu wenig zu trinken bekommen hat *(Zu wenig Feuchtigkeit eher*, Z. 22). Durch eine zustimmende Wiederholung ihrer Worte verdeutlicht er ihr, dass er sie jetzt verstanden hat. In diesem Fall schafft er es, der aus der Not geborenen Formulierung mit dem nötigen Respekt (d. h. ohne Lachen) zu begegnen. Er signalisiert Frau R. lobend, dass sie sich zwar nicht konventionell, aber dafür verständlich ausgedrückt hat – und dass ihm das wichtiger ist als die äußere Form *(Ja so kann man's auch ausdrücken, ne?*, Z. 23).

In Beispiel 92 ist abschließend eine für den Umgang mit amnestischen AphasikerInnen nicht empfehlenswerte Verhaltensweise zu sehen. Hier ist der Pfleger zu ungeduldig und unterbricht die Bewohnerin unnötig früh. Ohne überhaupt zu wissen, worauf sie hinauswill, fällt er ihr ins Wort beziehungsweise beendet den von ihr begonnenen Satz – und bewirkt damit, dass sie für eine Weile verstummt:

Beispiel 92[3]

01 B: Un das * Übrige/ äh
02 P: <das erledigen wir jetzt.>

14.2.3 Zusammenfassung und Tipps

- Menschen mit amnestischer Aphasie sollte man wie alle anderen auch immer wieder zum Kommunizieren anregen. Dabei ist es ganz wichtig, ihnen das Gefühl zu geben, dass man ihnen zutraut, sich selbst ausdrücken zu können.
- Das bedeutet, dass man sie nicht unterbrechen oder ihnen zu früh helfen sollte. Wer sie wirklich fördern will, muss deshalb lernen, längeres Schweigen und die Qual, die den Betroffenen beim Formulieren anzumerken ist, auszuhalten. Zu frühes Eingreifen kann nämlich bewirken, dass sie an einem Begriff hängen bleiben oder ein Wort wiederholen, das von ihnen eigentlich gar nicht gemeint war, und dass die sich daran anschließende Unterhaltung in eine völlig falsche Richtung läuft. Zudem besteht die große Gefahr, dass sie bei zu schnell erfolgenden Wortvorschlägen sofort aufgeben oder resignieren, anstatt ihre Möglichkeiten, das Gemeinte selbst auszudrücken, auszuschöpfen und zu trainieren.
- Wenn die Betroffenen Sie explizit um Hilfe bitten, schlagen Sie ihnen am besten nur ein Wort auf einmal vor. Erst wenn der erste Vorschlag abgelehnt wird, sollten Sie einen weiteren machen.
- Menschen mit einer – amnestischen oder anderen Form der – Aphasie hilft es nicht, sich fest auf die Begriffssuche zu konzentrieren. Fordern Sie sie also nicht dazu auf, und machen Sie ihnen vor allem keine falschen Hoffnungen, dass sie eine Deblockierung allein mit festem Willen erzwingen können.
- Wenn an amnestischer Aphasie erkrankte Menschen sich beim Suchen nach den richtigen Wörtern zu sehr anstrengen, besteht die Gefahr, dass sie sich immer mehr blockieren. Schlagen Sie ihnen in einem solchen Fall vor, es später nochmals zu versuchen; äußern Sie sich zuversichtlich, dass sie zu einem späteren Zeitpunkt selbst auf das gesuchte Wort kommen werden.
- Akzeptieren Sie «falsche» Wörter möglichst kommentarlos und ohne Verbesserungsversuche, und begreifen Sie sie als Wegweiser zum Zielwort. Schließlich zählt allein, dass die Betroffenen sich ihrer Umwelt wieder verständlich machen können!

14.3 Broca-Aphasie

«Wenn man nicht kommunizieren kann, behandeln sie dich wie ein Kind, und das ist frustrierend.» Ein Betroffener

14.3.1 Krankheitsbild

Die früher fälschlicherweise auch motorische Aphasie genannte Broca-Aphasie ist durch eine unflüssige, stark verlangsamte und durch viele Pausen unterbrochene Sprechweise gekennzeichnet. Viele Erkrankte leiden zusätzlich unter einer Dysarthrie, das heißt, ihre Aussprache wird undeutlich; die Fähigkeit, Silben, Wörter und Sätze angemessen zu betonen, geht verloren.

Typisch für Menschen mit Broca-Aphasie ist die Unfähigkeit, längere Sätze zu formen. Weil ihre Äußerungen selten länger als ein bis zwei Wörter sind, spricht man in diesem Zusammenhang auch von einem «Telegrammstil». Verben erscheinen hierbei häufig im Infinitiv. Die Äußerungen sind jedoch nicht nur kurz, sondern auch grammatisch fehlerhaft: Die grammatischen Endungen von Substantiven und Verben und «Funktionswörter» wie beispielsweise *und*, *das*, *weil* werden vielfach entweder weggelassen oder aber falsch gebildet (z. B. *gebringt* statt *gebracht*). Deshalb passt der Ausdruck «Telegrammstil» streng genommen nicht für die Sprechweise der Betroffenen.

Bei der Broca-Aphasie verringert sich der Wortschatz auf die häufigsten und einfachsten Wörter der Alltagssprache, vor allem auf Substantive. Es treten wie bei der amnestischen Aphasie Wortfindungsstörungen auf. Viele Begriffe werden von den Betroffenen obendrein durch Lautvertauschungen oder -auslassungen entstellt (z. B. *Spille* statt *Spinne*, *Tock* statt *Stock*). Es kommt jedoch anders als im Fall der Wernicke-Aphasie (vgl. Abschnitt 14.4) nicht zu grob abweichenden Fehlbenennungen oder unverständlichem Kauderwelsch (so genannten Neologismen).

Bei der Broca-Aphasie sind die Fähigkeiten zum Lesen und Schreiben genauso stark gestört wie das Sprechen. Anfangs ist auch das Sprachverständnis beeinträchtigt; später wird vieles (was nicht allzu komplex oder abstrakt ist) auf Grund der Tatsache verstanden, dass in der gesprochenen Sprache viele Informationen in mehrfacher Weise enthalten sind (d. h. in Begriffen wie in grammatischen Formen) und noch dazu durch nonverbale Hinweise ergänzt werden.

An einer Broca-Aphasie erkrankten Menschen ist nicht zuletzt an der großen Anzahl an gequälten Ausrufen (z. B. *ach*, *ach je*, *ha*) eine große Sprechanstrengung anzumerken. Ihre Gestik und Mimik weist deutlich darauf hin, dass sie sich ihrer Fehler bewusst und mit ihren sprachlichen Leistungen unzufrieden sind. Weil ihnen das Sprechen so schwer fällt, weichen sie nicht selten (und signifikant häufiger als Menschen mit einer Wernicke-Aphasie) auf die nonverbale Kommunikation aus: Sie verwenden Gesten statt Wörter.

14.3.2 Beispiele

In Beispiel 93 wird ein an einer Broca-Aphasie leidender Bewohner gebadet. Hier ist zu sehen, wie ein Pfleger ihm das Sprechen trotz seiner sprachlichen Probleme schmackhaft zu machen versucht. Geschickterweise wählt er hierfür das den Bewohner brennend interessierende Thema Fußball:

Beispiel 93

P: Wie war's jetz eigentlich Fußball.
Wer hat gestern Abend gespielt?
B: Ja Buljarien und ähm ** äh nit ** Zuckerhut.
P: Zuckerhut?
B: Ja.
P: Und wie ging des aus? *
B: Die Bulgaren ham gewonnen.
P: Wie hoch? *
B: Zwei eins, äh zwei null.
P: Zwei null. Aha.
B: Ja aber die/ aber getz auch/ äh se ham äh nur rumgekickt.
P: Aha. ** Wann spielen eigentlich unsre wieder?
B: (>Na als/<) ** wart mal.
Was is heute? Diens/ äh Donnerstag
äh Freitag, nech?
P: Freitag.
Freitag, ja.
B: Ja. *
P: So. Wolln Sie wieder #raus#? AUS DER WANNE
B: Ja ja.
P: >LACHT< **
B: Dann muss es Donnerst/ äh
dann muss e/ äh * ←ähm→ *
#Ha, sag mal.# UNGEDULDIG, FRUSTIERT
P: Langsam! ** Spieln se die Woche noch? *
B: Ja. de/ Sa/
P: Morgen. *
B: Ja. Samstag.
P: Samstag. *** Auf wen treffen se da? **
B: Hab ich die Tage noch/ ***

In diesem Ausschnitt behandelt der Pfleger den aphasischen Bewohner wie einen ganz normalen, sprachgesunden Erwachsenen, dessen Expertenwissen zum Thema Fußball ihn interessiert. Er stellt ihm weder kindische noch übermäßig einfache Fragen. Das bewirkt, dass der Bewohner richtig aufblüht: Obwohl er sonst kaum mehr als *ja* und *nein* sagt, schafft er es hier, sogar längere, grammatisch richtige Sätze zu formulieren *(Die Bulgaren ham gewonnen*, Z. 07, *se ham nur rumgekickt*, Z. 11). Seine Schwierigkeiten, die passenden Worte zu finden und auszusprechen, sind an den langen, stillen und mit *ähm* gefüllten Pausen deutlich zu erkennen (*Ja Buljarien und ähm ** äh nit ** Zuckerhut*, Z. 03). Der Pfleger wartet hier und im Folgenden geduldig ab, bis der Bewohner seine Äußerung beendet hat. Er versteht, dass der Aphasiker mit *Zuckerhut* Brasilien meint. Zwar scheint er sich über diese Formulierung zu wundern – er geht aber nicht korrigierend darauf ein.

Die erste Antwort des aphasischen Bewohners auf die Frage nach dem Spielergebnis verrät, dass er wie viele seiner Leidensgenossen Probleme mit Zahlen hat: Erst beim Aussprechen bemerkt er, dass er zwar an die richtige Zahl gedacht, aber eine falsche ausgesprochen hat. Deshalb korrigiert er sich umgehend *(Zwei eins, äh zwei null.*, Z. 09). Auch dieses Problem übergeht der Pflegende taktvoll und stillschweigend. Sein interessiertes *Aha* (Z. 10) bringt den Bewohner sogar dazu, von sich aus die (schlechte) Qualität des Spiels zu kommentieren (Z. 11).

Die Frage nach dem Termin des nächsten Spiels der deutschen Mannschaft (Z. 12) bringt ans Licht, dass dem aphasischen Bewohner auch die Benennung der Wochentage ausgesprochen schwer fällt. Nach einem ersten, abgebrochenen Antwortversuch bittet er den Pfleger zunächst um mehr Bedenkzeit *(wart mal*, Z. 13). Anschließend benötigt er drei Anläufe, um den Tag des Gesprächs als Freitag festzumachen *(Was is heute? Diens/ äh Donnerstag äh Freitag, nech?*, Z. 14/15). Der Pfleger bestätigt ihm dies. Obwohl der Bewohner weiß, dass das Spiel am folgenden Samstag stattfinden wird, kann er den Tag nicht benennen: Erst macht er eine längere Denkpause, dann versucht er es noch einmal. Er merkt jedoch sofort, dass er wieder das falsche Wort *(Donnerst/*, Z. 22) ausspricht, und beendet es gar nicht erst. Nach weiterem vergeblichen Suchen gibt er schließlich frustriert auf und bittet den Pfleger um Hilfe *(Ha, sag mal.*, Z. 24). Der fordert ihn jedoch zunächst auf, sich Zeit zu lassen und es nicht erzwingen zu wollen *(Langsam!*, Z. 25). Er wartet eine ganze Weile, bis er dem Bewohner die Frage in anderer Form noch einmal stellt *(Spieln se die Woche noch?*, Z. 25). Diese einfachere Frage beantwortet er umgehend mit *ja.* Zudem scheint sich seine Blockade in Bezug auf das Wort Samstag aufzulösen, denn er spricht im zweiten Anlauf die ersten Laute richtig aus (Z. 26). An dieser Stelle möchte der Pfleger ihm offensichtlich weiterhelfen, denn er fällt ihm (unnötigerweise) mit einer weiteren, anders formulierten Frage ins Wort. Er ahnt, dass der Bewohner das Spieldatum weiß, dass aber das Wort Samstag schwierig ist. Deshalb bietet er ihm das Wort *morgen* als Ausweg an (Z. 27). Endlich kann der aphasische Bewohner das Wort *Samstag* aussprechen (Z. 28). Er ist davon aber so angestrengt, dass er auf die anschließende Frage nach dem Gegner nur mit dem Ansatz einer ausweichenden Floskel reagieren kann *(Hab ich die Tage noch/*, Z. 30). Obwohl der Pfleger ihn nicht drängelt und geduldig auf eine Antwort wartet, verfällt er anschließend in langes Schweigen. Dennoch hat der Pflegende es geschafft, dem Bewohner für eine Weile das Gefühl zu geben, ein interessanter und respektierter Gesprächspartner zu sein, mit dem ein Gespräch trotz der Sprachschwierigkeiten nicht nur möglich, sondern auch lohnenswert ist.

Im Folgenden möchte ich noch ein Beispiel für einen zu ungeduldigen Umgang mit an einer Broca-Aphasie leidenden Menschen geben. In diesem Ausschnitt schneidet ein Pfleger einem betroffenen Bewohner schon bei ersten Anzeichen von Sprachschwierigkeiten das Wort ab und nimmt ihm damit die Chance, seine Gedanken selbst auszudrücken:

Beispiel 94[3]

P: Ich leg Sie nachher wieder aufs Bett.
B: Nein. * Warum denn? *
P: Wegen den Füßen wickeln. ** Oder?
Oder wird des auch drüben gemacht?
B: a/ drüben me/
P: Dann wird's drüben gemacht.
B: Ja. HUSTET
...
P: Was macht des Knie?
Tut des immer noch weh?
B: Nee.
P: Geht's jetz wieder?
B: Nei/ ** (Lassen Se die Gegend da frühje) is das nichts (gehr.)
Was da/
P: Is des noch nich weg?
B: Ja. *
P: Und da vorne noch.
B: Ja die rote Schiene/ Hier das/ *
P: Ja?
B: Schienbein.
P: Das tut weh?
B: Ja. * Aber/
P: Man sieht nix, gell?
B: Was?
P: Man sieht nix.
B: Nein.

Im ersten Teil dieses Ausschnitts geht es darum, ob das Bein des aphasischen Bewohners noch im Bad oder erst in seinem Zimmer gewickelt werden soll. Der Pfleger unterbricht dessen Versuch, eine längere Antwort als *ja* oder *nein* zu formulieren (Z. 05). Er hört lediglich das Wort *drüben* und reimt sich den Rest zusammen. Dass er in diesem Fall den Inhalt der abgebrochenen Äußerung richtig verstanden zu haben scheint (erkennbar an der Zustimmung des Bewohners, Z. 07), ändert nichts an der Tatsache, dass er den Kommunikationsversuch des Erkrankten «abgewürgt» hat.

Im zweiten Teil erkundigt sich der Pfleger beim Abtrocknen danach, ob sich der Zustand des schmerzenden Knies gebessert habe. Der Bewohner sagt zwar, dass es ihm im Ruhezustand nicht mehr wehtue (Z. 10); er scheint ihm aber auch verdeutlichen zu wollen, dass jede Berührung des Beines, also auch das Abtrocknen, äußerst schmerzhaft ist. Die längere Äußerung, die er zu diesem Zweck formuliert, ist aber größtenteils unverständlich. Nur die Worte *Lassen Se die Gegend* (Z. 12) lassen den Pfleger ahnen, dass er gebeten wird, mit dem Abtrocknen aufzuhören. Anstatt abzuwarten, ob sich der Sinn der Äußerung später erschließt, unterbricht er den Bewohner mit der Frage, ob dieses Problem immer noch nicht gelöst sei (Z. 14). Der Bewohner bejaht und will ihm mitteilen, dass ihn vor allem das Schienbein schmerzt. Allerdings braucht er eine Weile, bis er sich über *die rote Schiene* (Z. 17) an das Wort *Schienbein* herangetastet hat. Er möchte noch etwas zu diesem Thema sagen (Z. 21), wird aber ein weiteres Mal unterbrochen – weil der Pfleger so erstaunt darüber ist, dass dem Bein keine Entzündung oder Ähnliches anzusehen ist. Möglicherweise hätte die von ihm unterbrochene Äußerung helfen können, die Ursache für die Schmerzen herauszufinden. Auf alle Fälle aber wäre es respektvoller gewesen, den Bewohner seine Empfindungen selbst ausdrücken zu lassen.

14.3.3 Zusammenfassung und Tipps

- Auch für Menschen mit einer Broca-Aphasie ist es ganz wichtig, als erwachsene Kommunikationspartner ernst genommen zu werden, die etwas zu sagen haben.
- Deshalb ist auch im Umgang mit ihnen das oberste Gebot Geduld: Fallen Sie ihnen nicht ins Wort, auch wenn Ihnen ihre Sprechversuche noch so mühsam erscheinen. Lernen Sie, längere Pausen zu ertragen.
- Helfen Sie den Betroffenen, mit sich selbst geduldig und nachsichtig zu sein: Fordern Sie sie immer wieder auf, sich Zeit zu lassen. Sagen Sie ihnen immer wieder, dass vieles wenn nicht jetzt, dann sicher zu einem späteren Zeitpunkt klappen wird.
- Versuchen Sie nicht, ihnen mit Wörtern aushelfen, solange sie noch selbst überlegen. Schlagen Sie ihnen nur einzelne Begriffe vor und warten Sie ab, wie sie darauf reagieren.

- Stellen Sie Broca-AphasikerInnen vorwiegend einfache Ja-/Nein-Fragen, um sie überhaupt zum Reden zu bringen.
- Achten Sie jedoch darauf, dass Ihre Sprechweise dabei nicht zu babyhaft wird. Aphasische Menschen sind weder dumm noch geistesgestört. Sie benötigen positive Anreize, um überhaupt wieder sprechen (lernen) zu wollen – und dazu gehört, dass man sie als Erwachsene anspricht und ihnen zumutet, in kommunikativer wie sonstiger Hinsicht für sich selbst zu sorgen. Es ist deshalb sicher besser, die Betroffenen einmal zu überfordern, als sie permanent zu unterfordern.
- Menschen mit Broca-Aphasie wissen, dass sie ständig Fehler machen. Viele von ihnen trauen sich nur dann, den Mund aufzumachen, wenn ihre GesprächspartnerInnen sie nicht auch noch ständig auf ihre mangelhaften Sprechversuche hinweisen und sie so annehmen, wie sie sind. Wiederholen Sie ihre Äußerungen deshalb nicht korrigierend, und kritisieren Sie auch ihre fehlerhafte Aussprache nicht.

14.4 Wernicke-Aphasie

«Die Wörter waren in meinem Kopf vorhanden. Es schienen ebenso viele wie früher zu sein, und sie hatten keinen Schaden genommen. Aber wenn ich sie gebrauchen wollte, mussten sie offenbar auf einen sehr langen Weg verfrachtet werden. Auf diesem Weg schien sich ein eingestürzter Tunnel zu befinden. Sobald die Wörter an den Tunnel kamen, versuchten sie sich hindurchzupressen. Aber sie wurden zerfetzt und so verstümmelt, dass sie nicht wiederzuerkennen waren, wenn sie aus dem Tunnel herauskamen.» Ingrid Tropp Erblad

14.4.1 Krankheitsbild

Die Wernicke-Aphasie (früher: sensorische Aphasie) gehört wie die amnestische Aphasie zu den «flüssigen» Aphasien, weil Sprachfluss und Artikulation bei dieser Krankheitsform weitgehend erhalten bleiben. Allerdings sprechen viele Betroffene hastiger als vor dem Beginn der Krankheit.

Anders als bei der Broca-Aphasie geraten viele Äußerungen von Menschen mit Wernicke-Aphasie eher zu lang als zu kurz. Die Betroffenen bilden dabei scheinbar strukturlose Sätze: Sie verschachteln Sätze und Satzteile ineinander und brechen einmal angefangene Äußerungen immer wieder ab. Dabei vertauschen und verdrehen sie Wörter und Laute oft dermaßen, dass am Ende nur noch ein unverständliches Kauderwelsch herauskommt.

Ebenfalls anders als bei der Broca-Aphasie ist, dass die Betroffenen zum Teil gar nicht merken, dass ihre Äußerungen nicht zu verstehen sind – sie sind sich also ihrer Fehler nicht bewusst und meinen, dass ihre Umwelt unverständlich spricht. Auch ihr Sprachverständnis ist häufig stark gestört: Wie bei einem Wackelkontakt verstehen sie mal gar nichts, mal ein bisschen, mal fast alles. Durch eine Wernicke-Aphasie wird obendrein auch die Lese- und Schreibfähigkeit massiv beeinträchtigt.

Überdies leiden viele von ihnen an einem regelrechten Sprechzwang: Ihre Sprachproduktion ist enthemmt und verselbstständigt sich gewissermaßen. Mediziner sprechen in diesem Zusammenhang auch von Logorrhöe, was man bildlich als «Wortdurchfall» übersetzen kann.

An Wernicke-Aphasie erkrankte Menschen wissen nach wie vor, wie man ein Gespräch führt: Sie wissen, dass man möglichst nicht gleichzeitig reden sollte und dass in den meisten Unterhaltungen alle Beteiligten abwechselnd sprechen. Sie erkennen eine Aussage und eine Frage an der Satzmelodie und reagieren entsprechend darauf. Leider hilft dieses Wissen nicht, um die Worte des Gegenübers verstehen und sich selbst verständlich machen zu können. Das führt in vielen Unterhaltungen mit von einer Wernicke-Aphasie betroffenen Menschen nicht nur dazu, dass trotz bester Absichten völlig aneinander vorbei geredet wird – es weckt auch Aggressionen.

Bei günstigen Voraussetzungen (weniger schwerer Insult, Disziplin, Sprachtherapie, fördernde Umgebung) kann eine Wernicke-Aphasie sich in eine amnestische Aphasie zurückbilden.

14.4.2 Beispiele

Die Bewohnerin, von der die hier wiedergegebenen Beispiele stammen, spricht mal nahezu verständlich, mal produziert sie reinstes Kauderwelsch (z. B. Äußerungen wie *ja wöll se se*). Wie alle an einer Wernicke-Aphasie erkrankten Menschen redet sie «ohne Punkt und Komma» und oft so, dass das Thema ihrer Äußerungen für ihre GesprächspartnerInnen nicht zu erkennen ist. Charakteristisch ist auch, dass sie überproportional wenige Substantive verwendet. Sie verschachtelt ihre Sätze (*ja is aber unter uns auch ah is ja schon wieder*) und verdoppelt Satzteile (*man muss man*). Je länger sie spricht, desto häufiger kommt es zu zwanghaften Wiederholungen von Ideen, Wörtern und Silben (*wissen Se den gerader rader unter unter unter*). Sie scheint nahezu kein Sprachverständnis mehr zu haben. Ihre Reaktionen auf Fragen und sonstige Äußerungen der Pflegerin passen jedoch manchmal zufällig, weil sie die Regeln der Gesprächsführung noch beherrscht und weiß, dass nach einer fragenden Satzmelodie beispielsweise *ja* und *nein* «richtige» Reaktionen sein können.

Der folgende, während der Morgentoilette aufgenommene Ausschnitt zeigt, dass sie tatsächlich meist nicht versteht, von was die Pflegerin redet, und dass beide infolgedessen ungewollt aneinander vorbei reden:

Beispiel 95[3]

P: Setzen Sie sich nochmal hin.
B: Ja ja.
Ja.
P: #Hallo.# SINGSANG; HOCH
B: Mit/ mit/ mit/ mit/ mit zu machen.
P: #Frau W.# SINGSANG
B: (Schatz, ne? Nee)
P: Setzen Sie sich nochmal hin bitte?
B: Jaha.
P: #Hm?# HÖHER
B: Jaha.
P: #Ja.# LACHEND Sie sagen so schön ja. LACHT
B: Jaha. Jaha.
Ja muss ich.
P: #Hm?# HÖHER
B: Man muss man. >Ich<
P: Frau W. kommen Se.
Setzen Sie sich doch noch mal hin.
B: >muss doch<
wieder heim.

Die Pflegerin fordert die Bewohnerin vergeblich dazu auf, sich vor dem Waschbecken auf einen Stuhl zu setzen: Die Bewohnerin versteht zwar, dass etwas von ihr verlangt wird, aber nicht, was. Sie behilft sich damit, immer mit *ja* auf die Worte der Pflegerin zu reagieren – vor allem auf diejenigen Äußerungen, deren Satzmelodie wie eine Frage klingt *(Setzen Sie sich nochmal hin bitte?*, Z. 08). Aufforderungen in Frageform sind also für die effektive Kommunikation mit aphasischen Menschen ausgesprochen ungünstig. Es könnte sein, dass Frau W. an der Mimik der Pflegenden deren Hilflosigkeit beziehungsweise Ratlosigkeit erkennt und weiß, dass gerade etwas schief läuft. Möglicherweise sind also die Äußerungsfragmente *mit zu machen* (Z. 05) und *Schatz* (Z. 08) Hinweise darauf, dass sie kooperativ sein möchte und die Anweisungen der Pflegerin nicht absichtlich ignoriert. Die Pflegerin scheint das aber nicht zu verstehen. Sie appelliert zunächst mit der Babysprache (Singsang, hohe Stimme) an die Aufmerksamkeit der aphasischen Bewohnerin. Sie muss jedoch erkennen, dass Konzentrieren alleine nicht bewirkt, dass Frau W. ihre Worte verstehen kann. Am lachenden Sprechen und an der Äußerung *Sie sagen so schön ja* (Z. 12) wird deutlich, dass sie die Diskrepanz zwischen Sprechen und Handeln verwirrt. Weil sie nicht auf die Idee kommt, dass der Begriff *sich hinsetzen* für die aphasische Bewohnerin unverständlich oder schwierig sein könnte, wiederholt sie ihn zweimal (Z. 08, 18). Möglicherweise hätte der Einsatz von Gesten oder das Vormachen des Hinsetzens eher zu einer Verständigung geführt.

Leider wird nicht klar, was die Bewohnerin mit den Äußerungen *ja muss ich* (Z. 14) und *Man muss man* (Z. 16) sagen möchte, und ob es einen inhaltlichen Bezug zu den Worten der Pflegerin gibt. Der trotz der Sprechpausen und Unterbrechungen erstaunlicherweise vollständige und grammatisch richtige Satz *Ich muss doch wieder heim* (Z. 16/19/20) führt im Folgenden dazu, dass die Pflegerin die alte Dame streckenweise wie eine Verwirrte behandelt (vgl. Kap. 15).

Beispiel 96 führt einige Möglichkeiten vor, wie man mit verständlichen und unverständlichen Äußerungen von Wernicke-AphasikerInnen umgehen kann:

Beispiel 96[3]

01 P: So. Schnell en bisschen <massiern, gell?>
02 Des tut gut, ja. Gell? Das is gut.
03 B: Is gut, jau. (ja da unter unter dat)
04 P: **Mhm.**
05 B: Ja ja sieht er.
06 Ja wenn die Mutter,/ wenn die Mutter morgen kommt.
07 P: Hm. **Ja. Mhm.**
08 B: Da wird se dann/
09 P: Darf ich das Handtuch mal haben?
10 B: (Wat wat wat boust du.)
11 P: Danke.
12 B: #(boust du.)# LACHEND
13 P: Hm?
14 B: (warte warte mude.)
15 (wenn se so'n gewormter außer * unter.)
16 (Oh, da tell beent der.)
17 (is jeraten.) und diesen … (der is doch/)
18 P: Hm. Frau W.
19 mich tät ja schon intressieren ob Sie Kinder haben.
20 B: (… braucht nich macht man mal mal.)
21 P: **Hm? Ham Sie Kinder Frau W.?**
22 B: Natürlich. →Ja←
23 P: Hm?
24 B: <Ich? Nee.>
25 P: Nee? Ham Sie keine?
26 B: Nee nee nee nee.
27 Ja? ne/ ja. #oh.# TREMOLO

Lauter Laune machen wer heute mit dem/
mit den (Kindern.)
P: Weil Sie immer von Kindern erzählen.

Eine Strategie dieser Pflegerin ist es, auf verständlich erscheinende Äußerungen der Bewohnerin einzugehen. Einige davon wiederholt sie in leicht variierter Form, wie man das auch in jedem Gespräch mit NichtaphasikerInnen tut. Zum Beispiel reagiert sie auf *Is gut, jau* (Z. 03) mit *ja. Gell? Das is auch gut.* (Z. 02). Damit gibt sie der Bewohnerin nicht nur ein zustimmendes, positives Feed-back, sie bemüht sich auch, ihr zu zeigen, dass gegenseitiges Verstehen bis zu einem gewissen Grad möglich ist.

Wenn die Pflegende in einer längeren Kette mehr oder minder unverständlicher Äußerungen (wie Z. 14–17) einzelne Wörter erkennt, versucht sie durch darauf bezogene Fragen, den Wortschwall der aphasischen Frau behutsam wieder in eine für sie verständliche Richtung zu lenken. In diesem Ausschnitt glaubt sie beispielsweise, Frau W. spreche am Ende von Z. 16 *(beent der)* über Kinder. Deshalb signalisiert sie ihr zunächst durch das fragende *Hm?* und die Aufmerksamkeit heischende namentliche Anrede, dass sie jetzt auch etwas sagen möchte (Z. 18). Weil sie damit der Bewohnerin notgedrungen ins Wort fallen muss, geht ihr erster Hinweis auf ihr Interesse an deren Familienstand im gleichzeitigen Sprechen beider unter. Also formuliert sie im Vertrauen darauf, dass Frau W. das *Hm?* (Z. 21) als Hinweis auf eine an sie gerichtete Frage versteht, ihre vorherige Äußerung in eine einfache Frage um *(Ham Sie Kinder Frau W.?* Z. 21). An den widersprüchlichen Antworten hierauf *(Natürlich. Ja*, Z. 22 und *Ich? Nee.*, Z. 24) zeigt sich im Folgenden, dass die aphasische Bewohnerin nicht verstanden haben kann, was sie gefragt wurde. Nachdem sie auch die Nachfrage *Nee? Ham Sie keine?* (Z. 25) nicht eindeutig beantwortet und wieder etwas Unverständliches von sich gibt (Z. 28/29), nennt die Pflegerin abschließend den Grund für ihre Frage (*Weil Sie immer von Kindern erzählen*, Z. 30).

Eine andere Strategie der Pflegerin ist es, bei thematisch (Z. 06) oder sonst wie unverständlichen Äußerungen (Z. 03) durch *mhm* interessiertes Zuhören zu signalisieren, dabei Verständnis jedoch nur vorzutäuschen. Einerseits zeigt sie damit die nötige Geduld, das zunächst Unverstandene erst einmal auf sich einwirken zu lassen. Andererseits aber spiegelt sie das Gelingen von Kommunikation nur vor. Mit dieser Strategie leistet sie also im Wesentlichen Beziehungsarbeit: Sie gibt der aphasischen Frau das Gefühl, in ein ganz normales Gespräch unter Erwachsenen verwickelt zu sein.

Beziehungsarbeit beziehungsweise die Herstellung von Nähe steht auch in einem letzten Beispiel im Vordergrund. In diesem Ausschnitt zieht die Pflegerin Frau W. gerade einen Rock an:

Beispiel 97[3]

P: Der's ja wirklich nett der Rock.
B: … unter.
Unter untere Oma. (Oma au Oma.)
(Oma. Jaha? Nee, der is luss.)
#>Is kaputt. Kaputt.<# FLÜSTERT GEHEIMNISVOLL
P: #>Ja?<# FLÜSTERT AUCH GEHEIMNISVOLL
S: >Is< kaputt.
P: Is da was #kaputt?# HÖHER
B: #Ha.# SEUFZER
P: Hee? Wo is was kaputt Frau W.? Hm?
B: So ..
Ja is aber unter uns auch ah is ja schon wieder. **
P: So Frau W. * Sind Sie schon fertig.

Die Pflegerin geht hier nicht nur durch mehrere Nachfragen auf eine halbwegs verständliche Äußerung der Bewohnerin ein (Z. 08, 10), sie übernimmt auch ihre Art zu sprechen, also das geheimnisvolle Flüstern (Z. 06). Damit signalisiert sie außer Zuwendung und Aufmerksamkeit auch ihr Bemühen, sich in die Gedanken der Bewohnerin einzufühlen.

So lobenswert das Bemühen um eine gute Beziehung zu Menschen mit Wernicke-Aphasie auch ist: Wenn Sie ihnen das Gelingen von Kommunikation unentwegt nur vorgaukeln, nehmen Sie ihnen letzten Endes die Chance, an ihrer Ausdrucksfähigkeit zu arbeiten und sich wirklich verständlich zu machen. Deshalb ist es unerlässlich, ihnen auch immer wieder zu verdeutlichen, dass Sie sie nicht verstanden haben.

> *«Wenn man sich selbst nicht berichtigt, ist es wichtig, dass andere es tun, damit die kleinen Gehirnarbeiter gezwungen werden, zurückzulaufen und das richtige Wort zu holen.»* Ingrid Tropp Erblad

14.4.3 Zusammenfassung und Tipps

- Menschen mit Wernicke-Aphasie können einfach nicht aufhören zu reden. Das führt oft dazu, dass ihre GesprächspartnerInnen gar nicht mehr zu Wort kommen. Bremsen Sie deshalb ihren Redeschwall immer wieder freundlich, aber bestimmt. Beginnen Sie dabei aber nicht einfach, zur gleichen Zeit wie die Betroffenen zu sprechen, sondern signalisieren Sie durch Gesten und Mimik, dass Sie jetzt auch einmal etwas sagen wollen (z. B. Zeigefinger auf die Lippen legen).

- Unterbrechungen sind im Umgang mit an Wernicke-Aphasie erkrankten Menschen auch dann angezeigt, wenn sie hartnäckig dasselbe Wort wiederholen und ohne Rücksicht auf den Fortgang des Gesprächs an einer Idee zu «kleben» scheinen. Versuchen Sie in einem solchen Fall, sie beispielsweise durch einen Themenwechsel oder durch irgendeine Handlung abzulenken.
- Bemühen Sie sich, Ihnen Unverständliches nicht sofort zu unterbrechen. Wenn Sie sich auf das Gespräch konzentrieren und versuchen, sich in die Gedanken- und Gefühlswelt der Betroffenen hineinzuversetzen, ergibt sich manchmal der Sinn des Gesagten im Nachhinein.
- Signalisieren Sie den Betroffenen, dass Sie ihnen gut zuhören. Tun Sie aber nicht so, als würden Sie alles verstehen, was ein Bewohner, eine Bewohnerin mit Wernicke-Aphasie sagt. Machen Sie ihm/ihr stattdessen in zumutbarem Maße klar, dass viele seiner/ihrer Äußerungen unverständlich für Sie sind.
- So sehr die Betroffenen sich auch bemühen, sie sind oft nicht in der Lage, Ihre Worte zu verstehen. Machen Sie sich bewusst, dass für aphasische Menschen die eigene Muttersprache zur Fremdsprache geworden ist!
- Deshalb sollten Sie versuchen, ihnen Ihre Gefühle (z. B. Wertschätzung, Achtung, Wohlwollen) vorwiegend auf dem Weg der nonverbalen Kommunikation und im wahrsten Sinne des Wortes mit Händen und Füßen zu vermitteln. Nutzen Sie Berührungen, den Klang Ihrer Stimme, Gesten, Ihren Gesichtsausdruck und Pantomime, um sich verständlich zu machen.

14.5 Globalaphasie

«Wenn alles, was früher wohlbekannt war, fremd geworden und die Verständigung mit der Umwelt ganz und gar abgebrochen ist, dann muss sich die Seele zwischen undurchdringlichen Kerkerwänden eingesperrt fühlen. Es muss die einsamste Seele der Welt sein.» Ingrid Tropp Erblad

14.5.1 Krankheitsbild

Die globale oder auch totale Aphasie ist, wie der Name schon ahnen lässt, die schwerste Form des Sprachverlusts: Die Betroffenen sind nicht mehr in der Lage, zu sprechen und Sprache in irgendeiner Form zu verstehen. Ihr Sprachverständnis ist noch schlechter als das von Menschen mit Wernicke-Aphasie. Alle sprachbezogenen Fähigkeiten (also auch Lesen und Schreiben) sind bei ihnen blockiert.

Viele Menschen mit Globalaphasie können lediglich einige lautlich veränderte, aber nicht mehr versteh- oder erkennbare Einzelwörter produzieren. Manche können nur noch immer wiederkehrende sinnlose Silben, so genannte Sprachautomatismen von sich geben, wie etwa *dododo* oder *natattata.* Andere können nur noch Redefloskeln wie beispielsweise *naja* oder *ach Gott ach Gott* äußern.

In manchen Fällen bessern sich auch Aphasien dieses Schweregrads in Richtung der weniger umfassenden Sprachstörungen bei Broca- oder Wernicke-Aphasie.

> *«Sie lernte, sich durch Blicke und Gesten mitzuteilen, die wir erraten mussten. Ihr Gehirn arbeitete fieberhaft. Sie wusste genau, was sie uns sagen oder mitteilen wollte, fand aber die Worte nicht. Fand sie die Worte, konnte sie sie nicht aussprechen. Die Qual, die sie empfunden haben muss, ist unvorstellbar.»*
> Helmut Clahsen

14.5.2 Beispiele

Beispiel 98 zeigt eine Unterhaltung mit einer Bewohnerin, deren Erkrankung zwischen einer Global- und einer schweren Broca-Aphasie angesiedelt zu sein scheint. Sie bringt meist nur Einwortäußerungen zu Stande, scheint aber wenigstens alles Gesprochene leidlich zu verstehen. Die Bewohnerin wohnt schon seit Jahrzehnten im Pflegeheim und wird von den Pflegenden geduzt. Das Gespräch fand beim Anziehen der Schuhe statt:

Beispiel 98

P: Das sin neue Schuhe, ne? *
B: He?
P: Das sin neue Schuhe.
B: Ha LACHT
P: Die hast du nich den ganzen Sommer durch an. Oder doch?
B: <Ja.>
P: Ja? Da sin die ja mal geputzt worden.
Wer hat das denn gemacht? *
B: Ach.
P: Die sin ja ganz sauber. Wie neu. *
B: Ach.
P: Ich hab gestern schon gedacht * die sind neu.
B: Nee.
P: Nee?
B: Nee.
P: #Wer hat die denn geputzt?# FLÜSTERND, GEHEIMNISVOLL
Weißt du das?
B: Ich. *
P: <Du?>

20 B: Ja. *
21 P: #Oh.# GESPIELTES STAUNEN, BEWUNDERN; BABYSPRACHE
22 Da bin ich jetz erstaunt.
23 B: (haha)
24 P: Wie geht das denn? *
25 Ich muss ma in die Knie gehen vor dir.
26 B: Ja. (Hier.) Ja. Ja.
ZEIGT SCHEINBAR, WIE SIE ES GEMACHT HAT
27 P: #Ach.# STAUNEND (An/Wohl) an deiner Hose?
28 Un dann is die in die Wäsche gekommen, hm?
29 Oder has du da en Putztuch dazu genomm? **
30 Na is ja auch egal.
31 Die Hauptsache is ich seh dass die Schuhe geputzt sin.
32 Und auch noch selber. So.

In diesem Ausschnitt ist sehr schön zu sehen, wie sich beide auf die Sprachbehinderung eingestellt haben: Die Pflegerin gleicht das wenige Sprechen der Bewohnerin aus, indem sie selbst quasi laut denkt und alle ihre Überlegungen und Empfindungen in Worte fasst (z. B. *Da bin ich jetz erstaunt* Z. 22). Sie verwendet zum einen vorwiegend Fragen, die mit *ja* oder *nein* (und notfalls mit einem Nicken oder Kopfschütteln) zu beantworten sind. Zum anderen gebraucht sie auch Fragen, auf die man mit einem einzigen Wort reagieren kann, wie zum Beispiel *Wer hat das denn gemacht?* (Z. 08). Nur eine ihrer Fragen ist so kompliziert formuliert, dass man für eine Antwort weiter ausholen müsste *(Wie geht das denn?* Z. 24). An der Reaktion der Gepflegten zeigt sich jedoch, dass sie in solchen Situationen auf die nonverbale Kommunikation zurückgreift: Während sie die Pflegerin mit den wenigen, ihr zur Verfügung stehenden Wörtern *Ja. Hier. Ja. Ja.* (Z. 26) auffordert, sie anzuschauen, ahmt sie pantomimisch nach, wie sie die Schuhe geputzt hat. An anderen Stellen drückt sie Gefühle wie Amüsiertsein über die Täuschung der Pflegerin (Z. 04) beziehungsweise Stolz und Triumph in Bezug auf die selbstständige Leistung (Z. 23) durch Imitationen eines Lachens aus. Die Pflegerin wiederum geht auf die Pantomime ein, indem sie das Gezeigte in Worte übersetzt (Z. 27).

Kritikwürdig ist an diesem Beispiel, dass die Pflegerin die aphasische Frau in mancher Hinsicht wie ein Kind behandelt. Das übertriebene, babysprachlich ausgedrückte Erstaunen über die Selbstständigkeit der Bewohnerin kann diese genau so kränken wie die am Ende des Ausschnitts (Z. 27–29) formulierte Unterstellung, sie habe nicht ein Putztuch, sondern die eigene Hose für das Säubern der Schuhe verwendet. Möglicherweise ist das auch der Grund dafür, warum die Bewohnerin plötzlich verstummt.

Beispiel 99 zeigt die Hilflosigkeit der Pflegepersonen im Umgang mit einer an Globalaphasie leidenden Frau, die außer den Sprachautomatismen *naja* und *ach Gott* überhaupt nicht mehr sprechen kann. In diesem Ausschnitt sitzt die Bewohnerin (B1), die sich normalerweise den ganzen Tag alleine auf ihrem Zimmer aufhält, gegen ihren Willen mit einigen Mitbewohnerinnen am Frühstückstisch. Die Pflegenden haben sie vermutlich dorthin gesetzt, um sie wenigstens für kurze Zeit aus der Isolation zu holen. Anstatt sie aufzumuntern, bewirken sie damit aber das genaue Gegenteil: Sie machen der aphasischen Frau nur zu bewusst, wie sehr ihre Sprachbehinderung sie von anderen Menschen trennt:

Beispiel 99[3]

01 B1: >Naja. Naja.< Naja. <Naja.> Na. Naja. Naja.
02 B2: Sind Sie jetz ruhig?
03 B1: Ja. **
04 P1: So Frau F. * (Ich geb Ihnen) 's Frühstück, gell?
05 B1: Naja. **
...
06 B1: >Naja.< Naja. Naja. ** Ah ***
07 Ach Gott ach Gott. Naja. ***
...
08 B2: **Gottes Himmels Willen sein Sie #ruhig.**# SCHRILL *
09 B1: Naja.
10 B2: **Is ja grauenhaft.**

Nachdem sie Frau F. an den Tisch gesetzt haben, kümmert sich keine der Mitarbeiterinnen mehr um sie. Sie drückt ihren Protest durch das unentwegte, leidend und empört klingende *Naja* aus. Die anderen Bewohnerinnen haben jedoch kein Verständnis für das (sie störende) Verhalten der aphasischen Mitbewohnerin. Weil sie nicht wissen, was eine Aphasie ist, glauben sie, dass Frau F. geistesgestört ist. Dementsprechend wird sie sehr schnell entrüstet zum Schweigen aufgefordert (*Sind Sie jetz ruhig?*, Z. 02). Aber nicht nur das: Sie muss auch Flüche (Z. 08) und erniedrigende Beschimpfungen (*Is ja grauenhaft*, Z. 10) über sich ergehen lassen. Anstatt nun aber die aphasische Frau gegen die anderen zu verteidigen (immerhin haben sie sie ja der belastenden Situation ausgesetzt!), ignorieren die Pflegenden das aggressive Verhalten der anderen Bewohnerinnen. Sie sprechen Frau F. nur an, um ihre Hilfe beim Frühstücken anzukündigen (Z. 04). Auch hieran zeigt sich, dass sie aus Unkenntnis der Krankheit und daraus resultierender Hilflosigkeit dazu neigen, die Aphasikerin überzuversorgen: Frau F. kann zwar nicht sprechen, wäre aber durchaus in der Lage, mit der gesunden linken Hand einen Löffel (sie bekommt Milchsuppe zu essen) selbst zum Mund zu führen. Statt die Selbstständigkeit der Bewohnerin zu fördern, füttert man sie jedoch.

Denkanstoß

Versuchen Sie, sich für einen kurzen Moment in die Lage von Frau F. zu versetzen. Würden Sie nicht auch an Ihrem Verstand zweifeln und allen Lebenswillen verlieren, wenn man Sie unentwegt so behandeln würde?

Beispiel 100 zeigt, dass die Globalaphasie manchmal nicht nur das völlige Verstummen der Betroffenen, sondern auch das Verlernen einfachster Gesten bewirkt. In diesem Ausschnitt wird eine aphasische Bewohnerin nach Abschluss der Morgentoilette gefragt, ob sie zufrieden sei:

Beispiel 100

01 P: So. *** Lieschen bist so zufrieden? **
02 Soll das nein heißen? Was soll ich da noch machen?
03 Oder soll das ja heißen? *
04 Mach/Klappre lieber mal mit den Augen* lidern. * Hm?
05 B: ..
06 P: #(Müde?)# HOCH Okay.

Die Bewohnerin scheint ungefähr zu verstehen, was die Pflegenden zu ihr sagen. Auffällig ist jedoch, dass sie stets den Kopf schüttelt, wenn sie anderweitig (beispielsweise mit einem Lächeln) Zustimmung signalisiert. Das scheint auch im Anschluss an die Frage *Lieschen bist so zufrieden?* (Z. 01) der Fall zu sein. Die Pflegerin reagiert darauf, indem sie ihre Interpretationsschwierigkeiten in Worte fasst (Z. 02/03). Weil das aber nichts daran ändert, dass die Aphasikerin die Fähigkeit zum Kopfnicken (als Zeichen für Zustimmung) eingebüßt hat, schlägt sie ihr schließlich vor, es mit einem Augenzwinkern zu versuchen. Diese Idee kann hilfreich sein – allerdings nur dann, wenn die Bewohnerin diese Aufforderung erstens verstehen und zweitens auch umsetzen kann. Da das Tonband körpersprachliche Reaktionen leider nicht erfasst, kann hier nicht entschieden werden, ob die Strategie der Pflegenden in diesem Fall erfolgreich war oder nicht.

An Beispiel 101 ist zu sehen, wie schwierig es für Pflegende ist, herauszufinden, was an Globalaphasie erkrankte Menschen wollen:

Beispiel 101

01 P: Lieschen bisschen Apfelsaft? *
02 Apfelsaft oder Sprudel. **

03 Entscheide dich bitte. * LACHT ....
04 B: LACHT?
05 P: Na ich denk Apfelsaft, ne? * Nee? #Sprudel?# HÖHER **
06 Also ich geb dir jetz Apfelsaft. **
07 Weil ich eigentlich * denk Apfelsaft trinkst du gern. **
08 Un da hoff ich dass du heute auch Apfelsaft gerne trinkst. **
09 B: LACHT

In diesem Ausschnitt bietet eine Pflegerin der schon in Beispiel 100 vorgestellten Bewohnerin etwas zu trinken an. Weil sie aber weder mit der Laut- noch mit der Körpersprache verständlich beziehungsweise eindeutig auf das Angebot reagieren kann und alle Fragen mit einem Kopfschütteln beantwortet, muss die Pflegerin selbst entscheiden, welches Getränk sie ihr einschenkt. Auch diese Pflegende wählt die Strategie, die Bewohnerin durch «lautes Denken» an ihren Überlegungen teilhaben zu lassen (Z. 05–08). Sie begründet dabei ihre Wahl mit den ihr bekannten Vorlieben der Bewohnerin (Z. 07). Möglicherweise bedeutet das Lachen der Bewohnerin (Z. 09), dass die Entscheidung für Saft in ihrem Sinne ist.

Das Vorbildliche am Verhalten dieser Pflegerin ist einerseits, dass sie in der normalen Erwachsenensprache mit der Bewohnerin spricht. Damit signalisiert sie ihr, dass sie sie als einen Menschen mit klarem Verstand und der Fähigkeit, eigene Entscheidungen zu treffen, wahrnimmt. Ihre natürliche Sprechweise ist aber im Hinblick auf die Verständigung andererseits auch problematisch, denn aphasische Menschen und vor allem solche mit einer Globalaphasie haben nicht nur mit Entscheidungsfragen (Z. 02), sondern auch mit dem Verstehen von Aufforderungen (Z. 03) und längeren Äußerungen (Z. 07/08) große Schwierigkeiten. Dieses Beispiel verdeutlicht also sehr eindrücklich, dass es für viele kommunikative Situationen keine Patentrezepte gibt: Auch das Stellen einfacher Ja-/Nein-Fragen hätte in diesem Fall auf Grund der gestischen Apraxie der Bewohnerin kaum weitergeholfen. Es gibt also gute Gründe dafür, dass diese Pflegerin die Beziehungsarbeit für wichtiger hält als die lautsprachliche Verständigung.

14.5.3 Zusammenfassung und Tipps

- Menschen mit Globalaphasie verstehen nicht immer gleich schlecht: Je nach Situation und Gesprächspartner erfassen sie manchmal entgegen allen Erwartungen doch, worüber gesprochen wird, vor allem, wenn es um Persönliches geht. Aus diesem Grund sollten Sie (was leider häufig geschieht) in keinem Fall vor ihnen über sie sprechen, ohne sie einzubeziehen!
- Nichts ist schlimmer, als andauernd ignoriert zu werden – und nichts ist weniger dazu geeignet, den Sprachgebrauch anzuregen und zu verbessern.

- Bemühen Sie sich dementsprechend, die Kommunikation mit BewohnerInnen, die an einer Globalaphasie leiden, nicht vollständig einzustellen. Trainieren Sie Ihre Fähigkeiten, nonverbal zu kommunizieren, und übernehmen Sie beim Sprechen nötigenfalls auch die Rolle der Betroffenen: Was könnten Sie empfinden oder ausdrücken wollen (vgl. Kap. 16)?
- Machen Sie aphasischen Menschen dabei klar, wie sehr Sie auf sie einzugehen wünschen; fordern Sie ein unmittelbares Feed-back zu Ihren Vorschlägen beziehungsweise Formulierungsversuchen.
- Wenn Menschen mit einer Globalaphasie nichts als wiederkehrende Automatismen produzieren, hilft es nicht, sie zu unterbrechen oder abzulenken. In diesem Fall müssen Sie lernen (so schwierig das auch ist), aus der Intonation auf das Gemeinte zu schließen.
- Manchmal verwechseln die Betroffenen (auch gestisch, vgl. Abschnitt 14.5.2) ja und nein oder verwenden immer wieder eine von beiden Varianten, ohne verstanden zu haben, worum es geht. In solchen Fällen können hin und wieder Antwortkärtchen helfen. Oft müssen Sie sich aber auf Ihren Einfallsreichtum und Ihre Intuition verlassen, also zum Beispiel den Trick mit dem Augenzwinkern ausprobieren, um herauszufinden, was die BewohnerInnen denken und wollen.

14.6 Übergreifende Tipps

Kein aphasischer Mensch gleicht hinsichtlich seiner Sprachstörung exakt einem anderen. Darüber kann und darf auch die Einteilung in die vier Aphasiesyndrome nicht hinwegtäuschen. Deshalb ist es ausgesprochen wichtig, immer wieder darauf hinzuweisen, dass pauschale Tipps niemals allen Betroffenen gerecht werden können. Viele Fachleute zögern deshalb damit, überhaupt Tipps zu geben. Ich halte es jedoch für sinnvoller, im Einzelfall einmal eine unpassende Strategie anzuwenden, als die Betroffenen weiterhin aus Unwissenheit und Unsicherheit wie kleine Kinder oder wie Luft zu behandeln. Die im Folgenden aufgelisteten (meist von L. Lutz angeregten) Ratschläge sind dementsprechend nicht als Allheilmittel, sondern als Sprungbrett zur Überwindung der Sprachlosigkeit zu verstehen.

Allgemeines zum Umgang mit aphasischen Menschen

- Obwohl eine Sprachtherapie die größten Aussichten auf Erfolg hat, wenn sie unmittelbar nach dem Schlaganfall begonnen wird, kann sie doch selbst Jahre danach noch eine erhebliche Verbesserung der Kommunikationsfähigkeiten bewirken.

- Bemühen Sie sich deshalb bei therapiewilligen(!) AphasikerInnen, die noch nicht logopädisch betreut wurden, unbedingt darum, dass ihnen von den zuständigen Ärzten eine Sprachtherapie verschrieben wird.
- Weisen Sie Unentschlossene darauf hin, dass eine solche Therapie ihre Sprachfähigkeiten wahrscheinlich deutlich verbessern kann.
- Machen Sie ihnen aber keine falschen Hoffnungen: Der Wunsch, wieder wie vor dem Schlaganfall sprechen zu können, ist verständlich, aber leider meist unrealistisch.
- Vermeiden Sie es, aphasischen Menschen zu viel helfen zu wollen. Die meisten von ihnen sind nicht nur in der Lage, Techniken zu erlernen, die es ihnen erlauben, sich trotz der Lähmung beispielsweise alleine anzuziehen; sie können auch klar denken und eigene Entscheidungen treffen. Fördern Sie also gezielt ihre Selbstständigkeit, und lassen Sie sie bei der Körperpflege oder ähnlichen Verrichtungen so weit wie möglich für sich selbst sorgen.
- Die wenigsten aphasischen Menschen können noch detailliert Auskunft darüber geben, wie sie vor ihrem Schlaganfall gelebt haben. Um einen Zugang zu ihnen zu finden und sich ein besseres Bild von ihnen machen zu können, ist es genau so notwendig wie im Umgang mit demenzkranken Menschen, eine möglichst lückenlose Biografie zu erheben und alle Informationen über sie zu sammeln, die Sie von den Angehörigen in Erfahrung bringen können.
- Wer sich von heute auf morgen mit einem Leben mit Aphasie abfinden muss, neigt einerseits zu frustrierten Wutausbrüchen und andererseits zu großer Niedergeschlagenheit. Situationen, in denen die Sprachprobleme offensichtlich werden könnten, werden nach Möglichkeit gemieden – und damit meist auch der Umgang mit anderen Menschen. Indem Sie sich den Betroffenen bewusst freundlich zuwenden und ihnen Wertschätzung, Interesse und Respekt signalisieren, können Sie nicht nur dazu beitragen, dass sie sich nicht ständig auf ihrem Zimmer verkriechen. Sie vermindern damit auch das Vorkommen von Aggressionen und Depressionen.
- Jede Anregung zu gemeinschaftlichen Aktivitäten und jede Erfahrung, dass soziale Kontakte trotz Sprachbehinderung möglich und wertvoll sind, kann helfen, die Isolation von aphasischen Menschen zu überwinden.

Zum respektvollen Umgang mit aphasischen Menschen

- Das Schlimmste an ihrer Erkrankung ist für viele aphasische Menschen nicht die körperliche Behinderung, sondern die Tatsache, dass sie auf Grund der Sprachschwierigkeiten von heute auf morgen zu einer nicht mehr für voll genommenen «Unperson» werden: Sie müssen erleben, dass ihre Umgebung sie meidet, ignoriert oder für verrückt hält. Deshalb ist die wichtigste Regel für den respektvollen Umgang mit Betroffenen, sie nicht zu bevormunden und sie keinesfalls wie Kinder, sondern wie Erwachsene zu behandeln. Das bedeutet, dass man besser nicht in der Babysprache mit ihnen sprechen sollte.

- Ebenso verbietet es sich, ihnen «Quizfragen» mit vorprogrammierter Antwort zu stellen: Fragen Sie die Betroffenen niemals, wo sie sich befinden und was für ein Tag gerade ist. Aphasische Menschen sind nicht desorientiert oder dement, sondern sprachbehindert, und sie sind sehr sensibel für Kränkungen dieser Art.
- Vermeiden Sie es unbedingt, eine schlaganfallbedingte Apraxie mit Verwirrtheit zu verwechseln und den Betroffenen damit das Gefühl zu geben, Sie hielten sie für geistesgestört.
- Haben und zeigen Sie Verständnis für Frustration, Mutlosigkeit und Aggressionen.
- Bemühen Sie sich gleichermaßen, den auf den Betroffenen lastenden Druck und Stress so gering wie möglich zu halten. Das bedeutet auch, sie nicht zu sozialen Kontakten mit MitbewohnerInnen zu zwingen, sondern sie bestenfalls immer wieder zur Teilnahme an gemeinsamen Aktivitäten einzuladen.
- Auch für den Umgang mit aphasischen Menschen gilt: Reden Sie nicht *über* sie, sondern *mit* ihnen. Andernfalls besteht die große Gefahr, dass sie sich selbst aufgeben, passiv und gleichgültig werden – und jeden Willen verlieren, an ihrer Kommunikationsfähigkeit zu arbeiten.
- Hin und wieder mag es nötig sein, für einen aphasischen Menschen zu sprechen. Ignorieren Sie ihn in einem solchen Fall nicht, sondern beziehen Sie ihn in Ihre Äußerung mit ein. Nur so können Sie das Gefühl vermeiden, dass über ihn entschieden wird wie über ein Stück Holz. Sagen Sie also beispielsweise nicht *Er braucht noch ein Rezept*, sondern *Herr Meier, Sie wollten doch noch ein Rezept bei der Frau Doktor bestellen.*
- Wichtig ist auch, nicht einfach die Gesprächsbemühungen einzustellen und die BewohnerInnen zu ignorieren, nur weil die Verständigung mit ihnen mühsam und zeitraubend sein kann. Sprechen Sie aphasische Menschen immer wieder gezielt an und lassen Sie sie wie andere Erwachsene auch für sich selbst antworten.

Was man über die kommunikativen Probleme von aphasischen Menschen wissen sollte

- Einerseits verstehen viele Betroffene wesentlich mehr, als sie selbst sagen können. Pflegende sollten sich allerdings darauf einstellen, dass es hierbei große Schwankungen gibt und aphasische Menschen (ohne äußerlich erkennbaren Grund) mal besser und mal schlechter verstehen.
- Andererseits täuschen aber auch viele das Verstehen von Gesagtem nur vor. Zudem müssen Sie sich der Tatsache bewusst sein, dass aphasische Menschen sich öfter «verhören» als andere. Manchmal glauben sie also nur, etwas verstanden zu haben. Aus diesen Gründen empfiehlt es sich besonders für das

Sprechen über wichtige Themen, möglichst unauffällig zu überprüfen, ob Ihre Botschaft richtig angekommen ist.

- Machen Sie sich bewusst, dass aphasische Menschen Inhaltswörter immer besser verstehen als Funktionswörter, Substantive besser als Verben, häufig gebrauchte besser als seltene oder fremdsprachliche, betonte besser als unbetonte, und konkrete besser als abstrakte.
- Weil Aufforderungen wie z. B. «Drehen Sie sich um» in der Regel aus schwerer verständlichen Verben, Pronomen und Präpositionen bestehen, werden sie von aphasischen Menschen oft nicht verstanden. Wenn sie also nicht oder nicht angemessen auf Ihre Aufforderungen reagieren, liegt das meist nicht an der mangelnden Kooperativität. Probieren Sie in diesem Fall aus, ob die einfache Grundform des Verbs (z. B. «umdrehen») besser geeignet ist, um ihnen klar zu machen, was von ihnen erwartet wird.
- Es ist auch wichtig zu wissen, dass sie Wortspiele und Witze oft nicht verstehen. Das liegt aber nicht am fehlenden Humor, sondern an ihren Sprachschwierigkeiten!
- Rechnen Sie auch damit, dass zuweilen *ja* und *nein* und andere Gegensatzpaare (*wie warm/kalt*) verwechselt werden. Überprüfen Sie deshalb möglichst unauffällig durch mehrfaches Nachfragen, ob die Ihnen gegebenen Antworten wirklich so gemeint waren, wie sie von den Betroffenen formuliert wurden.

Was aphasischen Menschen das Kommunizieren erleichtern kann

- Weil jede/r Betroffene selbst am besten weiß, was er/sie als hilfreich empfindet und was ihm/ihr überhaupt nichts bringt, ist es am besten, einfach nachzufragen. Damit schlagen Sie gleich mehrere Fliegen mit einer Klappe: Erstens vergeuden Sie keine Zeit mit einer für alle Beteiligten mühsamen und zuweilen die Betroffenen kränkenden Ausprobiererei, und zweitens stellen Sie damit unter Beweis, dass Sie die Erkrankten als Erwachsene respektieren und ernst nehmen. Sie bezeugen obendrein Ihre Bereitschaft, sich vom «Schema F» zu lösen und individuell auf sie einzugehen.
- Machen Sie sich klar, dass viele Betroffene sich wie Schwerhörige im Zweiergespräch wohler fühlen als in Gruppen. Sie verstehen dann besser, weil sie sich auf ihr Gegenüber einstellen können, weil nicht durcheinander geredet wird, und weil sie dann weniger unter Erfolgsdruck stehen.
- Da aphasische Menschen Nebengeräusche genau so schlecht ausblenden können wie schwerhörige, sollten Sie beim Sprechen mit ihnen unbedingt Radio und Fernseher ausschalten und beispielsweise auch die Tür zum Gang schließen, wenn von dort Geräusche zu hören sind. Je ruhiger die Umgebung ist, desto besser können sie gesprochene Sprache verstehen.
- Ihre Einstellung und Ihr Verhalten den Betroffenen gegenüber können ihr

Verständnis sowohl positiv als auch negativ beeinflussen. Vermitteln Sie ihnen deshalb so weit es möglich ist, dass Sie die nötige Ruhe und Zeit für ein Gespräch haben, und kommunizieren Sie entsprechend. Zeigen Sie den Betroffenen, dass Sie sich um Einfühlung bemühen und verbale Reaktionen abwarten können und wollen.

- Geben Sie ihnen durch verbales Feed-back, das heißt durch so genannte Hörersignale wie *aha*, *mhm*, *ja* zu verstehen, dass Sie an ihren Äußerungen interessiert sind und aufmerksam zuhören, und dass Sie glauben, sie verstanden zu haben. Es ist auch wichtig, immer wieder Blickkontakt herzustellen. Sehen Sie deshalb die Betroffenen beim Sprechen möglichst an.
- Vermeiden Sie abrupte Themenwechsel und machen Sie die betroffenen GesprächspartnerInnen vorab darauf aufmerksam, wenn Sie über etwas anderes reden wollen.
- Sprechen Sie mit normalem Tonfall und eher langsam.
- Es ist hilfreich, wenn Sie kurze, klare und einfache Formulierungen wählen.
- Verwenden Sie – vor allem bei schweren Aphasien – möglichst keine offenen Fragen («Was möchten Sie trinken?») und keine Alternativfragen («Wollen Sie Tee oder Kaffee?»). Wählen Sie stattdessen Fragen, die man mit ja und nein und notfalls einem Nicken oder Kopfschütteln beantworten kann («Möchten Sie Kaffee?»).
- Seien Sie sich der Tatsache bewusst, dass Sie zum Gelingen der Kommunikation entscheidend beitragen können. So können Mitdenken und eine gesteigerte Aufmerksamkeit für Nonverbales außerordentlich hilfreich sein, um den Sinn des von aphasischen Menschen Gesagten zu erfassen.
- Geben Sie nicht schon nach einmaligem Nichtverstehen auf, sondern probieren Sie es möglichst so lange, bis eine Verständigung gelingt.
- Tun Sie vor allem aus falsch verstandener Höflichkeit nicht so, als hätten Sie etwas bereits verstanden; machen Sie den Betroffenen stattdessen deutlich, dass Sie sie unbedingt verstehen wollen. Überprüfen Sie das gegenseitige Verständnis auch durch Nachfragen und indem Sie die Worte der Betroffenen wiederholen.
- Wenn ein aphasischer Mensch etwas nicht versteht, hat es keinen Zweck, eine Äußerung wörtlich zu wiederholen. Formulieren Sie stattdessen Ihre Botschaft um, das heißt, wiederholen Sie sie in einfacheren, anderen Worten. Drücken Sie sie eventuell auch nonverbal, also durch Gesten und Bilder aus.
- Es ist jedoch zu empfehlen, Bildkarten, Schrift und Zeichensprache nur im Ausnahmefall einzusetzen, weil sonst jeder Anreiz zum Sprechen (-lernen) verloren geht.
- Das Wichtigste beim Sprechen mit aphasischen Menschen ist, ihre Fehler zu ignorieren und sie nicht ständig zu verbessern (es sei denn, es wird von ihnen gewünscht): Was zählen sollte, ist der Inhalt und nicht die Form, in der er «verpackt» ist.

Was alles nicht hilft

Lautstärke

- Vermeiden Sie es unbedingt, aphasische Menschen anzuschreien – das ist ebenso wenig hilfreich wie bei Schwerhörigen und schafft obendrein Aggressionen und Erregung. Lautes Sprechen bewirkt nur, dass die Betroffenen stressbedingt noch weniger verstehen als ohnehin schon – also das Gegenteil von dem, was eigentlich damit erreicht werden sollte.

Schreiben

- Es hat auch überhaupt keinen Sinn, aphasische Menschen zum Aufschreiben dessen aufzufordern, was sie nicht sagen können: In den meisten Fällen ist ihre Schreibfähigkeit genau so stark gestört wie ihre Sprechfähigkeit. Solche Aufforderungen führen also nicht zu einer besseren Verständigung, sondern lediglich zu einer Intensivierung der Niedergeschlagenheit der Betroffenen.
- Es ist auch sinnlos, sie etwas abschreiben zu lassen: Dadurch wird die Sprachverwendung nicht wieder gelernt.
- Manchen AphasikerInnen wird allerdings in der Sprachtherapie das Lesen und Schreiben von Buchstaben wieder beigebracht. Viele Rechtshänder tun sich jedoch bei der Umstellung auf die gesunde linke Hand schwer. Es ist deshalb sinnvoll, sie immer wieder zum Üben zu motivieren.

Lesen

- Fordern Sie aphasische Menschen nicht zum lauten Vorlesen auf. Das geht meist genau so wenig wie das Schreiben und frustriert sie nur, weil ihnen der Bezug zwischen Buchstaben und Lauten verloren gegangen ist. Texte in ihrer Muttersprache sind aphasischen Menschen genau so fremd wie etwa russische oder chinesische.

Nachsprechen

- Auch das Nachsprechen hilft ihnen nicht, wieder sprechen zu lernen. Fordern Sie die Betroffenen deshalb nicht zum Nachsprechen korrigierter Äußerungen auf, das frustriert sie nur.
- Außerdem bedeutet die Fähigkeit, etwas nachsprechen zu können, nicht unbedingt, dass die Betroffenen verstehen, was sie sagen.

Wie Sie zum Kommunizieren anregen können

- Weil die Betroffenen meist schnell ermüden und sie das Sprechen sehr anstrengt, sollten Sie ihnen regelmäßige, aber nicht zu lange Gelegenheiten zum Kommunizieren anbieten.
- So wichtig das Üben für aphasische Menschen auch ist: Man sollte sie keinesfalls zum Sprechen zwingen. Sie können sie aber vielleicht zu eigenen kommu-

nikativen Anläufen motivieren, indem Sie (nach einer sorgfältigen Durchsicht der jeweiligen Biografie) Themen ansprechen, die die Betroffenen interessieren.
- Regelmäßige Treffen mit anderen Betroffenen können auch bewirken, dass sie sich wieder trauen, Kommunikationsversuche zu unternehmen.
- Obwohl auch AphasikerInnen den Umgang mit anderen AphasikerInnen erst lernen müssen, weil sie deren unverständliche Äußerungen zunächst genauso seltsam finden wie NichtaphasikerInnen, ist das Zusammensein mit Schicksalsgenossinnen doch förderlich.
- Zum einen können aphasische Menschen dabei feststellen, dass andere teilweise sogar schlimmer betroffen sind als sie selbst, und zum anderen erfahren sie die Gruppe als geschützten Raum, in dem sie als sprachlich, aber nicht geistig behinderte Erwachsene ernst genommen werden: Niemand lacht über sie oder ist peinlich berührt.
- Die meisten aphasischen Menschen sehen in ihrer Verzweiflung nur die Probleme, die sie beim Kommunizieren haben. Sie können Verbesserungen ihrer Leistungen selbst nicht oder kaum feststellen. Es ist deshalb wichtig, ihre Kommunikationsversuche (nicht übertrieben) zu loben und sie auf jeden Fortschritt aufmerksam zu machen. Nur wer merkt, dass Verständigung trotz fehlerhafter Grammatik und trotz fehlender Worte möglich ist, gewinnt irgendwann das Selbstvertrauen, von sich aus mit anderen kommunizieren zu wollen.
- Viele aphasische Menschen können zum Erstaunen ihrer Umwelt trotz schwer gestörter Spontansprache noch singen, also Liedertexte ohne Stocken und Nachdenken wiedergeben. Manche können auch Sprichwörter oder einzelne Redewendungen flüssig äußern. Das liegt daran, dass die ganzheitliche Verarbeitung und Speicherung von Formen und Gefühlen, aber auch von Rhythmus und Musik von der intakten, das heißt durch den Schlaganfall nicht beeinträchtigten rechten Hirnseite geleistet wird. Deshalb ist es unbedingt ratsam, musikbegeisterte AphasikerInnen zum Singen zu animieren: Es tut ihnen nicht nur gut, überhaupt eine sprachliche Leistung nahezu fehlerfrei vollbringen zu können; sie (und damit ihre Mitmenschen) merken auch, dass nicht Worte und alles Weltwissen verloren gegangen sind, sondern «nur» der Zugriff darauf unterbrochen ist.

Pflege und Kommunikation

- In nahezu jeder pflegerischen Situation können Sie durch Ansprache die Kommunikationsfähigkeit von aphasischen Menschen trainieren und ihnen noch dazu das Gefühl geben, als Individuum wahrgenommen zu werden.
- Seien Sie sich aber der Tatsache bewusst, dass sie wie Parkinson-Kranke nicht gut mehrere Dinge gleichzeitig tun können. Vermeiden Sie es also unbedingt, sie gleichzeitig zur Mithilfe aufzufordern und ein Gespräch mit ihnen über ein völlig anderes Thema anzufangen.

- Besonders in den anfänglichen Phasen, in denen die Betroffenen so gut wie überhaupt kein Sprachverständnis zu haben scheinen, sollten Sie sie nicht mit irgendwelchen Handlungen überrumpeln, sondern geplantes Geschehen notfalls mit Gestik und Bildern ankündigen.
- Im Falle des Neglect-Syndroms können Sie durch Ihre Sprechweise dazu beitragen, dass die Betroffenen lernen, die gelähmte Körperseite wieder wahrzunehmen. Verbinden Sie dazu beide Körperhälften verbal miteinander *(Das is Ihr linkes Bein.; Frau L. ich lege jetz den rechten Arm auf das Kissen, ne? Hier den Arm, ne? Den leg ich Ihnen hier auf des Kissen.)*. Es empfiehlt sich, sie von der nichtgelähmten Seite her anzusprechen.

Weiterführende Literatur

Hartwanger, A.: Auf einen Schlag. Altenpflege (1998) 6: 22–26.

Helmbold, A.; Fuest, K.; Riemann, M.; Tacke, D.: Aphasie: Der mühsame Weg zurück ins eigene Leben. Pflege (1998) 11: 268–274.

Lutz, L.: Umgang mit Aphasikern. Die Schwester/Der Pfleger (1989) 1: 49–53.

Lutz, L.: Das Schweigen verstehen. 3. Auflage. Springer, Berlin 2004.

Parr, S.: Leben mit dem Sprachverlust. Ullstein Medical, Wiesbaden 1999.

Schnelle, P.: Zurück zur Sprache, zurück ins Leben: Bilder zur Kommunikation und Sprachtherapie bei Aphasie. Urban & Fischer, München 2001.

Steeger, G.: Verwirrtheitszustände beim Schlaganfallpatienten. Die Schwester/Der Pfleger (1997) 2: 127–133.

Tacke, D.: «Du steuerst nicht mehr!» Aphasische Patienten. Die Schwester/Der Pfleger (2007) 12: 1134–1140.

Taylor, M. L.: Mit Aphasikern leben. 2. Auflage. Ernst Reinhard Verlag, München 1987.

Weißgärber, E.: Leben mit Aphasie. Ed. Marhold im Wissenschaftsverlag Volker Spieß, Berlin 1999.

Erfahrungsberichte Betroffener

Baursch, E.: Die Blitze des Zeus. 3. Auflage. Buchverlag Andrea Schmitz, Egestorf 2009.

Clahsen, H.: Mir fehlen die Worte… . Mabuse-Verlag, Frankfurt/Main 2003.

Grefe, U.: 3 + 4 = 8. Vergraben und verschüttet sind meine Worte! 4. Auflage. Steiner-Verlag, Leverkusen 2004.

McCrum, R.: Mein Jahr draußen. Btb, München 2000.

Mickeleit, B.: Ein Aphasiker erlebt seine Rehabilitation. 4. Auflage. Reha-Verlag GmbH, Remagen 2002.

Taylor, J. B.: Mit einem Schlag. Wie eine Hirnforscherin durch ihren Schlaganfall neue Dimensionen des Bewusstseins entdeckt. Droemer/Knaur, München 2008.

Tropp Erblad, I.: Katze fängt mit S an. Fischer Taschenbuch Verlag, Frankfurt am Main 2008.

Internetadressen

http://www.aphasiehomepage.de/
http://www.aphasie.org
http://www.aphasiker.de

Lehrvideo

«Für uns ist Reden Gold». Zu beziehen über den Bundesverband Aphasie, Wenzelstraße 19, 97084 Würzburg

15. Kommunikation mit demenzkranken Menschen

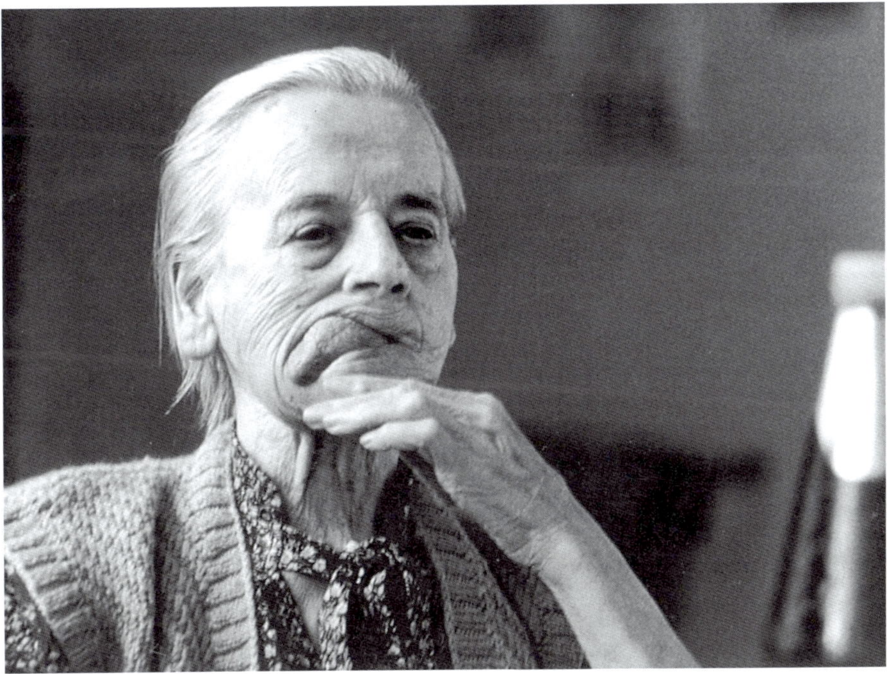

Abbildung 15-1: Demenz verändert die Persönlichkeit und die Verhaltensweisen der Betroffenen. (Foto: Lubomir Tükör)

> *«Die Erinnerung ist das einzige Paradies, aus dem wir nicht vertrieben werden können.»* Jean Paul

Jean Pauls Feststellung trifft leider nicht auf demenzkranke Menschen zu: Den Betroffenen geht mit ihrem Erinnerungsvermögen auch ein wichtiger Teil ihrer Identität verloren. Im Folgenden werden sich an eine kurze Darstellung der Erkrankung (Abschnitt 15.1) und deren Folgen für die Kommunikationsfähigkeit (Abschnitt 15.2) wieder ein Abschnitt mit beispielhaften Gesprächsausschnitten (Abschnitt 15.3) und ein Abschnitt mit Tipps zur effektiven Kommunikation mit Betroffenen anschließen (Abschnitt 15.4).

15.1 Krankheitsbild

Bei der Demenz handelt es sich um den fortschreitenden, jedoch in unterschiedlicher Geschwindigkeit vonstatten gehenden Verlust aller intellektuellen Fähigkeiten. Die Ausprägungen sind individuell sehr verschieden: Je nach Charakter und je nach Verhalten des sozialen Umfelds fallen bestimmte Veränderungen mehr oder weniger deutlich auf.

Grundsätzlich muss man mindestens zwei Haupttypen unterscheiden. Am häufigsten (50 bis 60 %) kommt die schleichend und kaum merklich einsetzende Alzheimer-Demenz vor. Sie beruht auf einem allmählichen und unumkehrbaren Abbau von Nervenzellen und -aktivität. Der zweithäufigste Typ ist die von heute auf morgen, also plötzlich auftretende vaskuläre oder Multiinfarktdemenz (rund 20 %). Sie wird durch eine Reihe kleinerer, kaum merklicher Schlaganfälle ausgelöst und geht mit dem Absterben der dadurch unterversorgten Hirnbereiche einher. Es treten jedoch auch Mischtypen auf, die Elemente beider Formen in sich vereinen.

Das auffälligste Symptom der Demenz ist, dass das Kurzzeitgedächtnis rapide abbaut, während das Langzeitgedächtnis meist noch längere Zeit intakt bleibt. Das bedeutet, dass die Betroffenen anfangs Dinge verlegen oder Termine vergessen; sie können sich zunehmend nicht mehr daran erinnern, was sie noch vor wenigen Minuten gesagt oder getan haben. Erst entfallen ihnen Namen und persönlich wichtige Daten wie Geburts- oder Hochzeitstage. Später werden oft nicht einmal mehr nahe Verwandte wieder erkannt. Mit dem Nachlassen des Erinnerungsvermögens geht auch eine zunehmende Desorientierung hinsichtlich des Ortes, der Situation und der eigenen Person einher. Das kann dazu führen, dass den Betroffenen selbst die Wohnung fremd erscheint, in der sie 30 Jahre gelebt haben, und dass sie sich irgendwann nicht mehr im Spiegel erkennen.

Dem Gedächtnisverlust folgen im Laufe der Zeit eine Reihe anderer Denkstörungen: Die Denkweise demenzkranker Menschen wird immer langsamer und umständlicher. Entsprechend haben sie immer größere Probleme, selbst mit einfachen Tätigkeiten wie dem Gesichtwaschen anzufangen. Sie verlieren neben der Fähigkeit, abstrakt und logisch zu denken (z. B. zu rechnen) auch ihr Urteilsvermögen. So können sie sich beispielsweise nicht mehr in andere Personen und deren Perspektive versetzen. Auch können sie sich immer weniger gut auf eine Sache konzentrieren. Das Zeitgefühl geht ihnen vollkommen verloren. Obwohl sie in der Regel ihr Bestes geben und stets versuchen, den Anforderungen ihrer Umwelt gerecht zu werden, gelingt es ihnen doch immer seltener.

Ähnlich wie viele SchlaganfallpatientInnen verlernen auch demenzkranke Menschen nicht nur den Gebrauch vieler Alltagsgegenstände (Apraxie), sondern auch gezielte Muskelbewegungen. Das führt nicht selten dazu, dass die Betroffenen in späteren Krankheitsstadien zunächst auf einen Rollstuhl angewiesen sind und später bettlägerig werden.

Viele demenziell erkrankte Menschen landen früher oder später in Pflegeheimen, weil ihre Angehörigen nicht mehr in der Lage sind, mit Folgeproblemen wie beispielsweise lautem Schreien, ständigen Wiederholungen und Diebstahlsbezichtigungen, dem Nachlaufen auf Schritt und Tritt oder gar dem Essen von und Schmieren mit Kot fertig zu werden.

Teils sind sie hyperaktiv und laufen (vor allem nachts) ständig umher, teils sind sie vollkommen apathisch. Für das Herumlaufen gibt es mehrere mögliche Erklärungen. Einerseits kann es ein Symbol für die Suche nach all dem sein, was demenzkranke Menschen durch ihre Erkrankung an Erinnerung und Identität verloren haben. Weil sie vor allem durch ihre Interessen und Rollenerfahrungen im frühen Erwachsenenalter geprägt sind, wollen viele demente Frauen (die ja meist die Rolle der Versorgerin für Mann und Kinder innehatten) beispielsweise immer «nach Hause»; Männer werden hingegen eher von der Vorstellung angetrieben, zur Arbeit gehen zu müssen. Andererseits kann das Herumlaufen aber auch ein Zeichen von Langeweile und Bewegungsmangel sein.

Neben dem Geist verfällt auch der Körper. Der Gang von Menschen mit Demenz wird dem von Parkinson-Kranken immer ähnlicher: Sie gehen gebeugt und schlurfend. Zuweilen kommt es auch zu Gleichgewichtsstörungen.

Bei einigen ergeben sich Störungen des Geruchs- und Geschmackssinns, Blickstörungen (Probleme mit der Hell-Dunkel-Anpassung, mit dem räumlichen Sehen und der Farbwahrnehmung) und Gesichtsfeldausfälle. Einige bekommen Schluckbeschwerden. Bei den meisten ist zu beobachten, dass sie immer weniger in der Lage sind, Blase und Darm zu kontrollieren; sie werden inkontinent. Im Endstadium sind oft monotone Schaukelbewegungen und primitive Saug- und Greifreflexe zu beobachten.

Es ist ausgesprochen typisch für Alzheimer-PatientInnen, dass ihnen die meisten Dinge morgens am besten gelingen, ihre Leistungen im Verlauf des Tages sowie unter Stress (z. B. bei Leistungsdruck unter Beobachtung) aber immer schlechter werden.

In psychischer Hinsicht fällt auf, dass es bei manchen demenzkranken Menschen zu Persönlichkeitsveränderungen, bei anderen auch zu einer gewissen Enthemmung kommt. So können sie ihre Gefühle und ihre Reaktionen auf Situationen und Erlebnisse (z. B. Ärger) immer weniger kontrollieren (Affektinkontinenz). Viele beginnen beispielsweise unvermittelt und aus für Außenstehende nicht nachvollziehbaren Gründen, lauthals zu lachen oder heftig zu weinen; bei anderen sind plötzliche Aggressionsausbrüche zu beobachten – vor allem in Situationen, in denen ihnen ihr Versagen bewusst wird oder andere sie mit ihren Denk- oder Erinnerungsfehlern konfrontieren (z. B. *Sie wohnen doch jetzt hier, und Ihre Mutter ist schon lange tot!*). Manche Betroffene leiden auch unter Halluzinationen.

Mit dem Fortschreiten der Krankheit werden auch Gesten der Zu- und Abneigung immer unmittelbarer. Demenzkranke Menschen verstecken ihre Gefühle immer weniger hinter Konventionen und Höflichkeitsgeboten. Sie sagen es deutlich, wenn sie jemanden oder etwas (nicht) mögen.

Verständlicherweise macht es den Betroffenen große Angst, immer weniger in der Lage zu sein, die Welt zu begreifen; sie fühlen sich entwurzelt, verloren, hilflos. Vielfach werden Demenzen daher auch von Depressionen begleitet. Entsprechend haben an einer Demenz leidende Menschen ein enormes Bedürfnis nach Sicherheit und Geborgenheit.

Weil Neues sie ängstigt, Vertrautes aber Sicherheit vermittelt, langweilen Wiederholungen (von Worten, Tätigkeiten oder Aufgaben) demenzkranke Menschen nicht; sie machen ihnen im Gegenteil Spaß. Das tägliche Erledigen von Aufgaben (z. B. Tischdecken), die sie noch bewältigen können, stärkt ihr Selbstbewusstsein.

Menschen mit Demenz sind immer weniger mit dem Verstand und immer ausschließlicher nur noch emotional zu erreichen. Anders als die Sprache bleiben ihnen nämlich die Gefühle, auch die sensorischen Grundgefühle, lange erhalten. Ebenso ist es mit der Freude an Musik und mit dem Sinn für Rhythmik. Allerdings kann es schnell zu einer für die Betroffenen nicht mehr verarbeitbaren Reizüberflutung kommen. Größere Menschenmengen, Lärm und Überforderung regen sie auf und machen sie nicht selten aggressiv.

15.2 Sprachlich-kommunikative Probleme

Von dem allgemeinen Abbau und der Verlangsamung sind neben dem Lesen und Schreiben auch die verbalen Sprachfähigkeiten demenzkranker Menschen erheblich betroffen. Ihre wachsende Unfähigkeit, sich verständlich auszudrücken und Sprache zu verstehen, isoliert sie zunehmend von anderen Menschen. Man geht heute davon aus, dass die Betroffenen ihr linguistisches und konzeptuelles Wissen nicht verloren haben, sondern vielmehr auf Grund ihrer Gedächtnisschwäche immer weniger dazu in der Lage sind, Informationen abzurufen, sie zu bearbeiten oder sie sich zu merken.

Sehr auffällig ist, dass sie wie an einer amnestischen Aphasie leidende Menschen Wortfindungsstörungen haben. Das bedeutet, dass sie häufig mehr oder weniger bedeutungsähnliche (*Buch* statt *Zeitung*; *Nägel* statt *Knöpfe*; *Nase* statt *Taschentuch*) und inhaltsleere Ersatzwörter (*Mir tat der * Dings so weh*) verwenden.

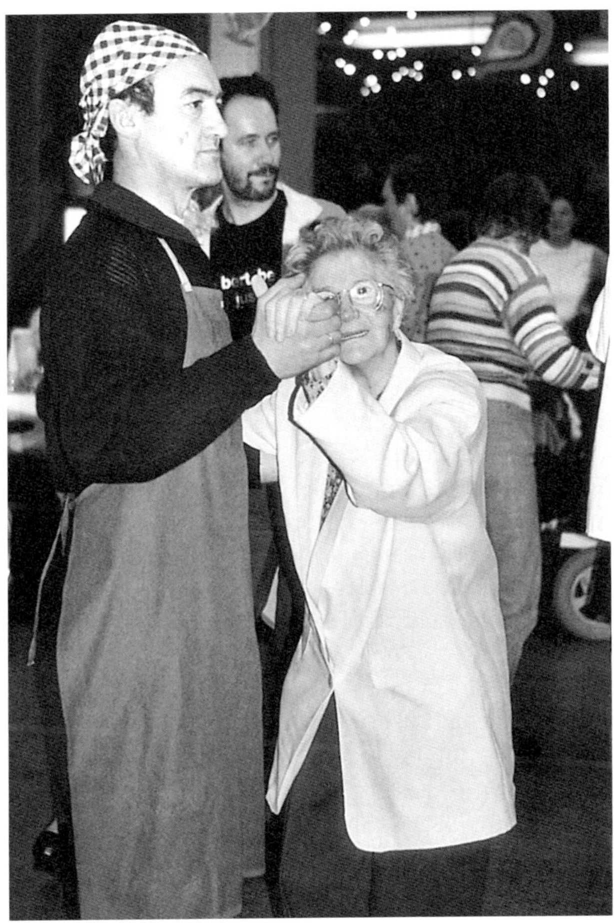

Abbildung 15-2: Viele demente Menschen haben noch Freude am Tanzen. (Foto: Remigiucz Borda, Friedehorst)

Anfangs gelingt es ihnen (wie auch aphasischen Menschen) teilweise, ihre Schwierigkeiten durch den Gebrauch von Redefloskeln, die in viele Gesprächszusammenhänge passen, zu verschleiern. Der Unterschied ist allerdings, dass sich bei Menschen mit amnestischer Aphasie die Störungen meist bessern, während sie bei demenzkranken Menschen immer gravierender werden. Je weiter die Krankheit fortgeschritten ist, desto eher verdrängen bei ihnen Klangassoziationen die Assoziationen aus dem Bedeutungszusammenhang (*strafen* statt *schlafen*, *eingesteift* statt *eingeseift*; *Strumpf* statt *Trumpf*: Vermischung von «in Heidelberg hab ich mein Herz verloren» mit «Herz ist Trumpf»: *In Heidelberg hab ich mein Strumpf verlorn*; *einiges verdient* statt *eingeschenkt*: *Du hast noch nicht mal meinen Kaffee einiges verdient!*), und desto weniger kann man aus dem Gesprächszusammenhang auf das von ihnen Gemeinte schließen.

Im fortgeschrittenen Krankheitsstadium fallen ab und zu auch grammatische Fehler auf, zum Beispiel werden Verben falsch gebildet *(du fallstest* statt *du fällst)*, falsche Verbformen gewählt *(das is zwei* statt *das sind zwei)* oder Adjektive statt Substantive verwendet *(ich bin Glück; ach du bist doch Gold!)*.

Auf Grund dieser Schwierigkeiten wirken die Äußerungen von demenzkranken Menschen zunehmend inhaltsleer. Es wird immer seltener deutlich, wer angesprochen ist und über was geredet wird. Zudem werden immer häufiger Wörter, Äußerungen und Ideen endlos wiederholt. Auch kommt es zu immer mehr Abschweifungen vom eigentlichen Thema.

Die Sätze von Menschen mit Demenz werden im Laufe der Krankheit unvollständiger und kürzer. Ihr Fehlerbewusstsein nimmt immer mehr ab. Am Ende beachten sie (anders als aphasische Menschen) die Regeln, nach denen Unterhaltungen üblicherweise ablaufen, überhaupt nicht mehr: Sie fallen anderen ins Wort, beziehen sich in keiner Weise auf vorher Gesagtes, geben keine Hörersignale etc.

Menschen mit Demenz leiden jedoch nicht nur unter Störungen in der Sprachproduktion – sie haben auch wachsende Verständnisprobleme: Ähnlich wie Parkinson-kranke und aphasische Menschen brauchen sie sehr viel mehr Zeit, um Gesprochenes zu verstehen und darauf zu reagieren. Wegen der Probleme mit dem Kurzzeitgedächtnis wird meist nur auf die letzten Worte einer Äußerung reagiert und vieles missverstanden.

Fragen werden irgendwann nur noch am Intonationsmuster, nämlich am Steigen des Tones am Satzende erkannt, ohne dass sie inhaltlich verstanden würden. Auf Entscheidungsfragen wird deshalb immer zufälliger, am Ende meist mit nein geantwortet.

Längere oder kompliziertere Äußerungen verstehen demenzkranke Menschen irgendwann nicht mehr. Auch mit den verschiedenen Arten von Doppeldeutigkeiten haben sie zunehmend Probleme. Das trifft beispielsweise auf bildliches und abstraktes Sprechen, auf Ironie sowie auf Witze zu, die auf einem Sprachspiel beruhen. Der Grund dafür ist, dass die Betroffenen mehr und mehr dazu neigen, Sprache wörtlich zu nehmen: So kann es passieren, dass sie nach Süßigkeiten verlangen, wenn man ihnen mit den Worten *Träumen Sie was Süßes!* eine gute Nacht wünscht. Dieses Phänomen nennt man Konkretismus.

Unklar ist jedoch, inwiefern die Betroffenen dazu in der Lage sind, Redensarten und Sprichwörter zu verstehen: Einige Wissenschaftler behaupten, sie seien auf Grund des krankheitstypischen Wörtlichnehmens des Gesagten nicht dazu in der Lage, die Bedeutung zu erschließen, andere verfechten das Gegenteil. Viele Praktiker gehen jedoch davon aus, dass solche Redewendungen zumindest relativ lange erinnert, wenn nicht gar verstanden werden.

Das Unvermögen, Unterhaltungen zu folgen, wächst. Die Verständnisprobleme bewirken natürlich auch, dass zum einen das von Demenzkranken Gesagte immer seltener einen thematisch sinnvollen Bezug zu vorherigen Äußerungen aufweist, und sie sich zum anderen immer weniger aktiv an Gesprächen beteiligen. Das Verstehen und Sprechen fällt ihnen umso schwerer, je mehr Menschen an einer Unterhaltung beteiligt sind.

Irgendwann verstehen die Betroffenen nur noch die gefühlsmäßigen Botschaften, die in jeder Äußerung mitschwingen und nonverbal, also körpersprachlich transportiert werden: ob man also ruhig oder gestresst ist, ob man freundlich oder ärgerlich gestimmt ist etc. Deshalb sind demenzkranke Menschen zunehmend darauf angewiesen, dass Pflegende ihre Äußerungen durch sprachbegleitende Gestik und Mimik ergänzen und dass sie ihnen konkret vormachen, wozu sie aufgefordert werden.

In der letzten Phase der Krankheit wird verbale Kommunikation unmöglich. Die Betroffenen verstummen entweder oder produzieren nur noch unsinnige Wortketten.

Auch im Bereich der nonverbalen Kommunikation kommt es zu einer Reihe von Änderungen: Aber obwohl Menschen mit Demenz Experten für die Deutung körpersprachlicher Signale werden, verlieren sie die Fähigkeit, eindeutige nonverbale Signale zu senden. Die Vielfalt der Mimik nimmt beispielsweise ab, das Gesicht wird bei vielen Betroffenen ausdruckslos und starr. Deshalb können negative Gefühlszustände wie Angst, Ärger oder Überforderung nicht nur von Pflegenden im hektischen, zeitarmen Pflegealltag, sondern auch von Angehörigen weniger gut voneinander unterschieden werden. Blickkontakt nehmen sie immer seltener auf. Ihre Stimme wird in vielen Fällen monotoner, zum Teil auch leiser. Hinsichtlich der Gestik ist zu beobachten, dass konventionelle beziehungsweise verstehbare Gesten immer weniger werden, während zwanghafte Gesten (beispielsweise Zerknüllen und Glattstreichen einer Serviette; Aufknöpfen der eigenen Kleidung; Klopfen, Wischbewegungen) immer häufiger vorkommen.

15.3 Beispiele

Ein erstes Beispiel zeigt die zeitliche Desorientierung vieler demenzkranker Menschen. Sicher nicht zuletzt, weil es draußen noch dunkel ist, glaubt die soeben geweckte Bewohnerin, es sei Abend: Schon nach fünf Minuten hat sie das Aufstehen vergessen. Das sieht man daran, dass sie den Wunsch äußert, bald ins Bett zu gehen (Z. 06):

Beispiel 102

01 B: Wie spät is es denn?
02 P: Was?

03 B: Wie spät?
04 P: Halb acht. *
05 B: **Dann müssen wir bald ins Bett gehen.**
06 P: Ins Bett? Sie sind doch eben aufgestanden.
07 B: Mhm.
08 Halb acht.
09 P: LACHT Es is aber morgens.
10 B: Ja?
11 P: #Ja.# LACHEND

Sicher wäre es für das Selbstwertgefühl der alten Dame besser gewesen, wenn die Pflegende sich das Lachen über ihren Irrtum verkniffen hätte.

Beispiel 103 illustriert, wie taktvoll eine Pflegende auf die Ausrede einer dementen Bewohnerin für ihre Fehlleistungen eingeht. Die erklärt sich nämlich ihre körperlichen und geistigen Ausfälle mit der Schwäche ihrer Beine:

Beispiel 103

01 B: Ich weiß auch nich was mit mir los is.
02 Das kann doch nicht alles an den Beinen hängen.
03 P: An/ Wo liegt das dran?
04 B: Ach am Bein.
05 P: Am Bein? **Vielleicht liegt's en bisschen mit am Alter.** ** LACHT
06 B: #Also das wäre/# ENTRÜSTET
07 Ich bin so jung so frisch.
08 Das wissen Sie nur gar nich wie jung dass ich bin.
09 P: Nee. LACHT
10 Aber ich schieb das bei mir immer aufs Alter.

Auf die Besorgnis der Bewohnerin, dass hinter ihren Problemen mehr stecken könnte (Z. 02), reagiert die Pflegerin beschwichtigend: Sie erklärt das Nachlassen der Kräfte als altersbedingt (Z. 05). Damit spielt sie die Schwierigkeiten als normale Alterserscheinungen herunter. An den nachfolgenden Äußerungen der alten Dame ist jedoch zu sehen, dass diese zeitlich und in Bezug auf die eigene Person desorientiert ist: Sie glaubt, noch eine junge Frau zu sein (Z. 07). Deshalb trösten die Worte der Pflegenden sie nicht, sondern empören sie: Sie fühlt sich beleidigt. Um sie nicht weiter aufzuregen, verzichtet die Pflegerin darauf, sie mit der Realität zu konfrontieren. Stattdessen behauptet sie, auch ihre eigenen Wehwehchen aufs Alter zu schieben (Z. 10). Damit gibt sie der Bewohnerin indirekt zu verstehen, dass sie sie nicht als «Alte» abklassifizieren wollte.

Beispiel 104 führt ein Verhalten vor, das bei vielen Pflegepersonen zu beobachten ist: Sie stellen dementen BewohnerInnen in der guten Absicht, mit ihnen ein persönlicheres Gespräch zu führen, biografische Fragen zu ihrem Leben. Dabei erkundigen sie sich beispielsweise nach ihrem Alter, ihrem Familienstand oder der Zahl ihrer Kinder. Wie auch in diesem Fall führt das aber nicht selten dazu, dass die BewohnerInnen verstummen, frustriert sind oder ärgerlich werden, weil sie auf Grund ihrer Gedächtnisdefizite keine Antworten geben können:

Beispiel 104

01 P: Wann sind Sie geborn?
02 B: Fünf.
03 P: Fünf. Und wie alt sind Sie? ***
04 B: ZIEHT MEHRMALS NASE HOCH
05 P: LACHT? Ich weiß wie alt Sie sind. *
06 Fümmenneunzich, nech? *
07 B: Kann sein.
08 P: #Kann sein.# GEHT IN LACHEN ÜBER *
09 Nee das stimmt.

In diesem Ausschnitt geht es, angeregt durch das Betrachten von Fotos, um das Alter der Bewohnerin. Ihr Geburtsjahr kann sie wie aus der Pistole geschossen nennen (Z. 02). Auf Grund ihrer zeitlichen Desorientierung ist sie jedoch nicht in der Lage, ihr jetziges Alter anzugeben: Ratlos schweigt sie (Z. 04). Die Pflegerin reagiert darauf, indem sie ihr mitteilt, dass sie das Alter der alten Dame kenne (Z. 05). Damit verrät sie nicht nur, dass ihre Frage (wie bei Lehrern) nicht ernst gemeint war und nur dazu diente, die Bewohnerin zu testen. Sie scheint ihr auch (wenngleich unbewusst) ihr Versagen unter die Nase zu reiben. Dieser Eindruck verstärkt sich noch dadurch, dass sie im Folgenden, nachdem die Bewohnerin eingeräumt hat, dass das möglich sei (Z. 07), lachend auf der Richtigkeit ihres Wissens beharrt (Z. 09). Ihr Lachen muss der demenzkranken Bewohnerin hämisch erscheinen und sie frustrieren.

Denkanstoß

Hand aufs Herz – haben Sie nicht auch schon einmal – wenn auch mit den besten Absichten – so ähnlich mit demenzkranken Menschen über Details aus ihrem Leben gesprochen?

Ich denke, Unterhaltungen wie diese sollte man unter allen Umständen vermeiden, um das ohnehin kaum noch vorhandene Selbstbewusstsein der Betroffenen nicht noch mehr zu schwächen. Besser ist es, Informationen über biografisch bedeutsame Ereignisse und zum Beispiel Besucher der letzten Tage immer wieder nebenher in das Gespräch einfließen zu lassen (*Ihre Tochter war heute da, nech? ** Heut Nammittach. Ganz lange war die da.*), statt die Betroffenen damit zu beschämen, dass sie sich nicht daran erinnern können.

Dies geschieht in Beispiel 105. Während sie einen Bewohner ins Bad führt, erinnert eine Pflegerin ihn ganz natürlich und ohne ihn zu demütigen an den Besuch vom Vortag. Dadurch gibt sie ihm die Möglichkeit, die Freude darüber noch einmal zu erleben:

Beispiel 105

01 B:	Weiß ich gar nich mehr.
02 P:	Doch. Diese Dame. Wie heißt die noch?
03	Die hier immer kommt.
04 B:	Ach so. Ja ja.
05 P:	Ja. Die hat aber wieder was Feines vorgelesen.
06	Ich hab das gehört.
07 B:	Mhm.
08 P:	Richtich was Lustiges, nech?
09 B:	Ja?
10 P:	Jaha! Ich hab Sie nämlich lachen hören.
11 B:	Ja?
12 P:	Mhm.

Auch dieser Bewohner kann sich nicht an das von der Pflegenden Berichtete erinnern. Auf Grund ihrer unbefangenen Sprechweise und sicher auch, weil sie nicht auf der Beantwortung ihrer Frage nach dem Namen der Besucherin beharrt, scheint ihn das aber nicht (sehr) zu bedrücken. Interessiert nimmt er jedes Detail zur Kenntnis, das sie ihm präsentiert. So erfährt er, dass ihm die lustige Geschichte, die seine Besucherin ihm vorgelesen hat, große Freude gemacht haben muss: Schließlich hat die Pflegerin ihn laut lachen hören. Die «häppchenweise» Art, in der die Pflegerin ihm die Informationen präsentiert, ist vorbildlich, weil sie der eingeschränkten Verständnisfähigkeit von Menschen mit Demenz sehr entgegenkommt: Jede ihrer Äußerungen enthält im Prinzip nur eine Aussage.

Beispiel 106 zeigt, wie Pflegende mit unruhigen, selbst kaum noch sprechenden demenzkranken Menschen umgehen. In diesem Ausschnitt bereitet eine Pflegerin eine tagsüber unentwegt über die Station laufende Bewohnerin durch Waschen und Umziehen auf die Nacht vor. Das wird dadurch erschwert, dass die Bewohnerin auch vor dem Waschbecken ihren Bewegungsdrang nicht kontrollieren kann, mit den Armen herumfuchtelt und unentwegt auf der Stelle läuft:

Beispiel 106

01 P:	Schön bisschen waschen, hm?
02	Jo. Prima. **
	#>Hm? Bisschen Gesicht waschen, ne? Ja. So.<#
	BERUHIGENDES FLÜSTERN
04	Ja prima. >RÄUSPERN<
05	#So.# HÖHER Die Hände waschen?
06	#>Ja.<# BERUHIGENDES FLÜSTERN **
07	Is gut Frau R. #>Ja. ** So.<# BERUHIGENDES FLÜSTERN **
08	#Bisschen abtrocknen, nech?# KLINGT BEKÜMMERT
09	#Jo.# TRÖSTEND * Nich weglaufen Frau R.
10	Nee. Eben/ eben im Moment nich weglaufen, ne? **
11	SCHNIEFT ** #Komm# HOCH Frau R.
12	Eben die Hände abtrocknen. *
...	
13	Setzen sich da ma bitte eben hin? * Ja. Mhm.
14 B:	WIDERSPENSTIGER AUSRUF
15 P:	Ja. Kuck mal. * Ein schönes Nachthemd ziehn wir ma an.
16	Das Unterhemd ziehn wir ma aus, ne? *
17	>Siehste. So. Einmal die Arme hoch.<
18 B:	PROTESTSCHREI

Offensichtlich bewirkt das Verhalten von Frau R., dass die Pflegerin sie nicht nur mit kurzen, einfachen und deshalb der Demenz angemessenen Äußerungen anspricht, sondern sie auch wie ein kleines Kind mit verschiedenen, hauptsächlich der Babysprache zuzuordnenden Strategien zu beruhigen versucht.

So fällt beispielsweise auf, dass ihre Aufforderungen unvollständige Sätze sind, in denen Verben nur in der Grundform vorkommen (z. B. *Die Hände waschen*, Z. 05). Sie werden lediglich durch Wörtchen wie *bisschen* (Z. 01, 03, 08) und *eben* (Z. 10, 12) ergänzt. Deren Funktion ist es, erstens das von der alten Dame Verlangte in Bezug auf die Dauer und die Intensität abzuschwächen, und zweitens die Macht der Pflegenden über Frau R. herunterzuspielen (sie hätte ja schließlich auch gründliches Waschen ankündigen können, sich damit aber sicher die noch vorhandene Kooperationsbereitschaft der Bewohnerin verscherzt). *Bisschen* und ähnliche Wörter oder Wortkombinationen (wie z. B. *mal eben*, *nur ganz kurz*) drücken also Höflichkeit aus und appellieren an die Bereitschaft der BewohnerInnen zur Mitarbeit.

Weil die Bewohnerin wie ein kleines Kind unentwegt herumzappelt und sich nicht auf das Waschen konzentrieren kann, versucht die Pflegerin immer wieder, ihre Aufmerksamkeit durch die Anrede mit dem Nachnamen (Z. 07, 09, 11) und

Aufforderungen zum Hinschauen (Z. 15) auf das Pflegegeschehen zu lenken. Sie lobt sie nicht nur für Mitarbeit oder wenigstens Stillhalten (Z. 02, 04, 07) über Gebühr, sondern sie verwendet auch das Wörtchen *schön* in babyhafter Manier (*Schön bisschen waschen*, Z. 01). Vor allem aber ist sie bemüht, die Erregung der Bewohnerin mit dem Mittel der Intonation zu dämpfen: Sie spricht wie eine Mutter sowohl beruhigend flüsternd (Z. 03, 06, 07) als auch mit höherer (Z. 05,11) und tröstender Stimme (Z. 09).

Dass sie Frau R. als wieder zum Kind Gewordene erlebt, ist auch an zwei weiteren Strategien zu sehen, die bereits im zweiten Teil des Buches beschrieben wurden: Erstens mischt sie die erwachsene Anrede mit *Sie* und dem Nachnamen mit verkindlichenden Äußerungen, die ein Duzen implizieren (*komm*, Z. 11, *kuck mal*, Z. 15, und *siehste*, Z. 17), und zweitens verwendet sie gegen Ende des Ausschnitts auch das Pflege-Wir (Z. 15, 16). In beiden Fällen bezieht sich das *wir* nur auf Tätigkeiten, die sie selbst (für die Bewohnerin) ausführt.

Es ist nicht klar, ob die Bewohnerin noch etwas von den widersprüchlichen (erwachsenen und verkindlichenden) Botschaften mitbekommt und ob sie inhaltlich verstanden hat, was zu ihr gesagt wurde. Aber ganz gleich, was wir von der Sprechweise dieser Pflegerin halten mögen: Sie ist effektiv. Offensichtlich hat sie Frau R. auf der Gefühlsebene erreicht, denn die demenzkranke Frau dankt ihr das mütterliche Verhalten später (trotz ihrer Protestschreie während der Prozedur, Z. 14, 18) mit einem Küsschen.

In Beispiel 107 (einem Teil von Beispiel 3, S. 27) ist eine vorbildliche Reaktion auf einen plötzlichen Wutausbruch einer demenzkranken Bewohnerin zu sehen. In diesem Ausschnitt reicht eine Pflegerin der dementen Frau S. (die zuvor endlos nach ihrer *Mutti* geschrien hat) Milchsuppe. Als sie ihr zwischendurch ohne Vorwarnung Mund und Kinn abtupft, wird die Bewohnerin sehr ärgerlich (Z. 02):

Beispiel 107

01 P: Noch ein Löffelchen? ***
02 B: >Ach< was soll das denn alles. *
03 P: Och Frau S., ich hab doch nur den Mund ma eben bisschen <u>abgewischt.</u>
04 B: <u>Ach.</u>
05 #Is doch nich nötig.# ÄRGERLICH *
06 Des/ * des könn Se mir anstreichen. **
07 P: #Gut.# RUHIG

Diese mütterliche Geste scheint hier der Auslöser dafür zu sein, dass Frau S. die Zuwendung der Pflegerin nicht mehr genießen kann; offensichtlich führt sie ihr schmerzlich vor Augen, dass sie wie ein kleines Kind gefüttert wird und man ihr nicht mehr zutraut, sich selbst das Kinn abzuwischen.

Die Pflegende reagiert zunächst automatisch, indem sie sich verteidigt (Z. 03). Dabei betont sie durch die abschwächenden Worte *nur ma eben bisschen*, dass sie die Aufregung der Bewohnerin übertrieben findet. Spätestens nach der darauf folgenden ärgerlichen Bemerkung der demenzkranken Frau ändert sich das jedoch.

Frau S. meint, das Abwischen sei nicht nötig (Z. 04/05). Die Äußerung *Des könn Se mir anstreichen* (Z. 06) scheint zunächst unverständlich zu sein. Wenn man aber annimmt, dass das Wort *anstreichen* eine der für Menschen mit Demenz typischen Klangassoziationen ist und sie eigentlich das Wort *anreichen* (o. ä.) meint, ergibt der Satz der Bewohnerin durchaus einen Sinn: Sie will nicht wie ein Baby abgetupft werden, sondern eine Serviette gereicht bekommen, um das selbst zu tun. Sie möchte also mit anderen Worten, dass man ihr das letzte Restchen Selbstständigkeit nicht auch noch nimmt.

Weil die Schwester jetzt erkennt, dass aus dem plötzlichen Ärger der alten Dame nicht nur die krankheitsbedingte Unfähigkeit zur Steuerung ihrer Gefühle, sondern auch Frustration über die Hilflosigkeit spricht, reagiert sie nun ruhig und gelassen (statt sich gereizt weiter zu verteidigen). Damit demonstriert sie ihre Fähigkeit, sich in die Gefühlswelt der Bewohnerin zu versetzen. Sie zeigt auch, dass sie (anders als die Pflegerinnen in Beispiel 51, S. 129) im Umgang mit Alzheimer-Kranken erfahren genug ist, um zu wissen, dass es überhaupt nichts bringt, mit ihnen diskutieren oder streiten zu wollen.

An Beispiel 108 möchte ich zeigen, dass es trotz der Wortfindungsstörungen vieler Betroffener durchaus sinnvoll sein kann, sie darauf hinzuweisen, wenn ihre Äußerungen unverständlich sind. In diesem Ausschnitt führt ein Pfleger die Morgentoilette bei der bettlägerigen Frau H. durch. Durch mehrere Rückfragen signalisiert er ihr nicht nur, dass er großes Interesse hat, sie zu verstehen – er erreicht auch, dass sich letzten Endes wenigstens teilweise klärt, worüber sie spricht:

Beispiel 108

01 B: Wenn das da * erledigt is, denn mach ich/
02 bin ich ja meistens * über weg, ne?
03 P: Aha. Über weg. Worüber weg Frau H.?
04 B: Über o/ a/ hier (olpe.)
05 P: Über was?
06 B: Über/ über (hilpe.)
07 P: (Hilpe?)

08 B: Ja.
09 P: Kenn ich nich. Was is das denn? *
10 B: Ach hier (Hilke) und/ und dings.
11 P: <Hilke.> Ach Hilke Ihre Nichte.
12 B: Ja meine Nichte.
13 P: Aha.

In diesem Ausschnitt werden die Wortfindungsprobleme der Bewohnerin an mehreren Stellen deutlich, und zwar hauptsächlich anhand von Pausen vor den gesuchten Begriffen (Z. 01, 02), anhand von Wort- oder Satzabbrüchen (Z. 04, 06) und anhand von inhaltsleeren Ausweichwörtern wie *dings* (Z. 10).

Trotz ihrer Schwierigkeiten, sich auszudrücken, gibt der Pfleger das Bemühen um Verständigung aber nicht auf. An mehreren Stellen wiederholt er die Wörter oder Laute, die er verstanden zu haben glaubt (Z. 03, 05, 07, 11). Als das nichts hilft, gibt er ihr ein konkreteres Feed-back, das sie vermutlich zu weiteren Bemühungen anspornen soll (*Kenn ich nich. Was is das denn?*, Z. 11). Das scheint nun zu bewirken, dass sie den Namen ihrer Nichte in einer für den Pfleger verständlichen Art und Weise ausspricht (Z. 10). Daraufhin überprüft er ein letztes Mal, ob er sie richtig verstanden hat (Z. 11). Sicher kann diese Fragerei manche demenzkranken BewohnerInnen auch überfordern oder aggressiv machen. Dieser Pflegende hat jedoch richtig erkannt, dass Frau H. am Gelingen der Kommunikation gelegen ist und sie die Normalität des Gesprächs (keine Samthandschuhe für sie als Kranke, keine Babysprache) genießt. Es zeigt sich also zum wiederholten Male, wie wichtig es ist, flexibel auf jede/n einzelne/n Bewohner/in reagieren und auf unterschiedliche Stärken und Schwächen eingehen zu können.

An Beispiel 109 ist zu sehen, dass Pflegende instinktiv umso kürzere und einfachere Äußerungen verwenden, je weiter die Krankheit vorangeschritten ist und je weniger die Betroffenen gesprochene Sprache zu verstehen scheinen. In gleichem Maße nimmt der Anteil der nonverbalen, rein gefühlsorientierten Kommunikation zu:

Beispiel 109

01 P: So. Einmal bitte * die Arme bisschen hoch. **
02 B: WIMMERT
03 P: Kalt, ne? *
04 B: #Ja.# UNGLÜCKLICH
05 P: #Jo.# TRÖSTEND **
06 B: ÄCHZT *

07 P: Schnell anziehn.
08 B: KLAGT
09 P: Gut? Ja?
10 B: #Ja.# WIMMERND
11 P: #Jo.# TRÖSTEND

In diesem Ausschnitt ist eine Pflegerin dabei, einer Bewohnerin ein Nachthemd anzuziehen. Es fällt auf, dass die meisten ihrer Äußerungen nur aus ein (Z. 05, 11) oder zwei Wörtern (Z. 03, 07, 09) bestehen. Weil sie das Kurzzeitgedächtnis der alten Dame nicht überfordert, optimiert sie damit die Verständigung. Zudem reagiert sie auf die Gefühlsäußerungen der demenzkranken Frau, indem sie entweder ihre Gefühle nachzuvollziehen und in Worte zu fassen sucht (Z. 03), oder indem sie ein tröstendes *Jo* spricht (Z. 05, 11). Das bewirkt, dass die Bewohnerin sich auch mit ihrer Traurigkeit angenommen fühlt und sich bald wieder beruhigt.

Beispiel 110 illustriert eine bewundernswert gelassene Art, mit den immer gleichen, oft im Abstand von nur wenigen Minuten gestellten Fragen von Menschen mit Alzheimer-Krankheit umzugehen. Diese Pflegende schafft es, auch beim zwanzigsten Mal noch so ruhig auf die Fragen zu reagieren, als hätte sie sie zum ersten Mal gehört:

Beispiel 110

01 B: Aha, dort gehör ich rein.
02 P: Jaha. Das is nur für Sie.
03 B: Da kann ich rein?
04 P: Jawohl.
05 B: Da wirft mich niemand raus?
06 P: Nein.
07 B: Ich danke für die >Hilfe<.)
08 P: Bitte schön. SCHMUNZELT
09 B: Is das jeden Tag?
10 P: <Das is immer so.> **
...
11 B: Und liebe Schwester wo gehör ich'nn hin?
12 P: Frau B. hier. *
13 B: Bitte?
14 P: <Hier, in dies Zimmer.> *
15 B: Und wo/ wo kann ich schlafen?
16 P: In dem Bett.

17 B: Und wer hat'nn mir das alles versorgt?
18 P: Ihr Sohn Werner.
19 B: Ohne mich zu fragen?
20 P: Doch er hat Sie gefragt. *
21 B: Hab ich wieder vergessen, oder?
22 P: Jaha.
23 Passiert, ne?
24 B: Ach, leider.
25 P: #Jo.# MITFÜHLEND Frau B. ich vergess auch schon mal was.
26 B: Ja?
27 P: Ja. ** RÄUSPERN

Dieses Gespräch findet im Zimmer der dementen Frau B. statt, und zwar während die Pflegerin ihre (ebenfalls demente) Zimmerkameradin ins Bett bringt. Das bedeutet, dass sie gleichzeitig auch ein offenes Ohr für die Nöte derjenigen Bewohnerin hat, die eigentlich gerade gar nicht «dran» ist. In den Fragen der Bewohnerin spiegelt sich nicht nur ihre räumliche Desorientierung, sondern auch die Angst, einen Fehler zu machen und von anderen *rausgeworfen* (Z. 05) zu werden: Offensichtlich hat sie bei der Suche nach ihrem Zimmer beziehungsweise ihrem Zuhause schon öfter falsche Türen geöffnet und die Empörung der anderen BewohnerInnen darüber zu spüren bekommen. Deshalb ist die Schwester bemüht, ihr durch ihre Worte und den Klang ihrer Stimme Sicherheit zu vermitteln (z. B. *Das is nur für Sie*, Z. 02). Dazu dient auch der Hinweis darauf, dass der Sohn der Bewohnerin mit ihrem Einverständnis das Zimmer im Heim besorgt hat. Die Pflegerin vermittelt ihr damit, dass niemand über ihren Kopf hinweg über sie entschieden hat und dass einer der nächsten Angehörigen weiß, wo Frau B. sich befindet; dass also alles seine Richtigkeit hat. Als die Bewohnerin ihre Traurigkeit über ihre Vergesslichkeit anspricht *(Hab ich wieder vergessen, oder?*, Z. 21; *leider*, Z. 24), reagiert die Pflegerin zwar bagatellisierend, aber ehrlich: Sie tut nicht so, als hätte Frau B. keine Gedächtnisprobleme. Allerdings konfrontiert sie sie nicht mit dem Ausmaß ihrer Vergesslichkeit. Mit den Worten *ich vergess auch schon mal was* (Z. 25) versucht sie sie zu trösten; sie stellt damit auch sich selbst als fehlbar und das Vorkommen solcher Fehlleistungen als verzeihliche Ausnahme dar. Ganz offensichtlich versucht sie also auszudrücken, dass Vergesslichkeit den Wert eines Menschen nicht schmälert.

Ich denke, dies ist ein gutes Beispiel dafür, dass angemessene Kommunikation mit den BewohnerInnen ein wesentliches, wenn nicht gar das wichtigste Element ganzheitlicher Pflege darstellt.

In Beispiel 111 bemüht sich eine Pflegerin beim Rasieren, das tägliche Pflegeeinerlei durch spaßige Bemerkungen aufzulockern. Obwohl viele an Demenz erkrankte Menschen Sprichwörter und bildliche Ausdrucksweisen nicht mehr verstehen, erreicht sie diesen Bewohner mit ihrem Vergleich von Männern und Frauen und Haaren im Gesicht beziehungsweise «auf den Zähnen» doch. Mit ihrem kessen, frauenkritischen Spruch *manche Frauen ham ja Haare aufe Zähne* (Z. 06) bringt sie ihn zum Lachen. Offensichtlich kennt sie ihn lange und gut genug, um zu wissen, dass ihm diese Art von Humor gefällt:

Beispiel 111

01 P: Da hätt ich ooch keine Lusten
02 mich jeden morgen zu rasiern.
03 B: Nee, ne?
04 P: Da bin ich froh dass ich ne Frau bin.
05 B: Ja. ***
06 P: Obwohl manche Frauen ham ja Haare aufe Zähne sagt man, ne?
07 B: #Ja.# LACHEND

Beispiel 112 schließlich führt vor Augen, dass indirekte Aufforderungen meist nicht mehr verstanden werden. In diesem Ausschnitt möchte eine Pflegerin während der Morgentoilette die Intimpflege durchführen:

Beispiel 112

01 P: Wasch dann grad nochmal den Popo, gell?
02 B: Hm.
03 P: Ich geh grad nomal beim Popo waschen. *
04 Müssten Sie aber bisschen aufstehn. *** Ja?
05 Können Sie mal? * Eins Zwei ** Drei. * Gut.

Mit der zweimaligen Ankündigung der Pflegetätigkeit (Z. 01, 03) beabsichtigt die Pflegende, die vor dem Waschbecken sitzende Bewohnerin dazu zu bringen, sich hinzustellen. Weil die entsprechenden Äußerungen der Pflegerin aber sehr lang sind (also das Kurzzeitgedächtnis der Betroffenen überfordern) und keine direkte Aufforderung enthalten, macht die alte Dame keine Anstalten, sich zu erheben. Auch die sich anschließende, im Konjunktiv (der Möglichkeitsform) formulierte Äußerung (Z. 04) ist noch zu komplex. Erst auf das pflegetypische Signal *Eins Zwei Drei.* (Z. 05) reagiert sie wunschgemäß. Vermutlich wäre es effektiver gewesen, nach der ersten Ankündigung eine konkrete, kurze Aufforderung wie beispielsweise *Einmal (bitte) aufstehen! Auf drei.* zu formulieren.

15.4 Tipps zur Kommunikation mit demenzkranken Menschen

Die nachfolgenden Tipps entstammen nicht nur meinen eigenen Untersuchungen; viele, die mir plausibel schienen, habe ich auch aus der am Kapitelende (s. S. 299) angegebenen Literatur übernommen; streng genommen müssten sie aber noch gesprächsanalytisch auf ihre Wirksamkeit hin untersucht werden.

Die Haltung der Pflegenden

Immer mehr ExpertInnen (z. B. Kitwood) betonen, dass das soziale und zwischenmenschliche Verhalten der Umwelt mit ausschlaggebend für die Ausprägung der Krankheit ist: Es kann die Demenz zwar nicht stoppen, aber die Symptome je nachdem bessern oder verschlimmern. Aus diesem Grunde halte ich vorab einige Gedanken zur inneren Einstellung für die effektive Arbeit mit demenzkranken Menschen für angebracht:

- So schwierig und nervenaufreibend der Umgang mit dementen Menschen auch sein kann, zwei Grundregeln sollten Sie niemals aus den Augen verlieren. Erstens: Ändern können Sie nur sich selbst, nicht die Menschen mit Demenz. Zweitens: Demenzkranke Menschen unterbrechen oder stören Ihre Arbeit nicht, sondern sie *sind* Ihre Arbeit!
- Allen Zeitvorgaben des MDK zum Trotz ist das oberste Gebot für den angemessenen Umgang mit demenzkranken Menschen Geduld. Die Betroffenen verstehen vielleicht Ihre Worte irgendwann nicht mehr; sie spüren aber am Klang Ihrer Stimme und an Ihrer Körpersprache genau, wenn Ihre Geduldsbezeugungen nicht Ihrer wahren Einstellung entsprechen. Nicht selten überträgt sich die innere Ungeduld, das Gehetztsein dann auf die BewohnerInnen: Sie werden (noch) unruhiger, und alles dauert viel länger. Deshalb scheint es mir sinnvoll zu sein, Gelassenheit täglich zu üben und sich von vornherein auf die Geschwindigkeit Demenzkranker einzustellen. Lassen Sie ihnen unbedingt die nötige Zeit zum Antworten und zur selbstständigen Durchführung von Teilen der Körperpflege. Meist dauert das auch nicht viel länger, als sie unentwegt anzutreiben und mit den dabei entstehenden Ängsten und Aggressionen fertig zu werden. Zudem schont eine geduldige Herangehensweise nicht nur die Nerven der BewohnerInnen, sondern auch Ihre eigenen.
- Zur Vermeidung von verunselbstständigender Pflege und zur optimalen Förderung der noch vorhandenen Fähigkeiten der Betroffenen müssen Pflegende lernen, im Hintergrund zu bleiben.
- Da es zum Wesen der Krankheit gehört, dass demenzkranke Menschen immer selbstbezogener werden, müssen Pflegende auch lernen, sich als Person zurückzunehmen und zu akzeptieren, dass die Betroffenen oftmals nicht mehr in der

Lage sind, auf ihre Gefühle und pflegerischen Zeitvorgaben Rücksicht zu nehmen.

- In Bezug auf die Kommunikation müssen Pflegende ferner Schweigen und konzentriertes Zuhören lernen; denn nur durch aufmerksames Zugewandtsein hat man eine Chance, die Botschaften hinter den vielleicht falsch oder sinnlos erscheinenden Worten verstehen und auf sie reagieren zu können. Und nur durch das Vermeiden überflüssiger Sprachreize lässt sich eine Überforderung der Betroffenen weitgehend vermeiden.
- Nur die wenigsten von ihnen können mit Äußerungen wie *nich so viel reden* selbst klar machen, dass es sie anstrengt, wenn Pflegende beispielsweise bei der Durchführung der Morgentoilette unentwegt quasseln. Das bedeutet nun nicht, dass Pflegende im Umgang mit dementen Menschen stumm wie Fische sein sollten; es gehört im Gegenteil zu ihren wichtigen Aufgaben, immer wieder zum Kommunizieren anzuregen, um einen vorzeitigen Abbau zu verhindern und den Betroffenen soziale Kontakte zu verschaffen. Es bedeutet aber, dass sie die individuell unterschiedlichen Anzeichen von Anregung beziehungsweise Überforderung erkennen und darauf reagieren können sollten.
- Pflegende müssen schließlich auch lernen, wie wichtig es ist, sich sowohl während der Arbeit als auch in ihrer Freizeit mit kleinen «Auszeiten» für das Aushalten der ver-rückten Welt demenzkranker Menschen und für die dafür nötige Selbstdisziplin zu belohnen: Das beugt dem Ausbrennen vor und hilft, nötige Energien wieder aufzutanken. Nur wer hinreichend motiviert und ausgeruht ist und obendrein mit sich im Einklang steht, kann auch effektiv mit dementen und anderen BewohnerInnen kommunizieren!
- Die Teilnahme an Fortbildungen zum Thema Demenz sowie an Supervisionsgruppen halte ich deshalb für unbedingt empfehlenswert – nicht nur, weil sie einem helfen, fernab vom Alltagstrott sensibel für das eigene und das Verhalten der Betroffenen zu werden: Sie stellen auch eine gute Gelegenheit zum Austausch mit anderen und zum Vergleichen von Erfahrungen dar.
- Über allen sicher sinnvollen und hilfreichen Verhaltensregeln sollten Sie jedoch nicht verlernen, im Zweifelsfall Ihrem gesunden Menschenverstand zu vertrauen. Bei der Begegnung mit dementen Menschen muss man spontan und kreativ bleiben (können), weil es keine unfehlbaren Patentrezepte gibt!

Allgemeines

- An einer Demenz erkrankte Menschen benötigen neben der Integration in eine sie akzeptierende Gemeinschaft und neben sinnvoller Beschäftigung vor allem Trost und Geborgenheit.
- Wenn Sie die Betroffenen aktivieren möchten oder ihnen wichtige Informationen übermitteln müssen, sollten Sie das am besten vormittags tun, weil sie dann noch am aufnahmefähigsten sind und sich besser konzentrieren können.

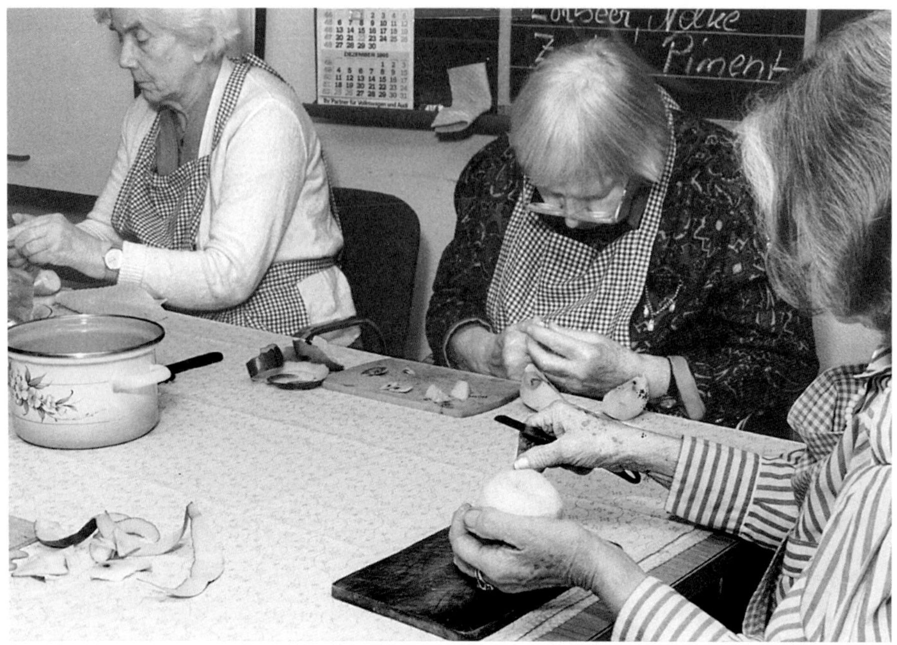

Abbildung 15-3: Manche hauswirtschaftliche Tätigkeit bereitet demenzkranken Menschen Freude, vermittelt ihnen das Gefühl von Kompetenz. (Foto: Remigiucz Borda, Friedehorst)

- Wegen der größeren Verwirrtheit gegen Ende des Tages sollten abends möglichst keine anregenden Aktivitäten mehr stattfinden. Auch das abendliche Fernsehen ist für viele zu aufregend und kann Einschlafstörungen bewirken!
- Beschäftigungsangebote sind dann gelungen, wenn sie den BewohnerInnen Freude bereiten und ihnen das Gefühl vermitteln, von jemandem oder für etwas gebraucht zu werden. Das bedeutet, dass es sinnvoller ist, sie mit dem Tischdecken, Wäschefalten oder Laubfegen zu beauftragen, als sie kindische Bastelarbeiten ausführen zu lassen.
- Viele Pflegeheime bemühen sich, den BewohnerInnen Abwechslung zu bieten. Für die Lebensqualität und das Orientierungsvermögen von Menschen mit Demenz sind aber Wiederholungen und ein gleichförmiger «Alltagstrott» wesentlich wichtiger. Wiederholungen von Erklärungen beispielsweise helfen ihnen, trotz des schlechten Kurzzeitgedächtnisses die Vorgänge um sie herum wenigstens in Ansätzen zu begreifen und sich auf geplante Aktivitäten (wie Feiern, Ausflüge) einzustellen. Wiederholungen persönlicher Geschichten und Erfahrungen, beispielsweise beim Betrachten eines Fotoalbums, können helfen, einen vorschnellen Abbau des Langzeitgedächtnisses und damit des Wissens

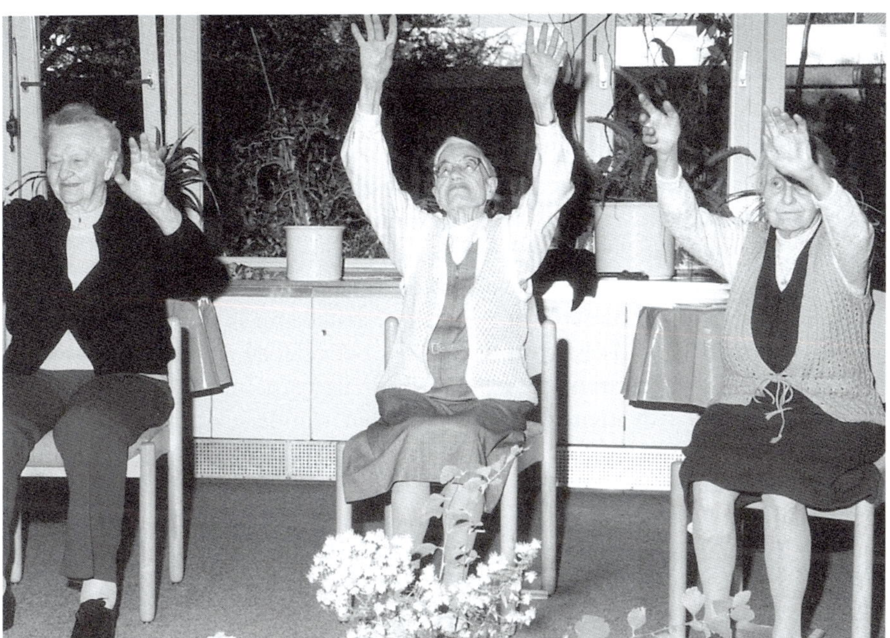

Abbildung 15-4: Bewegung mit Musik – eine gute Methode, um die Gefühle demenziell erkrankter Menschen anzusprechen. (Foto: Remigiucz Borda, Friedehorst)

um die eigene Identität zu verhindern. Und Wiederholungen von alltäglichen, noch beherrschten Tätigkeiten verschaffen Stolz und Zufriedenheit und gleichen wenigstens in geringem Maße die vollkommene Unfähigkeit aus, selbst einfachste Handgriffe neu zu erlernen (deshalb sind auch Bastelarbeiten für viele so frustrierend).

- Eine sehr gute Methode, um die Gefühle demenzkranker Menschen auch im fortgeschrittenen Krankheitsstadium noch anzusprechen, ist das gemeinsame Singen, Musikhören und Tanzen (vgl. **Abb. 15-4**).
- Allerdings muss die Musik den Vorlieben der Menschen mit Demenz entsprechen. Am besten sind Stücke geeignet, die während ihres früheren Erwachsenenalters populär waren. Moderne Pop- oder gar Techno-Musik ist nicht nur deshalb denkbar unpassend, weil die Betroffenen sie weder kennen noch mögen – sie ist auch deshalb nicht angemessen, weil schnelle, aufpeitschende Rhythmen eine Reizüberflutung darstellen und zu Ängsten und Unruhe führen können.
- Umgekehrt gilt, dass Lieder, die demenzkranke BewohnerInnen von sich aus singen, Ihnen einen Zugang zu ihren Gedanken und Empfindungen geben kön-

nen: Die darin thematisierten Stimmungen haben meist einen engen Bezug zum Befinden der BewohnerInnen. Es ist deshalb ratsam, sich nicht nur über die Musik der 1920er-, 1930er- und 1940er-Jahre zu informieren, sondern sich möglichst auch Liedertexte aus dieser Zeit zu besorgen.

- Auch demente Menschen haben Sinn für Humor. In vielen Ratgebern ist deshalb zu lesen, dass einfache Scherze und Situationskomik helfen können, sie von negativen Gefühlen wie Angst oder Ärger abzulenken (vgl. Kap. 5). Finden Sie heraus, über was die BewohnerInnen lachen können!
- Menschen mit Demenz machen vielfach die frustrierende Erfahrung, von anderen BewohnerInnen abgelehnt zu werden. Deshalb kann es sinnvoll sein, Unterhaltungen und Freundschaften mit anderen Betroffenen zu fördern. Demenzkranke Menschen spüren, dass ihre SchicksalsgenossInnen sie am ehesten annehmen und sich nicht über ihr Verhalten wundern oder aufregen. Aus diesem Grunde kommunizieren sie untereinander wesentlich entspannter. Das Erstaunliche daran ist oft, dass sie instinktiv die Sprechweise (Klang, Sprachmelodie) des Gegenübers imitieren und sich ausgezeichnet in seine Stimmung einfühlen können. Man kann auch immer wieder beobachten, dass demenzkranke Menschen selbst im fortgeschrittenen Krankheitsstadium um der Freude am Gespräch willen miteinander kommunizieren, auch wenn es ihnen vollkommen unmöglich ist, sich inhaltlich zu verständigen. Sie erleben diesen Kontakt offensichtlich als außerordentlich wohltuend und üben dabei nicht nur angemessenes Sozialverhalten, sondern gewinnen auch Selbstvertrauen.

Einbezug der Biografie

- Es versteht sich von selbst, dass die Kenntnis der Biografie dementer BewohnerInnen ausschlaggebend für den sprachlichen und sonstigen Umgang mit ihnen sein sollte. Ein persönliches Fotoalbum, das die wesentlichen Stationen ihres Lebens zeigt, kann man jederzeit nutzen, um über diejenigen Aspekte ihrer Vergangenheit zu reden, die ihnen Freude und Stolz bereiten.
- Frauen und Männer unterscheiden sich dabei meist dahingehend, dass Frauen am liebsten über ihre Familie beziehungsweise ihre Kinder sprechen, während Männer sich bevorzugt an ihre Arbeit und ihre Freizeitaktivitäten erinnern.
- Offensichtlich finden sich demente Männer mit der Heimunterbringung besser ab, weil sie ja ihr Leben meist auch außerhalb der Familie verbracht haben und stets von anderen ver- und umsorgt wurden.
- Demente Frauen tun sich mit der Pflegebedürftigkeit schwerer. Viele von ihnen weisen zu bestimmten Tageszeiten Tendenzen zum Weglaufen auf, weil sie meinen, sie müssten den Mann bekochen oder ihre noch kleinen Kinder versorgen.
- Es hat sich als sinnvoll erwiesen, beim Sprechen mit demenzkranken Menschen bei vertrauten, lebensgeschichtlich wichtigen Themen zu bleiben und häufige beziehungsweise plötzliche Themenwechsel zu vermeiden.

- Sie sollten es jedoch unbedingt vermeiden, dabei wie bei einem Wissensquiz nach Dingen und Erlebnissen zu fragen, an die sie sich auf Grund ihres schlechten (Kurzzeit-) Gedächtnisses nicht mehr erinnern können.
- Insbesondere Fragen nach Erlebnissen der unmittelbaren Vergangenheit, die jeder gesunde Erwachsene, aber eben kaum ein Demenzkranker beantworten kann, lassen die Betroffenen an ihrem Verstand zweifeln und den gut gemeinten Kommunikationsversuch zu einem deprimierenden Desaster werden. Fragen Sie also nicht, ob am Vortag Besuch gekommen ist. Wenn Sie wissen, dass jemand da war, lassen Sie diese Informationen nebenher in die Unterhaltung einfließen.
- Im Umgang mit dialektsprechenden Menschen mit Demenz kann der Einsatz der Mundart bewirken, dass die Betroffenen Sie besser verstehen und schneller beziehungsweise überhaupt Vertrauen zu Ihnen fassen.
- Wörter wie *doch*, *nein* und *trotzdem* sind für viele demenziell erkrankte Personen ein rotes Tuch. Wenn Sie sich und den Betroffenen unnötige Aufregung ersparen wollen, sollten Sie die Angehörigen auch nach den persönlichen Reizwörtern (z. B. *Geld*, *Krankenhaus*) fragen, sie in der Dokumentation vermerken und möglichst vermeiden.
- Dasselbe gilt für die bisherigen Körperpflegerituale der BewohnerInnen, zum Beispiel was die Art und Häufigkeit des Waschens, die Reihenfolge einzelner Tätigkeiten oder auch die Scham bei der Intimpflege angeht: Wenn Sie sich von den Angehörigen Informationen hierüber verschaffen und diese auch berücksichtigen, können Sie viele Auseinandersetzungen schon im Vorfeld vermeiden und den BewohnerInnen obendrein die Eingewöhnung im Heim erleichtern.
- Wichtig ist auch, die individuellen und oft familiär oder regional verankerten Bezeichnungen für Harndrang und Klogang zu erfragen, anstatt einfach Babywörter wie *pullern* oder *Pipi machen* zu benutzen. Es kommt nämlich vor, dass demenzkranke Menschen fälschlicherweise schon als inkontinent angesehen werden – nur, weil das Pflegepersonal nicht versteht, dass Äußerungen wie *Ich muss mal spazieren gehen* nicht krankheitsbedingte Unruhe, sondern die Notwendigkeit eines Toilettenbesuchs ausdrücken.

Selbstwertgefühl fördern

- Wegen des engen Zusammenhangs zwischen Selbstwertgefühl und Unabhängigkeit sollten Sie die Selbstständigkeit dementer BewohnerInnen unbedingt so lange wie möglich fördern.
- Ein gutes Beispiel dafür ist neben der Aktivierung zur eigenständigen Durchführung der Körperpflege auch, die BewohnerInnen (wenn auch im Rahmen ihrer immer eingeschränkteren Möglichkeiten) eigene Entscheidungen treffen zu lassen. Fragen Sie sie also nach ihren Wünschen und Bedürfnissen, beispiels-

weise beim Essen. Lassen Sie sie ihre Kleidung, die ja ihre Identität symbolisiert, selbst aussuchen. Dadurch geben Sie ihnen zu verstehen, dass Sie auf ihre individuellen Vorlieben eingehen möchten.

- Wichtig ist nur zweierlei: erstens, dass Sie mögliche Entscheidungsnöte minimieren, indem Sie eine Vorauswahl treffen. Das bedeutet beispielsweise, den BewohnerInnen nicht gleich den ganzen Kleiderschrank zur Auswahl anzubieten, sondern sie zwischen zwei jahreszeitlich angemessenen, aber farblich verschiedenen Teilen wählen zu lassen. Und zweitens, dass Sie es erkennen und akzeptieren, wenn die BewohnerInnen damit überfordert sind oder zu erkennen geben, dass es ihnen egal ist, was sie anhaben.
- Sie können das Selbstwertgefühl der Betroffenen darüber hinaus fördern, indem Sie sich bei der Durchführung der Körperpflege zurücknehmen und im Wesentlichen die Rolle eines aufmerksamen Beobachters einnehmen. Helfen Sie ihnen so unaufdringlich wie möglich und nur im unbedingt nötigen Maß.
- Achten Sie auf Ihre Wortwahl, wenn Unterstützung notwendig ist: Sagen Sie nicht *lassen Sie mich das für Sie tun*, sondern *lassen Sie mich Ihnen helfen*. Das ist weniger frustrierend.
- Auch wenn Sie Fehler gar nicht thematisieren und unauffällig korrigieren, tun Sie etwas für das Selbstvertrauen dementer BewohnerInnen. Es ist zum Beispiel unnötig, den Griff zu einem falschen Waschlappen oder Handtuch zu kommentieren. Besser, ein Bewohner greift automatisch nach einem (wenn auch nicht seinem) Handtuch, als dass er aus lauter Angst vor Fehlern und pflegerischer Zurechtweisung völlig passiv wird, oder?
- Signalisieren Sie demenzkranken Menschen, dass Sie sie trotz ihrer Krankheit als Erwachsene ansehen. Das bedeutet im Wesentlichen, sich vieler unhöflicher und verkindlichender Verhaltensweisen bewusst zu werden und sie tunlichst zu unterlassen.
- Sprechen Sie die BewohnerInnen mit *Sie* und ihrem heutigen oder früheren Nachnamen an. Bei Frauen wirkt manchmal die Anrede mit dem Mädchennamen Wunder! Gehen Sie nur dann zur Anrede mit dem Vornamen über, wenn sie das entweder ausdrücklich wünschen oder aber auf keinen Nachnamen mehr reagieren (vgl. Kap. 6).
- Unterbrechen Sie die Betroffenen nicht, wenn sie reden.
- Versuchen Sie nicht, an ihrer Stelle zu sprechen oder ihre Sätze zu beenden.
- Reden Sie nicht über BewohnerInnen in deren Anwesenheit; das schafft nur Misstrauen und signalisiert ihnen obendrein, dass Sie es nicht mehr für nötig halten, höflich und respektvoll mit ihnen umzugehen.
- Bemühen Sie sich, nicht über befremdlich erscheinende Verhaltens- oder Ausdrucksweisen von Menschen mit Demenz zu lachen. Haben Sie die Größe, sich für ein unangemessenes Lachen zu entschuldigen, wenn es Ihnen doch einmal herausrutscht.

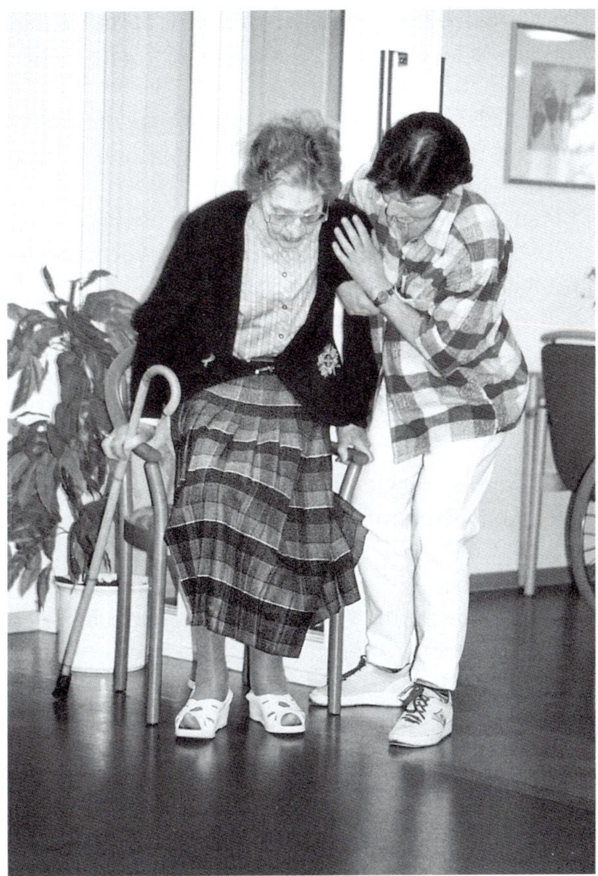

Abbildung 15-5: Beim Helfen gilt: so wenig wie möglich – so viel wie nötig. (Foto: Ulrike Vogt, Friedehorst)

- Vermeiden Sie es, sie übermäßig zu loben (etwa mit Worten wie *super super super* oder *ganz toll*). Das gilt vor allem für solche Tätigkeiten, die Erwachsene automatisch und nebenher verrichten, wie das Tischdecken, Kämmen oder Ähnliches. Übermäßiges Loben kann ihnen nämlich bewusst machen, dass im Umgang mit ihnen andere, infantile Maßstäbe angelegt werden. Es ist ausreichend, wenn Sie auf bewältigte Leistungen mit *gut* oder *prima* reagieren; ein Nicken, ein freundlicher Blick oder ein Dank tun's auch.
- Hüten Sie sich, das Selbstwertgefühl dementer BewohnerInnen durch babyhafte Beschäftigungsangebote und durch den Gebrauch der Babysprache zu bedrohen. Das gilt vor allem für diejenigen Elemente, die Inkompetenz und Abhängigkeit signalisieren: Vermeiden Sie die hohe schrille Singsangstimme, unaufgefordertes Duzen sowie die Verwendung von Kosenamen (insbesondere

für noch weitgehend orientierte Betroffene) und Babywörtern. Sprechen Sie also nicht von *Lätzchen* und *Windeln*, sondern von *Servietten* und *Einlagen* oder ähnlichem.

- Spielen Sie nach Möglichkeit bestehende Wortfindungsprobleme herunter, indem Sie die Betroffenen darauf hinweisen, dass das jedem hin und wieder passiert.
- Versetzen Sie sich darüber hinaus in die Betroffenen hinein und überlegen Sie, was sie wohl sagen möchten. Warten Sie eine Weile, ob sie selbst auf den fehlenden Begriff kommen, und machen Sie dann einen Wortvorschlag.
- Geben Sie ihnen das Gefühl, unabhängig von dem, was sie sagen und wie sie es sagen, angenommen zu sein.
- Verbessern Sie sie nicht ständig, sondern «überhören» Sie Fehler, und geben Sie sich wie beim Sprechen mit aphasischen Menschen damit zufrieden, wenn der Inhalt halbwegs verständlich ist.
- Einige Betroffene wiederholen immer die gleichen Fragen. Manche Ratgeber empfehlen, die entsprechenden Antworten auf einen Zettel zu schreiben und sie von den BewohnerInnen vorlesen zu lassen. Das halte ich für keine so gute Idee. Zwar mag diese Methode den Pflegenden Erleichterung verschaffen – sicher aber demütigt und verunsichert sie die Demenzkranken. Für wesentlich besser halte ich die folgenden Strategien: Erstens kann man versuchen, die Wiederholungen eine Weile zu ertragen. Eine eher passive Lösung ist dabei, sie einfach zu ignorieren. Eher aktiv verhält sich, wer Fragen zum Gesagten stellt und damit versucht, die Gefühle des/der Betroffenen nachzuvollziehen oder wenigstens die Situation für sich selbst interessanter zu gestalten. Abzuraten ist allerdings von *Warum*-Fragen. Zweitens besteht die Möglichkeit, die BewohnerInnen durch einen Themenwechsel oder die Aufforderung zu einer körperlichen Tätigkeit abzulenken. Drittens schließlich können Sie versuchen, beruhigend auf die hinter den Wiederholungen vermuteten Gefühle einzugehen: Versichern Sie unruhigen BewohnerInnen, dass alles in Ordnung ist. Das Gleiche gilt übrigens auch für den Umgang mit endlosen Vorwürfen.
- Bei Konfabulationen (z. B. Diebstahlsbezichtigungen) und Halluzinationen (z. B. dem «Sehen» bedrohlicher Personen) sollten Sie die Betroffenen weder mit der Realität konfrontieren noch «mitspielen», sondern auf ihre Gefühle eingehen; alles andere kann sie beschämen. Noch besser als das ursprüngliche Konzept der Validation von Naomi Feil scheint sich hierfür der von Nicole Richard weiterentwickelte Ansatz der Integrativen Validation zu eignen.

Kommunikationsbedingungen optimieren

- Es ist sinnvoll, auch bei Gesprächen mit dementen BewohnerInnen Hintergrundlärm zu vermeiden. Um sicherzustellen, dass die Betroffenen sich auf Sie beziehungsweise das Pflegegeschehen konzentrieren können, sollten Sie also nach Möglichkeit Radio und Fernseher ausschalten und die Tür zum Gang schließen.

- Die Alzheimer-Krankheit alleine ist schon isolierend genug; viele Betroffene leiden jedoch darüber hinaus auch an Einbußen des Hör- und Sehvermögens. Sorgen Sie deshalb unbedingt dafür, dass Brillen getragen und Hörgeräte verwendet werden und auch funktionieren.
- Um eine verständlichere Aussprache zu gewährleisten, sollten Sie Menschen mit Demenz überdies dazu anhalten, ihre Zahnprothese möglichst immer zu tragen.

Gegenseitiges Verständnis optimieren

- Eine gleich bleibende Routine, das heißt immer gleiche Abläufe und möglichst wortgleiche Erklärungen und Aufforderungen zur Mithilfe können bewirken, dass die Betroffenen das Pflegegeschehen besser verstehen, sich sicherer fühlen und sich deshalb auch besser auf ein Gespräch konzentrieren können.
- Hören Sie dementen BewohnerInnen möglichst aufmerksam zu, wenn sie Ihnen etwas erzählen, und drücken Sie Ihr Interesse durch verbale (z. B. *ja, mhm, ach so*) und nonverbale Signale (wie Nicken, Anschauen, Lächeln) aus.
- Wenn die BewohnerInnen abschweifen, erinnern Sie sie möglichst unauffällig an das Hauptthema: *Also dann sind Sie mit der Bahn nach Köln gefahren. Was ist dann passiert?*
- Es ist nicht sinnvoll, Verstehen vorzutäuschen. Besser ist es, BewohnerInnen durch fragende Wiederholungen ihrer Äußerungen oder durch gezieltes Nachfragen auf Verständnisprobleme hinzuweisen. Bitten Sie sie, genau zu sagen, wen oder was sie meinen: *Meinen Sie Ihre Tochter Maria? Was heißt das? Von wem sprechen Sie? Können Sie das nochmal/langsamer sagen? Ich weiß jetzt nicht, was Sie damit meinen.* Machen Sie sich klar, dass unpräzise Reaktionen wie *hä?, was?, wie bitte?* demenzkranken Menschen nicht helfen, den Grund des Missverständnisses zu verstehen.
- Allerdings ist es auch wichtig, einen Mittelweg zwischen zu wenigen und zu vielen Korrekturen zu finden, um die BewohnerInnen nicht übermäßig zu frustrieren. Bedenken Sie, dass der emotionale Kontakt von größerer Bedeutung ist als das genaue Verständnis der Worte.

Nonverbale Kommunikation

- Je mehr die Betroffenen ihre Sprachfähigkeit verlieren, desto wichtiger wird die Körpersprache.
- Suchen Sie immer wieder den Blickkontakt zu den BewohnerInnen, und begeben Sie sich am besten auf gleiche Augenhöhe mit ihnen. Das bedeutet, sich zu ihnen zu setzen oder sich vor sie hinzuknien, statt wie in der Pflege üblich und oft notwendig «von oben herab» mit ihnen zu sprechen.

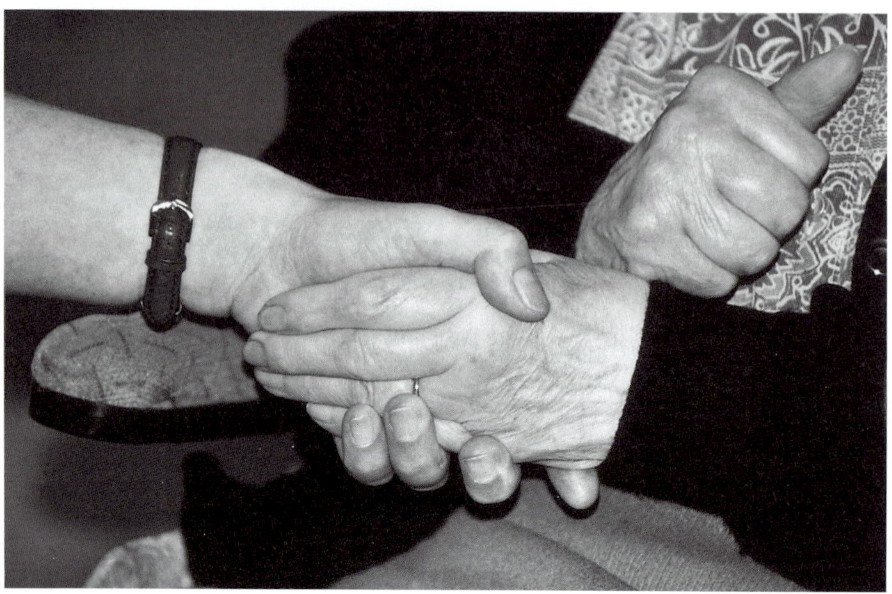

Abbildung 15-6: Berührungen statt Worte: Das Halten einer Hand kann beruhigen. (Foto: Ulrike Vogt, Friedehorst)

- Bleiben Sie möglichst im Wahrnehmungsfeld der Betroffenen. Wenn das nicht möglich ist, etwa wenn Sie sie im Rollstuhl schieben, sollten Sie ihnen zum Beispiel eine Hand auf die Schulter legen und sie (zur Not öfter) darauf hinweisen, dass Sie hinter ihnen gehen.
- Berührungen (Streicheln, eine Hand halten oder sanft massieren [vgl. **Abb. 15-6**]) und Umarmungen sind (insbesondere in Verbindung mit einem Lächeln) meist günstig, um demente Menschen zu beruhigen und ihre Aufmerksamkeit auf sich zu lenken – sie sollten ihnen allerdings nicht aufgezwungen werden.
- Bei der Körperpflege nötige Berührungen sollten wie beim Umgang mit Blinden unbedingt vorher angekündigt werden, vor allem solche außerhalb des Blickfeldes der BewohnerInnen.
- Nur eine offene, entspannte Körperhaltung lädt zur Interaktion ein. Wenn Sie also mit demenzkranken Menschen ein Gespräch beginnen möchten, sollten Sie sich bemühen, Ihre Arme und Beine nicht zu verschränken. Versuchen Sie, weder herumzuzappeln noch Ihre Hände zu reiben, weil sich jedes Anzeichen von Unruhe und Nervosität auf die BewohnerInnen überträgt.
- Lernen Sie auch, auf die Körpersprache der Betroffenen zu achten: Wenn sie Anzeichen von Unruhe, Desinteresse oder Ablehnung zeigen (z. B. verschränkte Arme, Stirnrunzeln, Vermeiden von Blickkontakt, auf die Uhr schauen, Weg-

drehen, Seufzen, Herumrutschen), sollten Sie darauf eingehen, indem Sie das Gespräch beenden oder ihre Gefühle validieren.

- Achten Sie darauf, möglichst eindeutige sprachbegleitende Gesten zu verwenden. Das pantomimische Vormachen von Bewegungsabläufen und das Zeigen auf Gegenstände sind vor allem bei der Aktivierung zur selbstständigen Körperpflege hilfreich. Übertreiben Sie es aber nicht: Zu viel Herumgefuchtel beunruhigt demente Menschen eher, als dass es ihnen das Verstehen erleichtert.
- Ihre verbalen und nonverbalen Signale sollten einander nicht widersprechen: Wenn Sie den BewohnerInnen versichern, Zeit für sie zu haben, dabei aber ständig auf die Uhr schauen und nervös mit dem Fuß wippen, können Menschen mit Demenz durch diese widersprüchlichen Botschaften verwirrt und verunsichert werden.
- Bedenken Sie, dass auch Sprechgeschwindigkeit, Lautstärke und Stimmklang einen Einfluss auf Ihre GesprächspartnerInnen haben. Sprechen Sie deshalb mit demenzkranken Menschen etwas (nicht übertrieben!) langsamer als normal, und schreien Sie sie nicht an. Das verängstigt sie nur, bewirkt aber kein besseres Sprachverstehen. Durch ruhiges, leiseres Sprechen können Sie demgegenüber Aufregung und Angst verhindern.
- Auch eine tiefere Tonlage wirkt beruhigend auf die Betroffenen und ist obendrein auf Grund der Hochtonschwerhörigkeit vieler älterer Menschen besser zu verstehen. Eine hohe Tonlage kann nicht nur als Anzeichen einer infantilisierenden Sprechweise interpretiert werden; sie kann vor allem auch als Signal für Aggressivität oder Streit (wer wütend ist, spricht meist mit lauterer und höherer Stimme) fehlgedeutet werden!

Einfache Sprechweise

- Beim Reden mit demenzkranken Menschen ist eine möglichst einfache Sprechweise angebracht. Das bedeutet u. a., dass man in jedem Satz nur eine Aussage «verpacken» und zwischen zwei Sätzen eine Pause machen sollte.
- Verwenden Sie möglichst gebräuchliche Alltagswörter, und verzichten Sie auf pflegerische Fachsprache.
- Formulieren Sie kurze Sätze.
- Stellen Sie möglichst Fragen, die man mit ja oder nein beantworten kann. Fragen Sie niemals nach Gründen.
- Vermeiden Sie es, die BewohnerInnen mit mehreren Fragen auf einmal zu «bombardieren».
- Reden Sie möglichst über Dinge, die während des Gesprächs sichtbar oder mit anderen Sinnesorganen zu erfassen sind.
- Setzen Sie einzelne Themen deutlich voneinander ab, und erleichtern Sie den BewohnerInnen das Verständnis, indem Sie das Thema der Unterhaltung immer wieder benennen.

- Je konkreter Sie sich ausdrücken, desto eher haben die Betroffenen eine Chance, Sie zu verstehen. Deshalb sollten Sie erstens Pronomen (Fürwörter) vermeiden. Sagen Sie nicht *Er hat es geschrieben*, sondern besser *Der Arzt hat ein Rezept geschrieben*. Vermeiden Sie zweitens Anspielungen und alle Formen indirekten Sprechens. Das bedeutet, dass alle Informationen, die Sie Menschen mit Demenz geben, explizit sein sollten, und dass alle Aufforderungen eindeutig formuliert werden müssen. Sagen Sie also beispielsweise nicht *Es ist aber kalt hier*, sondern fordern Sie eindeutig zum Schließen des Fensters auf. Vermeiden Sie drittens Negativ-Formulierungen, also Äußerungen, die mit den Wörtern *nicht*, *keiner*, *niemand* beginnen. Der Grund dafür ist, dass sie besonders bei Aufregung oft falsch verstanden werden: Es kann nämlich sein, dass demenzkranke Menschen von dem Satz *Niemand will Ihnen wehtun* nur das Wort *wehtun* verstehen beziehungsweise wahrnehmen und entsprechend reagieren. Versuchen Sie viertens, im Umgang mit ihnen keine abstrakten Begriffe und keine bildliche Sprache zu verwenden, weil sie die ohnehin nicht mehr verstehen können. Darüber hinaus besteht die Gefahr, dass sie letztere wörtlich nehmen. Vermeiden Sie deshalb vor allem während der Intimpflege das Pflege-Wir (vgl. Kap. 7) und bedenken Sie, dass eine saloppe, bildhafte Sprechweise *(ins Bett hüpfen, die Kleider klauen, wie saure Gurken kucken)* die BewohnerInnen verwirren oder ängstigen kann. Fünftens sollten Sie auch Witze, die ein intaktes Sprachvermögen und abstraktes Denken erfordern, beim Sprechen mit demenzkranken Menschen besser unterlassen.

Rund um die Pflege

- Sagen Sie beim Beginn von Gesprächen und Pflegeinteraktionen immer, worum es geht: Demenzkranke Menschen können das nämlich nicht aus dem Kontext schließen.
- Wenn die BewohnerInnen bei plötzlichen Geräuschen (Türenknallen etc.) erschrecken oder Anzeichen von Unruhe zeigen, kann ein Hinweis auf die Ursache des Lärms sie wieder beruhigen.
- Für das Verständnis des Pflegegeschehens ist es wichtig, dass Sie jede Handlung ankündigen und nötigenfalls erklären.
- Komplexere Handlungen sollten in möglichst viele kleine Schritte unterteilt werden.
- Es kann den Betroffenen helfen, wenn Sie sie beim Waschen an jedes Körperteil erinnern *(das Gesicht, die Augen, * die Nase, und'n Mund.)*.
- Wenn Sie Pflegetätigkeiten mehrmals erklären müssen, können Sie dafür entweder wortgleiche oder Umformulierungen verwenden. Hierüber sind sich die Gelehrten uneins: Die einen sagen, Sie sollten dies immer wortgleich tun und immer mit denselben Gesten begleiten, weil Änderungen des Wortlauts Menschen mit Demenz verwirren können und ihre Verarbeitungskapazitäten über-

fordern. Die anderen behaupten, Umformulierungen würden zum gewünschten Ergebnis führen. Da hilft wohl nur, beide Varianten auszuprobieren. Aber egal, wie Sie sich entscheiden: Bleiben Sie dabei möglichst ruhig und sprechen Sie so, als würden Sie alles zum ersten Mal erklären, auch wenn's schwer fällt!

- Anleitungen müssen einfach sein und Schritt für Schritt erfolgen. So kann es beispielsweise vorkommen, dass demente BewohnerInnen Sie nur ratlos anschauen, wenn Sie sie zum Gesichteincremen auffordern. Wenn Sie sie aber bitten, die Cremedose zu öffnen, etwas Creme herauszunehmen und sie erst in den Händen und dann im Gesicht zu verteilen, kann es sein, dass sie noch dazu in der Lage sind, diese Teilschritte selbstständig durchzuführen. Dasselbe gilt oft auch für das Gesichtwaschen, Zähneputzen und Rasieren.
- Auch Aufforderungen müssen eindeutig formuliert werden. Vermeiden Sie beispielsweise Aufforderungen in Frageform, weil dadurch zu viel Energie und Konzentration für eine Entscheidung und eine Antwort verbraucht wird. Auch kann es passieren, dass demente BewohnerInnen aus einer Versagensangst heraus prinzipiell ablehnen, wenn Sie sie fragen, ob sie etwas selbst machen möchten.
- Wer sie aber aktivieren und ihnen Erfolgserlebnisse verschaffen möchte, der sollte klar und eindeutig um ihre Mithilfe bitten. Verzichten Sie dabei zu Gunsten der Einfachheit und Verständlichkeit auch auf höfliche Abschwächungen. Sagen Sie also besser *jetzt die Hände waschen* statt *können Sie sich jetzt bitte mal eben die Hände waschen?* Vergessen Sie nicht, sich anschließend für die Mithilfe zu bedanken beziehungsweise selbstständige Handlungen angemessen loben.
- Bedenken Sie beim Auffordern, dass das Vormachen einzelner Handgriffe in der Regel effektiver ist als jede Erklärung. Drücken Sie den BewohnerInnen die benötigten Gegenstände (z. B. Kamm, Gabel) einfach in die Hand und machen Sie die erforderliche Bewegung pantomimisch vor. Damit können Sie apraktischen Ausfällen entgegenwirken und ehemals automatisierte, weil früher so oft erledigte Prozesse wieder in Gang setzen.
- Machen Sie sich nichts draus, wenn es trotzdem nicht klappt: Lassen Sie die BewohnerInnen (etwa durch einen Themen- oder Ortswechsel) Abstand gewinnen und versuchen Sie es später noch einmal.
- Viele demenzkranke Menschen können sich nicht lange auf eine Sache konzentrieren. Lenken Sie deshalb ihre Aufmerksamkeit, zum Beispiel zu Beginn neuer Tätigkeiten oder wenn ihre Mithilfe erforderlich ist, durch namentliche Anrede wieder auf das Pflegegeschehen.
- Die Anrede mit dem Namen ist auch zu empfehlen, wenn man die Betroffenen aus einer Position heraus ansprechen oder berühren muss, in der man für sie nicht sichtbar ist (wenn man ihnen z. B. den Rücken oder das Gesäß wäscht).
- Wenn Sie den BewohnerInnen Gelegenheit geben, noch eigene Entscheidungen zu treffen, können Sie sie unterstützen, indem Sie die Alternativen nicht nur

verbal benennen, sondern sie auch «dinglich» beziehungsweise optisch präsentieren. Fragen Sie also eine demente Bewohnerin nicht bloß, ob sie das blaue Kleid oder den grünen Rock anziehen möchte – halten Sie ihr die Kleidungsstücke vor!

- Viele Betroffene im fortgeschrittenen Krankheitsstadium sind nicht mehr in der Lage, eigene Entscheidungen zu treffen: Die vorgeführten Alternativen verwirren und verunsichern sie. Wenn Sie also einem dementen Bewohner etwas zu trinken anbieten, fragen Sie nicht, ob er Kaffee oder Tee oder etwas ganz anderes will. Wenn Sie wissen, dass der Betreffende gerne Tee trinkt, geben Sie ihm eine Tasse und sagen *Hier ist Ihr Tee!* Dasselbe gilt auch für die Kleidung: Treffen Sie eine Vorauswahl und arrangieren Sie sie in der richtigen Reihenfolge (Unterwäsche und Strümpfe auf der Oberbekleidung).
- Oftmals wird die Frage, ob er/sie aufs Klo müsse, von demenzkranken Menschen verneint. Um eine Auseinandersetzung hierüber zu verhindern und gleichzeitig die Inkontinenz so lange wie möglich hinauszuzögern, sollten Sie die Betroffenen beizeiten ohne Orts- oder Richtungsangabe einfach zum Mitgehen auffordern. Führen Sie sie plaudernd zur Toilette und fordern Sie sie dort auf, sich auszukleiden. Meist leisten sie dann keinerlei Widerstand.
- Sollten sie beim Klogang unruhig sein oder nicht auf der Toilette sitzen bleiben wollen, können Sie versuchen, sie eventuell mit Musik oder dem Halten beziehungsweise Anschauen eines Buches, einer Illustrierten abzulenken.
- Obwohl Kompromissbereitschaft in Bezug auf das Waschen Ihr Verhältnis zu dementen BewohnerInnen vereinfachen oder gar verbessern kann, können Sie nicht jedes Mal darauf eingehen, wenn sie die Durchführung der Körperpflege ablehnen. Ignorieren Sie in diesem Fall ihren Widerspruch, aber vermeiden Sie Rechthaberei und vor allem Machtspielchen. Gehen Sie stattdessen verständnisvoll oder beschwichtigend auf ihre Gefühle ein, während Sie die nötige Tätigkeit einfach einleiten.
- Zum Umgang mit Konflikten ist Folgendes zu sagen: Halten Sie sich immer wieder vor Augen, dass Aggressionen demenzkranker Menschen nicht geplant und nicht gegen Sie persönlich gerichtet, sondern Ausdruck von Ohnmacht und Angst sind. Sie gehen so plötzlich wie sie kommen und werden von den Betroffenen auch schnell wieder vergessen. Sie tun sich selbst und ihnen einen Gefallen, wenn Sie ebenfalls versuchen, unangenehme Vorfälle schnell zu vergessen und nicht nachtragend zu sein.
- Argumentieren, kritisieren, Strafen androhen oder Aggression mit Aggression beantworten: All diese alltäglichen Formen der Auseinandersetzung helfen im Umgang mit dementen BewohnerInnen in keiner Weise weiter. Im Gegenteil, sie schaffen nur noch mehr Feindseligkeit und ängstliche Erregung. Versuchen Sie deshalb entweder, den Anlass für die Aufregung der BewohnerInnen herauszufinden, aggressives Verhalten einfach zu ignorieren oder sie mit allen

Ihnen zur Verfügung stehenden Mitteln (rausgehen lassen, Thema wechseln, vgl. Kap. 9) abzulenken.

- Wenn Sie demenzkranken Menschen das Essen anreichen, sollten Sie viel Zeit mitbringen. Versuchen Sie, Ablenkungen möglichst zu vermeiden. Ein Gespräch bei Tisch kann den Betroffenen zum Beispiel Freude bereiten. Wenn Sie allerdings merken, dass es sie zu sehr ablenkt oder überfordert, sollten Sie es besser vor oder nach der Mahlzeit damit probieren.
- Es ist sinnvoll, die BewohnerInnen hin und wieder an das Kauen und Runterschlucken zu erinnern.

Weiterführende Literatur

Arens, F.: «Haben Sie auch Angst?» Ergebnisse einer Untersuchung zur Kommunikation zwischen Pflegenden und dementierenden alten Menschen. Pflegezeitschrift (2003) 12: 2–8.

Baik, B.: Wenn der Verstand verloren geht... Altenpflege (1995) 9: 583–586.

Becker, J.: «Gell, heut geht's wieder auf die Rennbahn». – Die Handlungslogik dementer Menschen wahrnehmen und verstehen. 3. Auflage. Arbeitszentrum Fort- u. Weiterbildung Elisabethenstift Darmstadt, Darmstadt 2002.

Bell, V.; Troxel, D.: Personenzentrierte Pflege bei Demenz. Ernst Reinhardt Verlag, München 2004.

Berghoff, I.: Förderpflege mit Dementen. Ullstein Medical, Wiesbaden 1999.

Beyer, S.: «Bring mir mal den Bluckibumm». Dr. med. Mabuse (2004) 152: 25–27.

Chapman, A.; Jackson, G. A.; McDonald, C.: Wenn Verhalten uns herausfordert... Ein Leitfaden für Pflegekräfte zum Umgang mit Menschen mit Demenz. Demenz Support Stuttgart gGmbH, Stuttgart 2004.

Ekman, S. L.; Norberg, A.; Viitanen, M.; Winblad, B.: Pflege dementer Patienten mit schweren Verständigungsproblemen. Pflege 7 (1994) 3: 219–227.

Füsgen, I. (Hrsg.): Sprech- und Schluckstörungen – Problemfeld in der Demenztherapie. 9. Workshop des «Zukunftsforum Demenz». Medical Tribune Verlagsgesellschaft mbH, Wiesbaden 2003.

Fuhrmann, I.: Die Briefe meiner Mutter. Altenpflege (2000) 2: 32–35.

Hodgson, H.: Alzheimer's. Finding the Words. A Communication Guide for Those Who Care. John Wiley, New York etc. 1995.

Karotsch, D.: «Nur meine Gefühle sind mir geblieben». Altenpflege (1996) 2: 108–113.

Killick, J.; Allan, K.: Communication and the care of people with dementia. Open University Press, Buckingham/Philadelphia 2001.

Kitwood, T.: Demenz. Der person-zentrierte Ansatz im Umgang mit verwirrten Menschen. 5. Auflage. Verlag Hans Huber, Bern 2008.

Krämer, G.: Alzheimer-Kranke betreuen. 2. Auflage. TRIAS, Stuttgart 2001.

Krebs, R.: Pflegeproblem: Verwirrtheit. Pflege und Begleitung verwirrter, alter Menschen. Die Schwester/Der Pfleger (1991) 8: 708–710.

Lind, S.: Lebensgeschichtliche Elemente nutzen. Pflegezeitschrift (2001) 2: 106–108.

Mace, N. L.; Rabins, P. V.: Der 36-Stunden-Tag. 5., vollst. überarb. u. erw. Auflage. Verlag Hans Huber, Bern 2001.

Miesen, B.: «So blöd bin ich noch lange nicht!». TRIAS, Stuttgart 1996.

Orange, J. B.; Colton Hudson, A.: Enhancing communication in dementia of the Alzheimer's type: Caregiver education and training. Topics in Geriatric Rehabilitation 14 (1998) 2: 56–75.

Powell, J.: Hilfen zur Kommunikation bei Demenz. Kuratorium Deutsche Altershilfe, Köln 2002.

Re, S.: Die Sprache der Mimik. Pflegezeitschrift (2004) 3: 185–189.
Sabat, S. R.: The experience of Alzheimer's disease: Life through a tangled veil. Blackwell Publishers, Massachusetts 2001.
Sachweh, S.: Spurenlesen im Sprachdschungel: Kommunikation und Verständigung mit demenzkranken Menschen. Verlag Hans Huber, Bern 2008.
Schmitt, E. M.; Wojnar, J.: Leitlinien zum Umgang mit Verwirrten. Vincentz, Hannover 1999.
Schützendorf, E.: Schleusen im Meer der Ver-rücktheit. Altenpflege (1996) 4: 261–265.
Stock, U.: Wo bist du, Mutter? DIE ZEIT 18 (25. April 2002): 65.
Trilling, A. et al.: Erinnerungen pflegen. Unterstützung und Entlastung für Pflegende und Menschen mit Demenz. Vincentz, Hannover 2001.
Wojnar, J.: Zwischen zwei Welten. Altenpflege (2000) 2: 36–39.
Zgola, J. M.: Etwas tun! 2. Auflage. Verlag Hans Huber, Bern 1999.

Erfahrungsberichte Betroffener

Andersson, B.: Am Ende des Gedächtnisses gibt es eine andere Art zu leben. 2. Auflage. Brunnen Verlag, Gießen 2007.
Braam, S.: Ich habe Alzheimer. Wie die Krankheit sich anfühlt. 2. Auflage. Beltz, Weinheim/Basel 2007.
Bryden, C.: Dancing with dementia. Jessica Kingsley Publishers, London 2005. (**dt.:** Mein Tanz mit der Demenz. Verlag Hans Huber, Bern 2011.)
DeBaggio, T.: Losing My Mind. The Free Press, New York 2002.
DeBaggio, T.: When it Gets Dark. The Free Press, New York 2003.
Friel McGowin, D.: Living in the Labyrinth. A Personal Journey through the Maze of Alzheimer's. Delta Book/Dell Publishing, New York 1995.
Heimhilger, L.: Ich verliere mich. novum Verlag, Neckenmarkt 2008.
Hummel, K.: Gute Nacht, Liebster. Bastei Lübbe, Bergisch Gladbach 2009.
Offermans, C.: Warum ich meine demente Mutter belüge. Kunstmann, München 2007.
Peterson, M.: Du denkst, du weißt alles. Atrium Verlag, Zürich 2006.
Rose, L.: Larry's Way. Another Look at Alzheimer's from the Inside. Universe, New York

Internetadressen

http://www.alzheimerforum.de
http://www.demenz-ratgeber.de
http://www.neurolabor.de (hier unter «Publikationen» die Nummern 5 + 7 von «Neuro's»)

Lehrvideos

Kainz, M.: Der Tag, der in der Handtasche verschwand. Köln 2000.
Markgraf, K.: Interaktionen mit dementen Menschen. Axis Kommunikation GmbH, Hamburg 2005.
Universität Zürich/Zentrum für Gerontologie (www.zfg.uzh.ch): Zeichensprachen. Signale des emotionalen Ausdrucks von Menschen mit Demenz. Zürich 2009.
Vincentz Network: Demente Menschen pflegen. Hannover 2004.

16. Kommunikation mit nicht mehr sprachfähigen Menschen

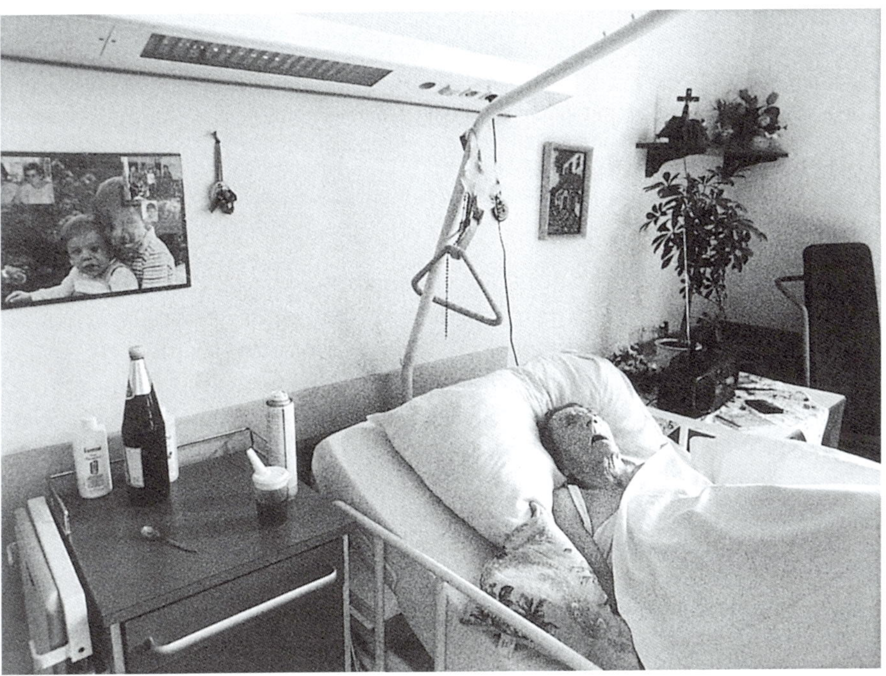

Abbildung 16-1: Mit bettlägerigen alten Menschen, die nicht mehr sprechen können oder wollen, ist die Kommunikation besonders schwierig. (Foto: Lubomir Tükör)

«Kommt, reden wir zusammen. Wer redet, ist nicht tot.» Gottfried Benn

Alterserkrankungen wie Morbus Parkinson oder die Alzheimer-Demenz sowie komatöse Zustände beispielsweise nach einem Schädel-Hirn-Trauma und auch der Sterbeprozess können bewirken, dass die Betroffenen irgendwann all ihre

Sprachfähigkeiten verlieren und infolgedessen verstummen. Sie können nicht mehr mitteilen, ob es ihnen gefällt, wie man mit ihnen umgeht, und ob und wo sie Schmerzen haben. Vielfach können weder Ärzte noch Pflegende sagen, ob sie einen noch hören beziehungsweise verstehen können, und was sie von ihrer Umwelt noch mitbekommen. Im Folgenden möchte ich Beispiele für (16.1) und Tipps zur Kommunikation mit nicht mehr sprachfähigen BewohnerInnen geben (16.2).

16.1 Beispiele

Denkanstoß

Was tun Sie, wenn Sie einen Menschen waschen sollen, der selbst nicht mehr sprechen kann? Reden Sie trotzdem mit ihm, oder erledigen Sie die notwendigen Pflegehandlungen schweigend? Kommt es Ihnen albern vor, mit jemandem zu sprechen, der Sie vielleicht weder hören noch sehen kann?

Die überwiegende Mehrheit der Pflegenden gibt sich große Mühe, auch diesen sprachunfähigen BewohnerInnen Informationen über das Pflegegeschehen zu geben und ihnen durch den Klang ihrer Stimme Trost und Sicherheit zu vermitteln. Leider verhalten sich jedoch einige wenige im Umgang mit Menschen, die nicht mehr sprechen können, zuweilen gedankenlos, unsensibel oder herablassend. So spotten einige über das Körpergewicht der Betroffenen *(Boah da muss ich ja en Kran holen!)*, andere klagen über unangenehme Körpergerüche *(Nein, das stinkt schon wieder – da braucht man nur ans Bett gehen…)*. Pflegende, die so sprechen, verhalten sich unmenschlich. Sie verstoßen gegen die sonst üblichen Regeln von Anstand, Respekt, und Höflichkeit. Aber: Warum tun sie das? Zwei Gründe halte ich für wahrscheinlich. Entweder gehen sie von der Annahme aus, dass die Betroffenen ohnehin nichts mehr mitbekommen. Das ist meines Wissens jedoch äußerst fragwürdig: Selbst Koma-PatientInnen können sich nach dem Erwachen oftmals an vieles von dem erinnern, was zu ihnen gesagt wurde. Oder sie glauben, sich ein solch beleidigendes Verhalten angesichts der Wehrlosigkeit der Pflegebedürftigen leisten zu können… quasi als Ventil für ihre eigenen Gefühle von Stress, Überforderung oder Ekel. Ich persönlich finde das absolut inakzeptabel.

Manche Pflegepersonen schaffen es jedoch, selbst mit sprachlosen Menschen so etwas wie einen Dialog zu führen – indem sie versuchen, nachzuvollziehen, wie der andere sich gerade fühlt, und indem sie nicht nur für sich, sondern auch für ihn sprechen.

In Beispiel 113 führt eine Pflegerin die Morgentoilette bei einer verstummten, aber noch nicht bettlägerigen Parkinson-kranken Frau durch. In diesem Ausschnitt holt sie Frau L. vom Topfstuhl. Das Besondere an ihrem Verhalten ist, dass sie die Bewohnerin nicht nur an ihren Gedanken teilhaben lässt, sondern sich auch überlegt, wie diese die Situation erleben mag:

Beispiel 113

01 P: So. Wolln wir mal schaun ob des * geklappt hat, hm? **
02 Muss ich Ihnen ne Unterlage bereitlegen. ***
03 (In die Mitte ein V machen.) ** Hm? *
04 Muss ich * doch nochma Handschuhe anziehn? ***
05 >Bisschen Papier.<
06 >Reicht gar nich. *** So.< ***
07 So Frau W. ich stell Sie jetz mal wieder auf die Füße, ** gell? **
08 So. Schlechter Stuhl. Der rollt einfach * wohin er will.
09 Un nich dahin wo wir wollen, gell? *
10 So Frau W. probiern Sie mal auf den * Füßen zu stehn? **
11 Oh. <Ja wunderbar Frau W.> * Ganz toll. **
...
12 Wirklich prima hat das geklappt Frau W. ** Hm?
13 Das is doch sicher ne Erleichterung, gell?
14 Wenn man mal was loswird. ***
15 Da brauch ich Ihnen ja eigentlich nich so'n großes Ding
16 reinmachen, oder? *
17 Oder machen wir's vielleicht doch mal vorsichtshalber. *
18 Kann man nie wissen ob nochmal was kommt. *** So. **
19 Da bin ich aber froh Frau W., hm?
20 Und Sie sicher auch, ** dass es geklappt hat. ***
21 Kommt da nochma was? *
22 Oder war das jetz nur Luftikus? *
23 (War das alle) Luft?

Zunächst kündigt sie der Bewohnerin das baldige Ende der «Sitzung» an (*Wolln wir mal schaun ob des geklappt hat.*, Z. 01). Dabei scheint sie Frau W. mit dem Pflege-Wir in die Aktivität einbeziehen zu wollen. Im Folgenden benennt sie (jetzt wieder in der Ichform) der Reihe nach alle Utensilien, die sie sich für die Durchführung der Intimpflege bereitlegt (Z. 02–05). Das eigentliche Säubern führt sie dann konzentriert und schweigend durch. Mit einem gliedernden *So* und der Aufmerksamkeit heischenden namentlichen Anrede (Z. 10) schließt sie diese Tätigkeit ab. Anschließend bereitet sie die Bewohnerin darauf vor, dass sie sie jetzt zum Aufstehen bewegen möchte. Weil der Stuhl seitlich wegrollt, als sie ihr aufzuhelfen versucht, lässt Frau W. sich ängstlich wieder zurücksinken. An dieser Stelle nun versucht die Pflegerin, sich in die Bewohnerin hineinzuversetzen. Sie drückt ihre Empathie aus, indem sie formuliert, was die verstummte Bewohnerin denken könnte: *Schlechter Stuhl. Der rollt einfach wohin er will.* (Z. 08). Nachdem sie die Bremsen fest angezogen hat, fordert sie Frau W. noch einmal auf, sich hinzustellen (Z. 09).

Ein Blick in den Topf bewirkt nun einen lautstarken Begeisterungssturm: Mit den Worten *ja wunderbar* und *ganz toll* (Z. 11) kommentiert die Pflegerin den erfolgreichen Stuhlgang. Diese Begeisterung wirkt etwas übertrieben, um nicht zu sagen babyhaft infantilisierend; sie rührt jedoch daher, dass Frau W. wie die meisten Parkinson-Patienten unter chronischer Verstopfung leidet. Entsprechend erfreut kommt die Pflegerin im weiteren Verlauf des Ausschnitts noch zweimal darauf zurück (Z. 11–14, 19/20). Auch in diesem Zusammenhang versucht sie wieder, sich in die Bewohnerin zu versetzen und sich die Gefühle hinter dem maskenhaft starren Gesicht vorzustellen; sie vermutet, dass Frau W. jetzt sicher *froh* (Z. 20) und *erleichtert* (Z. 13) ist.

Auffällig ist ferner, dass sie die Bewohnerin im Folgenden an ihren pflegebezüglichen Gedanken teilhaben lässt: Sie überlegt laut, ob angesichts der erfolgreichen Abfuhr nicht auch eine kleine Einlage reicht, entscheidet sich aber schließlich sicherheitshalber dagegen (Z. 15–18). Auch hierbei steht das Nachvollziehen der möglichen Gefühle der Bewohnerin im Vordergrund; sie verdeutlicht der alten Dame, dass sie ihr *so'n großes Ding* (Z. 15) eigentlich lieber ersparen möchte.

Schließlich reagiert sie auch verbal auf die «Winde», die der Bewohnerin entfahren. Mit drei Fragen (Z. 21–23) lässt sie sie an ihren Deutungen beziehungsweise Überlegungen teilhaben. Es zeigt sich also, dass sie im Umgang mit der Verstummten nicht nur nicht schweigt – sie stellt ihr sogar viele Fragen und verdeutlicht durch die Anhängsel *hm?*, *gell?* und *oder?*, wie sehr ihr an einem Feedback, an einer Reaktion der Bewohnerin gelegen wäre.

Auch in Beispiel 114 ist zu sehen, wie eine Pflegeperson sich bemüht, sich in eine globalaphasische Bewohnerin hineinzuversetzen, die nicht mehr sprechen kann. In diesem Ausschnitt ist sie gerade dabei, ihr ein frisches Nachthemd anzuziehen:

Beispiel 114

01 P: Dein Nachthemd. Ein besonders schönes.
02 B: LACHT? *
03 P: Ja das glaub ich jetz ja.
04 Magst du das Nachthemd leiden? **

05 Ich denk. Is schön, ne?
06 Schön lang. ** Hat auch Ärmelchen. **
07 Knöpfe * hat's auch.
08 B: LACHT TONLOS? ** STÖHNT?
09 P: Und es passt sogar bisschen zu deiner Wäsche hier.
10 Oh schön. >LACHT<
11 B: GLUCKST; LACHT

Auffällig an ihrem Verhalten ist, dass sie nicht nur überhaupt mit der (von allen Pflegenden geduzten) Bewohnerin redet – sie kommuniziert auch über das pflegerisch Notwendige hinaus mit ihr und betreibt so Beziehungspflege. Durch die Frage, ob der Bewohnerin das Nachthemd gefalle (Z. 04), gibt sie ihr zu verstehen, dass sie sie nicht nur als zu pflegendes Objekt, sondern als Menschen mit eigenen Vorlieben und Neigungen sieht. Da die Bewohnerin zwar nicht mehr sprechen, wohl aber (wenn auch nicht eindeutig) mimisch auf ihre Worte reagieren kann, wartet sie eine Weile auf eine Reaktion. Erst dann verdeutlicht sie, dass sie sehr wohl annimmt, dass ihr das Nachthemd gefällt. Diese Annahme beruht auf biografischem Wissen: Sie weiß, dass die alte Dame eine Vorliebe für schöne Kleidung und harmonische Farbkombinationen hat. Entsprechend zählt sie im Folgenden (quasi an Stelle der Bewohnerin) einige Vorzüge auf, die das Kleidungsstück hat. Es sei *schön lang* (Z. 06), habe *Ärmelchen* (Z. 06) und sogar *Knöpfe* (was bei Kleidungsstücken, die in einer Großwäscherei gereinigt werden, keineswegs eine Selbstverständlichkeit ist!; Z. 07). Abschließend stellt sie fest, dass das Nachthemd sogar farblich zur Bettwäsche passt (Z. 09). Insgesamt unterstellt sie, dass sie und die Bewohnerin die Freude über diesen ästhetischen Genuss teilen. Damit rückt sie bewusst etwas in den Vordergrund, das beide trotz der vielen Unterschiede in Bezug auf Gesundheit, Lebensumstände und Selbstständigkeit verbindet.

Die Sprache, die sie im Umgang mit der Verstummten benutzt, ist nicht nur auffallend einfach – sie enthält auch einige Elemente der Babysprache, nämlich die häufige Verwendung des Wortes *schön* (Z. 01, 05, 06, 10), die Verniedlichung *Ärmelchen* (Z. 06) und das babyhafte Kompliment *oh schön* (Z.10). Das mehrmalige Lachen der Bewohnerin lässt jedoch darauf schließen, dass sie ihr diese Sprechweise nicht übel nimmt, und dass ihr die liebevolle, persönliche Zuwendung der Pflegerin gut tut.

An einem letzten Ausschnitt möchte ich schließlich zeigen, dass manche Pflegepersonen beim Sprechen mit Verstummten sogar die Rollen beider GesprächspartnerInnen übernehmen, das heißt auch an Stelle der BewohnerInnen reden. Damit imitieren sie gewissermaßen ein normales Gespräch. In Beispiel 115 führt eine Pflegerin die Morgentoilette bei einer Bewohnerin durch, die sich im letzten

Stadium der Alzheimer-Demenz befindet und nicht mehr auf Ansprache reagiert. Obwohl die Pflegenden vermuten, dass Frau L. taub und blind ist, spricht diese Pflegerin doch unentwegt (und durchaus nicht nur über die Pflegetätigkeiten) mit ihr:

Beispiel 115[3]

01 P: Frau L. * Loslassen.
02 Sons kann ich Sie nich zurückdrehn. * So.
03 Da sind Se widder.
04 **War's schlimm, he?** * LANG GEDEHNT **Nö,** ge? *
05 **Gibt Schlimmeres,** he? *** So.
06 Tun wir hier noch waschen. *
07 Damit Sie frisch sin, ge? Frau L. *
08 Sie ham kalte Hä/ nich kratzen.
09 **Des juckt,** ge?
10 Wenn Sie immer so Plastikzeug rumhaben.

Die Pflegerin versucht, die Aufmerksamkeit der Bewohnerin immer wieder durch die namentliche Anrede auf sich zu ziehen (Z. 01, 07). Die an die alte Dame gerichteten Aufforderungen sind ausgesprochen kurz und leicht zu verstehen (Z. 01, 08). Einzelne Pflegeschritte kündigt sie nicht nur an (Z. 06), sondern sie begründet sie auch (Z. 02, 07).

Es wird deutlich, dass sie sie sehr genau beobachtet. An mehreren Stellen spricht sie aus, was Frau L. vielleicht hätte sagen können, wäre sie noch dazu in der Lage (Z. 03, *Sie ham kalte Hä/*, 08). Aber nicht nur das: Sie versetzt sich auch in die Lage der Bewohnerin und zeigt Mitgefühl beziehungsweise Verständnis für deren mögliche Empfindungen. So macht sie beispielsweise deutlich, dass sie das vermutlich durch die Inkontinenzeinlage hervorgerufene Kratzbedürfnis nachempfinden kann: *Des juckt, ge? Wenn Sie immer so Plastikzeug rumhaben* (Z. 09/10).

Außerdem erkundigt sie sich nach dem Befinden der Bewohnerin (Z. 04) – und das, obwohl sie genau weiß, dass ihr Frau L. nicht antworten kann. Die Fragen, die sie ihr stellt (z. B. *War's schlimm?*), beantwortet sie jeweils nach einem prüfenden Blick ins Gesicht der alten Dame selbst (*Nö, ge? Gibt Schlimmeres.*, Z. 04).

Insgesamt gesehen gelingt es ihr in bewundernswerter Weise, nicht nur respektvoll mit der Bewohnerin umzugehen, sondern ihr quasi auch ihre Stimme zurückzugeben.

16.2 Tipps zur Kommunikation mit nicht mehr sprachfähigen Menschen

«*Wenn jemand spricht, wird es hell.*» Sigmund Freud

Natürlich kann man mangels eindeutiger Reaktionen der BewohnerInnen nicht beweisen, dass und welche kommunikativen Strategien gut für den Umgang mit nicht mehr sprachfähigen Menschen geeignet sind. Dennoch halte ich es für ein Qualitätsmerkmal menschenwürdiger Pflege, wenn Pflegende grundsätzlich davon ausgehen, dass verstummte BewohnerInnen noch etwas von dem Geschehen um sie herum mitbekommen und deshalb nicht nur nonverbal mit ihnen kommunizieren, sondern auch mit ihnen reden.

- Sprechen Sie deshalb mit nicht mehr sprachfähigen Menschen wie mit anderen BewohnerInnen auch: Benutzen Sie eine möglichst einfache Sprechweise, um einzelne Pflegeschritte anzukündigen oder zu erklären. Geben Sie den Betroffenen bewusst einige Sekunden Zeit, um das Gehörte zu verarbeiten beziehungsweise zu verstehen, bevor sie mit pflegerischen Tätigkeiten beginnen.
- Es dient der Beziehungspflege, wenn Sie auch über pflegeferne Themen reden. Mit ein bisschen Smalltalk können Sie zeigen, dass Sie die Betroffenen noch als Menschen mit eigener Lebensgeschichte und eigenen Gefühlen wahrnehmen.
- Vergessen Sie nicht, Anfang und Ende der gemeinsamen Interaktion durch eine Begrüßung und eine Verabschiedung zu verdeutlichen. Um ein Wiedererkennen zu vereinfachen, ist es sinnvoll, sich jedes Mal von neuem namentlich vorzustellen.
- Wertschätzung und Zuwendung können Sie unter anderem dadurch vermitteln, dass Sie nicht mehr sprachfähige BewohnerInnen an Ihren Gedanken und Überlegungen teilhaben lassen.
- Bemühen Sie sich nicht nur, sich vorzustellen, wie es den betreffenden BewohnerInnen gehen mag, wie sie die Situation erleben, und was sie fühlen könnten. Versuchen Sie, Ihre Eindrücke in Worte zu fassen. Dadurch geben Sie den nicht mehr sprachfähigen Menschen ein Feed-back darüber, wie Sie ihre Körpersprache erleben und ihr Befinden einschätzen.
- Gewöhnen Sie sich an, ein Gespräch zu imitieren, indem Sie für sich und die BewohnerInnen sprechen. Dadurch fällt es Ihnen über kurz oder lang nicht nur leichter, sich in sie hineinzuversetzen – Sie können dadurch wenigstens symbolisch auch die Kommunikationsunfähigkeit der verstummten Menschen überwinden. Zudem tun Sie dadurch nicht nur den BewohnerInnen, sondern auch sich selbst etwas Gutes: Sie erfüllen das sonst so schwer auszuhaltende Schweigen mit Leben.

- Eignen Sie sich in entsprechenden Fortbildungen die Methoden der Basalen Stimulation (®in der Pflege) oder der basalen Kommunikation an, um auch körpersprachlich, nonverbal Kontakt zu den betroffenen BewohnerInnen aufnehmen zu können. Auch grundlegendes musiktherapeutisches Wissen ist in diesem Zusammenhang hilfreich.

Weiterführende Literatur

Bienstein, C.; Fröhlich, A.: Basale Stimulation in der Pflege. Kallmeyer, Seelze-Velber 2003.

Hubbard, G.; Cook, A.; Tester, S.; Downs, M.: Beyond words. Older people with dementia using and interpreting nonverbal behaviour. Journal of Aging Studies (2002) 16: 155–167.

Lugton, J.: Kommunikation mit Sterbenden und ihren Angehörigen. Ullstein Mosby, Berlin/Wiesbaden 1995.

Mall, W.: Kommunikation ohne Voraussetzungen mit Menschen mit schwersten Beeinträchtigungen – ein Werkheft. 6. Auflage. «Edition Schindele» im Universitätsverlag Winter, Heidelberg 2008.

Nelson, D.: Die Kraft der heilsamen Berührung. Alte Menschen, Kranke und Sterbende liebevoll umsorgen. Kösel-Verlag, München 1996.

Otterstedt, C.: Der nonverbale Dialog. Verlag modernes Lernen, Dortmund 2005.

Zieger, A.: Informationen und Hinweise für Angehörige von Schädel-Hirn-Verletzten und Menschen im Koma und Wachkoma. 9. Auflage. Eigenverlag, Oldenburg 2004.

Erfahrungsberichte Betroffener

Bauby, J.-D.: Schmetterling und Taucherglocke. 8. Auflage. Deutscher Taschenbuch Verlag, München 2009.

Rafael, S.: Kopfzerbrechen. Mabuse, Frankfurt 2006.

Tavalaro, J.: Bis auf den Grund des Ozeans. 16. Auflage. Herder Verlag, Freiburg i. Br. 2009.

Vigand, P; Vigand, S.: Verdammte Stille. Diana Verlag, München/Zürich 1999.

Internetadressen

www.a-zieger.de
www.basale-kommunikation.de

17. Fazit

«Wir sind nicht nur verantwortlich für das, was wir tun, sondern auch für das, was wir nicht tun.» Jean-Baptiste Molière

Wie Sie beim Lesen dieses Buches sicher gesehen haben, ist es gar nicht nötig, dass Sprachwissenschaftler sich effektive Verhaltensweisen für den Umgang mit pflegebedürftigen Menschen ausdenken: Vorbildliche kommunikative Verhaltensweisen sind in jedem Pflegeheim bei einer Reihe von MitarbeiterInnen zu beobachten. Ich möchte mich deshalb noch einmal bei all denjenigen bedanken, die es mir gestattet und ermöglicht haben, ihnen bei der Arbeit zuzuhören und ihre Fähigkeiten an andere weiterzuvermitteln.

Abschließend seien in aller Kürze noch einmal diejenigen Strategien aufgelistet, die sich im Umgang mit allen BewohnerInnen als sinnvoll erwiesen haben.

Innere Einstellung

- Geduld haben, Zeit lassen können

BewohnerInnen als Erwachsene behandeln

- möglichst keine Babysprache, keine verkindlichende Behandlung
- nicht für/an Stelle von noch sprachfähigen BewohnerInnen reden
- BewohnerInnen selbst, und nicht etwaige Begleiter wie zum Beispiel Angehörige ansprechen
- nicht in deren Anwesenheit über BewohnerInnen reden
- BewohnerInnen prinzipiell siezen, nur auf eigenen Wunsch hin duzen

Gegenseitiges Verstehen fördern

- Hintergrundgeräusche reduzieren
- Gesicht zuwenden, Blickkontakt herstellen
- nonverbale Kommunikation gezielt und unterstützend einsetzen
- gleich bleibende Pflegeroutine (immer gleicher Ablauf) einführen
- Pflege sprachlich begleiten; Handlungen ankündigen, erklären
- möglichst nicht gleichzeitig sprechen und handeln (lassen)

Sprechweise

- deutlich sprechen
- nur einen Gedanken pro Äußerung ausdrücken
- kurze Pausen zwischen einzelnen Äußerungen machen

Komplexität der Sprache

- kurze, einfache Äußerungen verwenden

Lautstärke

- normal sprechen, nicht schreien

Aufmerksamkeitssteuerung

- durch namentliche Anrede

Fragen

- möglichst einfache Ja-/Nein-Fragen oder solche, die man zur Not mit einem Wort beantworten kann, verwenden
- nicht mehrere Fragen auf einmal stellen

Aufforderungen

- kurz und einfach formulieren
- Frageform vermeiden

Wiederholungen

- nur bei demenzkranken Menschen Äußerungen wortgleich wiederholen, sonst umformulieren

Bei Verständnisschwierigkeiten

- eigenes Nichtverstehen in zumutbarem Maße ausdrücken
- aber: Inhalt wichtiger nehmen als die sprachliche Form!

Wohlbefinden fördern

- durch Humor
- gemeinsam singen, Musik hören

Ich hoffe, mit diesem Buch dreierlei gezeigt zu haben:

- Erstens benötigt man nicht nur Kenntnisse über die jeweilige Biografie, sondern auch Wissen um die Auswirkungen der typischen Alterskrankheiten auf die Kommunikationsfähigkeiten der BewohnerInnen, wenn man angemessen und respektvoll mit ihnen kommunizieren will. Deshalb halte ich es für empfehlenswert, sich selbst in Bezug auf diese Krankheiten und auch neue Pflegekonzepte etc. fort- und weiterzubilden.

- Zweitens kommt eine Verbesserung der Kommunikationsfähigkeiten nicht nur den Pflegebedürftigen, sondern auch einem selbst zugute: Je besser man auf die BewohnerInnen und ihre Ausdrucks- und Verständnisschwierigkeiten eingehen kann, desto weniger Missverständnisse und Auseinandersetzungen entstehen. Je verständlicher man sich auszudrücken in der Lage ist, desto weniger oft muss man sich wiederholen, und desto mehr Zeit bleibt für die Beziehungspflege. Ein an die Bedürfnisse der BewohnerInnen angepasstes Gesprächsverhalten dürfte also das Aufkommen von Stress und Frustrationen deutlich senken.
- Drittens schließlich ist an den vorgeführten Beispielen auch zu sehen, dass es nicht ausreicht, sich auf allgemein gültige Regeln zu verlassen: Wer vorbildlich mit kranken alten Menschen kommunizieren will, der muss bereit und fähig sein, sich auch immer wieder auf individuelle Schwierigkeiten einzustellen.

Sachregister

Verzeichnis der Cartoons von Elmar Frink

talkcare

Kommunikationstraining für Pflegekräfte
Dr. Svenja Sachweh

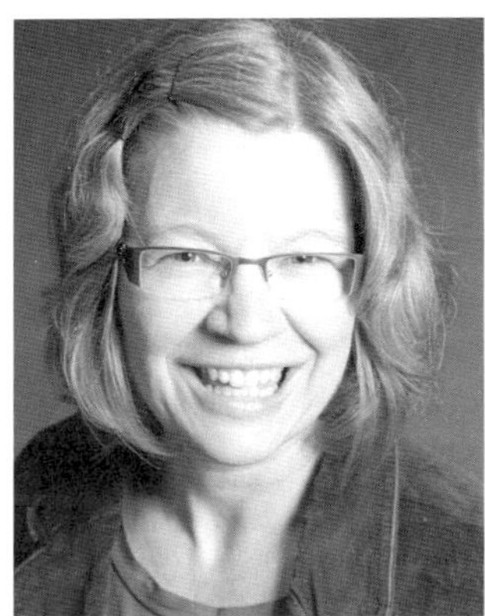

«Bloß meine Nase ist schon wieder weg. Meine Nase. Wo hab ich die jetzt wieder. Die muss doch jetzt hier sein! Wo hat sie die hingepackt? Hab ich nichts weiß ich nicht...»

Was meint Frau A. nur? Die Pflege demenziell erkrankter Menschen bringt nicht nur so manche Überraschung, sondern auch kommunikative Grenzerfahrungen mit sich. Nicht wenige Gespräche nehmen plötzlich eine absurde Wendung, oder sie versiegen angesichts der beiderseitigen Schwierigkeiten, einander zu verstehen, völlig. Weiß man jedoch über mögliche Umgangsstrategien der Betroffenen mit Wortfindungsstörungen Bescheid, wird in vielen Fällen klar, dass sich hinter der so ver-rückt klingenden Oberfläche des Gesagten durchaus ein verstehbarer Sinn verbirgt. Mit anderen Worten: Frau A. phantasiert hier nicht etwa von einer «Nasenprothese», sondern sie sucht nach ihren Taschentüchern …

Wenn Sie
- BewohnerInnen wie diese besser verstehen lernen wollen,
- sich Ihren BewohnerInnen besser verständlich machen wollen,
- mehr über krankheitsbedingte Kommunikationsbehinderungen wissen wollen,
- einfach neugierig sind, was Sie sich von vorbildlich kommunizierenden KollegInnen abschauen könnten,
- eine Inhouse-Schulung planen…

…dann werfen Sie doch einfach einen Blick auf meine Homepage oder fordern Sie unverbindlich weitere Informationen über meine Angebotspalette an!

Aktuelle Seminarthemen

- Kommunikation mit schwerhörigen und blinden Menschen
- Kommunikation mit aphasischen Menschen
- Kommunikation mit demenzkranken Menschen
  - Überblicksseminar
  - Verbale Kommunikation
  - Nonverbale Kommunikation
    - Grundkurs
    - Aufbaukurs
  - Konflikte bewältigen
  - «Notlügen»

Im Mittelpunkt meiner praxisorientierten Schulungen stehen echte Gespräche aus dem Pflegealltag sowie Tipps zu effektiven Kommunikationsstrategien.

Kontakt

Dr. Svenja Sachweh
Universitätsstr. 98
D-44799 Bochum
Telefon/Fax: (02 34) 5 88 28 86
sachweh@talkcare.de
www.talkcare.de

Bücher aus verwandten Sachgebieten

Altenpflege Gerontologische Pflege/Langzeitpflege

Barrick et al. (Hrsg.)
Körperpflege ohne Kampf
Personenorientierte Pflege von Menschen mit Demenz
2010. ISBN 978-3-456-84789-4

Becker/Kaspar/Kruse
H.I.L.DE.
Heidelberger Instrument zur Erfassung der Lebensqualität demenzkranker Menschen 2011. ISBN 978-3-456-84903-4

Bowlby Sifton
Das Demenz-Buch
Ein «Wegbegleiter» für Angehörige, Pflegende und Aktivierungstherapeuten
2., überarb. Auflage
2011. ISBN 978-3-456-84928-7

Breuer
Visuelle Kommunikation für Menschen mit Demenz
2009. ISBN 978-3-456-84768-9

Brooker
Person-zentriert pflegen
Das VIPS-Modell zur Pflege und Betreuung von Menschen mit einer Demenz
2008. ISBN 978-3-456-84500-5

Bryden
Mein Tanz mit der Demenz
2011. ISBN 978-3-456-84945-4

Davenport
«Giftige» Alte
Schwierige alte Menschen verstehen und konstruktiv mit ihnen umgehen
2009. ISBN 978-3-456-84706-1

Fitzgerald Miller
Coping fördern – Machtlosigkeit überwinden
Hilfen zur Bewältigung chronischen Krankseins
2003. ISBN 978-3-456-83522-8

Marshall/Allan
«Ich muss nach Hause»
Ruhelos umhergehende Menschen mit einer Demenz verstehen
2011. ISBN 978-3-456-84731-3

Sachweh
Spurenlesen im Sprachdschungel
Kommunikation und Verständigung mit demenzkranken Menschen
2008. ISBN 978-3-456-84546-3

Snyder
Wie sich Alzheimer anfühlt
2011. ISBN 978-3-456-84914-0

Taylor
Alzheimer und Ich
«Leben mit Dr. Alzheimer im Kopf»
3., erg. Auflage
2011. ISBN 978-3-456-85026-9

Taylor
«Im Dunkeln würfeln»
Portraits, Bilder und Geschichten einer Demenz
2011. ISBN 978-3-456-84968-3

Taylor
Der moralische Imperativ des Pflegens
2011. ISBN 978-3-456-84972-0

Tschan
Integrative Aktivierende Alltagsgestaltung
Konzept und Anwendung
2010. ISBN 978-3-456-84771-9

van der Kooij
«Ein Lächeln im Vorübergehen»
Erlebensorientierte Altenpflege mit Hilfe der Mäeutik
2007. ISBN 978-3-456-84379-7

Weih
Wie war das noch mal?
Gedächtnis, Vergessen und die Alzheimer-Krankheit
2011. ISBN 978-3-456-84951-5

Woods/Keady/Seddon
Angehörigenintegration
Beziehungszentrierte Pflege und Betreuung von Menschen mit Demenz
2009. ISBN 978-3-456-84755-9

Zeisel
«Ich bin noch hier!»
Der Demenz trotzen mit Musik, Kunst und sozialen Beziehungen
2011. ISBN 978-3-456-84909-6

Pflegeberatung

Elzer/Sciborski
Kommunikative Kompetenzen in der Pflege
2007. ISBN 978-3-456-84336-0

Klug Redman
Patientenedukation
Kurzlehrbuch für Pflege- und Gesundheitsberufe
2., vollst. überarb. Auflage
2009. ISBN 978-3-456-84565-4

London
Informieren, Schulen, Beraten
Praxishandbuch zur Patientenedukation
2., durchges. u. erg. Auflage
2010. ISBN 978-3-456-84772-6

Stefanoni/Alig
Pflegekommunikation
2009. ISBN 978-3-456-84309-4

Weitere Informationen über unsere Neuerscheinungen finden Sie im Internet unter www.verlag-hanshuber.com.